Bernard Lown

Heilkunst

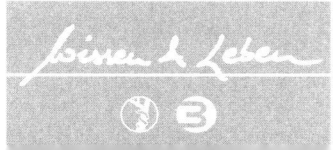

herausgegeben von Wulf Bertram

Zum Herausgeber von „Wissen & Leben":

Wulf Bertram, Dipl.-Psych. Dr. med., geb. in Soest/Westfalen. Studium der Psychologie und Soziologie in Hamburg. War nach einer Vorlesung über Neurophysiologie von der Hirnforschung so fasziniert, dass er spontan zusätzlich ein Medizinstudium begann. Zunächst Klinischer Psychologe im Univ.-Krankenhaus Hamburg-Eppendorf, nach dem Staatsexamen und der Promotion in Medizin psychiatrischer Assistenzarzt in der Provinz Arezzo/Italien und in Kaufbeuren. 1985 Lektor für medizinische Lehrbücher in einem Münchener Fachverlag, ab 1988 wissenschaftlicher Leiter des Schattauer Verlags, seit 1992 dessen verlegerischer Geschäftsführer. Ist überzeugt, dass Lernen ein Minimum an Spaß machen muss, wenn es effektiv sein soll. Aus dieser Einsicht gründete er 2009 auch die Taschenbuchreihe „Wissen & Leben", in der wissenschaftlich renommierte Autoren anspruchsvolle Themen auf unterhaltsame Weise präsentieren. Bertram hat eine Ausbildung in Gesprächs- und Verhaltenstherapie sowie in Tiefenpsychologischer Psychotherapie und ist neben seiner Verlagstätigkeit als Psychotherapeut und Coach in eigener Praxis tätig.

Bernard Lown

Heilkunst

Mut zur Menschlichkeit

Deutsche Übersetzung von Helga Drews

Mit einem Geleitwort von Bernd Hontschik

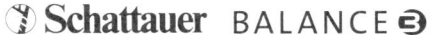 Schattauer BALANCE

Bibliografische Information der Deutschen Nationalbibliothek
Die Deutsche Nationalbibliothek verzeichnet diese Publikation in der Deutschen Nationalbibliografie; detaillierte bibliografische Daten sind im Internet über http://dnb.d-nb.de abrufbar.

Besonderer Hinweis:

Autorisierte deutsche Ausgabe bestehend aus ausgewählten Teilen von Bernard Lowns Blogs
http://bernardlown.wordpress.com/ und http://thelownconversation.com/
Authorized translation of the German language edition of selected parts of Bernard Lown's blogs
http://bernardlown.wordpress.com/ and http://thelownconversation.com/
Doctor both to patients and to the World; Medical technology – A deadly encounter; A Maverick's Lonely Path in Cardiology; The Coronary Artery Entrapment; Thumpversion for the Tasered; Memories of Pain Beyond the Power of Healing; Black Blood Must Not Contaminate White Folks; Hard Wiring of Racism in the USA; A Chair to the Rescue; Salt: Culprit or the Stuff of Life?; Doctor as scientist, healer, magician, business entrepreneur, small shopkeeper, or assembly line worker – which is it?; The Doctor as a Placebo; "Widow-makers" and Other Unfortunate Things Doctors Say; When Words Can Be Lethal; The Roots of 'Medical Bullying'; That 'High' Feeling Patients Get from Positive Doctors; Time Spent with Patients a Critical Factor in the National Health Crisis; A Patient's Chief Complaint is Rarely the Problem; Why the House, M.D. Approach Only Works on TV; Our Tendency to 'Medicine Shop'; Can a Handshake Reveal Health Problems?; "Oh doctor, one more thing . . ."; Wives, Yes; Husbands, No; Power to the people: Patient in command; Doctors Don't Listen; Reflections on a Half Century of Medical Practice: The art of listening to the elderly patient; Science, Technology and What Really Heals Patients; Medical Overtreatment is the Order of the Day; The Lost Touch; When a Touch is Worth a Thousand Tests; When the inventor is treated with his own invention; What Patients Really Want; Ivan Pavlov is alive and well, though forgotten; Sudden Cardiac Death: Resuscitation or Resurrection?; A Troubled Patient © 2014 by Bernard Lown

© 2015 by Schattauer GmbH, Hölderlinstraße 3, 70174 Stuttgart, Germany
E-Mail: info@schattauer.de
Internet: www.schattauer.de
Printed in Germany

Übersetzung: Dr. Helga Drews
Projektleitung: Dr. Nadja Urbani
Umschlagabbildung: © Thomas K. – photocase.de; © a_sto – photocase.de; © van dalay – photocase.de; © Lown Institute
Satz: am-productions GmbH, Wiesloch
Druck und Einband: CPI – Ebner & Spiegel, Ulm

Auch als eBook erhältlich:
978-3-7945-6947-2

ISBN 978-3-86739-113-9 (BALANCE buch + medien verlag)
ISBN 978-3-7945-3125-7 (Schattauer)

Geleitwort

Bei manchen Namen habe ich mich schon gefragt, ob es einen Menschen dieses Namens wirklich gibt. Zu groß schienen mir das Werk und das Wirken für einen einzelnen Menschen. So ging es mir auch mit dem Namen Lown, bevor ich den wirklichen Menschen kennengelernt habe, der den Namen Bernard Lown trägt.

Wenn man in der Medizin tätig ist, muss man nicht unbedingt Kardiologe sein, um den Namen Lown schon einmal gehört zu haben. Die Einteilung der Herzrhythmusstörungen ‚nach Lown' gehört zum Grundwissen, zu den sogenannten ‚Basics' für jeden Medizinstudenten, für jeden Arzt. Als Student habe ich diese Einteilung zur Kenntnis genommen und mir bei dem Namen nichts weiter gedacht. Später habe ich überrascht festgestellt, dass es sich um denselben Bernard Lown handelt, der für bahnbrechende Erfindungen auf dem Gebiet der Kardioversion und der Defibrillation bekannt geworden ist, der sogar zu den Erfindern des Defibrillators gehört, wie er heute in jeder Bahnhofshalle, in jedem Notfallkoffer zu finden ist.

Wenn man dazu noch politisch interessiert ist, begegnet man dem Namen Lown schon wieder. Ist das wirklich derselbe Mann mit diesem Namen, der gemeinsam mit dem russischen Arzt Chasow 1985 den Friedensnobelpreis erhalten hat für den Kampf der von ihm mitgegründeten IPPNW gegen den Wahnsinn der weltweiten atomaren Aufrüstung? Ja, das ist derselbe Mann. Ist das derselbe, der mit Reagan, Gorbatschow und den Mächtigen dieser Welt gestritten hat, auf die sie sogar gehört haben bei den kleinen, mühsamen Schritten zu diesen und jenen Abrüstungsverträgen? Ja, das ist derselbe Mann.

Der inzwischen über neunzigjährige Bernard Lown hat schon einmal ein Buch mit einem denkwürdigen Titel geschrieben: „Die verlorene Kunst des Heilens". Vielfach übersetzt und weltweit diskutiert hilft dieses Buch bis heute vielen Ärztinnen und Ärzten, nicht an den politischen und ökonomischen Zerstörungsattacken gegen die Humanmedizin zu verzweifeln, sondern für eine menschliche, nicht-industrialisierte Medizin zu kämpfen.

Mit dem lapidaren Titel „Heilkunst" legt nun erneut der Schattauer Verlag den Folgeband zur „Verlorenen Kunst des Heilens" vor. Es handelt sich um über fünf Jahre im Internet veröffentlichte Essays zu quasi allen wichtigen Fragen zwischen Gesundheit und Krankheit, und sozusagen als Sahnehäubchen um einen Online-Blog mit seiner Enkelin Melanie. Das sind nicht die üblichen Erinnerungen eines großen Arztes. Nein, das ist viel mehr. Mit dem Furor eines Mahners und Anwalts der Menschlichkeit geißelte er schon in der „Verlorenen Kunst des Heilens" die Zerstörung der ärztlichen Tätigkeit durch die Industrialisierung des Gesundheitswesens: „Ein profitorientiertes Gesundheitswesen ist ein Oxymoron, ein Widerspruch in sich. In dem Augenblick, in dem Fürsorge dem Profit dient, hat sie die wahre Fürsorge verloren." Und so ist auch dieses Buch voller Verknüpfungen zwischen menschlichen Schicksalen und ärztlichem Tun, voller Verbindungen zwischen ärztlichem Denken und politischem Handeln, voller Weisheiten über das Schicksal von Menschen und über das Schicksal der Menschheit.

Lown ist ein berühmter Arzt. Lown ist ein begeisterter Wissenschaftler. Lown ist politisch, weil er von ganzem Herzen Arzt ist. Und: Lown ist ein begnadeter Erzähler. Diese Kombination ist etwas ganz besonders Wertvolles. Mögen Zitate aus diesem Buch in jedem Arztzimmer, in jedem Wartezimmer, auf jedem Krankenhausflur ausgehängt werden.

Frankfurt am Main, im Juli 2015   Bernd Hontschik

Vorwort

Die Krise im Gesundheitswesen ist ein weltweites Problem, sie hat auch vor Deutschland nicht haltgemacht. Zwei unterschiedliche Kräfte halten die Medizin im Würgegriff: der Einfluss von Wissenschaft und Technologie und die Dominanz der Märkte. Erstgenannte Macht resultiert aus der allgemein verbreiteten Illusion, dass Ärzte in erster Linie Wissenschaftler seien mit einem naiven Glauben an die Magie der Technologie. Den zweiten Einfluss – und das ist weitaus gefährlicher – nehmen die Märkte. Sie agieren so, als wenn es sich bei der Medizin um ein Unternehmen handele.

Die Gesundheitsfürsorge ist zu einer riesigen Industrie geworden, ein auf die Kliniken zentriertes Krankheitssystem, das weitgehend von finanziellen Anreizen bestimmt wird. Wie bei jedem Unternehmen ist die Profitabilität ein wesentlicher Faktor. Medikamente werden angepriesen, komplexe Prozeduren gefördert und Patienten werden zu ärztlichen Eingriffen animiert.

Rund um die Uhr bombardieren Nachrichten eine leichtgläubige Öffentlichkeit mit Gesundheits„informationen". Es vergeht kaum ein Tag, an dem nicht bahnbrechende Erkenntnisse oder neu identifizierte Gefährdungen für die Gesundheit und das Wohlbefinden triumphierend verkündet werden. Eine ganze Gesellschaft wird medikalisiert – Jung und Alt thematisieren wie in einer Dauerschleife ihre Leiden.

Hausärzte sind eine vom Aussterben bedrohte Spezies. Spezialisten beherrschen auch den letzten Winkel des Gesundheitswesens. Diese Verlagerung betrifft Ansehen, Einkommen und Arbeitsbedingungen, der Hausarzt ist mittlerweile der Proletarier unter den im Gesundheitswesen Tätigen. Er muss viele Stunden arbeiten, erhält einen nur geringen Lohn, seine Zeit für die Patienten ist kurz bemessen und seine Eigenverantwortung bei Entscheidungen ist verlorengegangen.

In diesem technologischen Zeitalter stehen die Patienten nicht länger im Mittelpunkt. Ärzte sind zu Lieferanten für anonyme „Kunden" geworden, ihr Einkommen wird von der Zahl der durchgeführten Tests und Prozeduren bestimmt. Das Resultat ist vorhersagbar: Tests nehmen um ein Vielfaches zu, Medikamente werden im Übermaß verschrieben und unnötige technologische Interventionen in großer Zahl durchgeführt. Überbehandlung ist die Regel, eine Falschbehandlung viel zu oft das Ergebnis. Die Unzufriedenheit der Patienten wächst. Gleichzeitig erhalten viel zu viele Amerikaner eine unzureichende oder überhaupt keine ärztliche Behandlung.

Ich möchte kein Unruhestifter sein und zur Zerstörung von Maschinen aufrufen. Für viele Patienten ist das System lebensrettend und macht sogar Wunder möglich. Ich bewundere nicht nur die bemerkenswerten wissenschaftlichen und technologischen Fortschritte, sondern habe selbst auch einen Teil dazu beigetragen. Wer könnte etwas gegen Herztransplantate haben, gegen Robotergliedmaßen, Hörimplantate, das Ausmerzen der Pocken und die Heilung zuvor unheilbarer Krankheiten? Die Liste der Fortschritte ist lang und anerkennenswert. Die Wissenschaft ist das Wunder der Moderne, die Technologie ihr verlängerter Arm.

Beunruhigend ist jedoch der Faust'sche Pakt, der sich im Dickicht des Establishments des Gesundheitswesens verbirgt. Wenn die Märkte die Medizin beherrschen, ist der Patient lediglich ein Produkt. Jahrtausendalte und geheiligte hippokratische Traditionen werden damit aufgegeben. Die Sorge um das Wohl der Patienten ist nicht länger das Hauptanliegen eines Arztes. Die kurze Zeit, die den Visiten zugebilligt wird, beeinträchtigt das Zuhören und konzentriert sich auf die im Vordergrund stehende Klage – ohne Berücksichtigung der psychosozialen Stressbelastungen, die für den Großteil der Probleme verantwortlich sind, die den Patienten in erster Linie zum Arzt führen.

Ganz offensichtlich existiert hier ein Paradoxon. Trotz enormer medizinischer Erfolge ist das Ansehen der Medizin niemals zuvor in diesem Jahrhundert beschädigter und ihr Ratschlag fragwürdiger, ja suspekter gewesen. In einer Zeit, in der Ärzte Außerordentliches für das Heilen von Krankheiten und das Verlängern von Leben anzubieten haben, ist die Öffentlichkeit dem ärztlichen Berufsstand gegenüber argwöhnischer, misstrauischer und geradezu feindselig geworden.

Die folgenden Betrachtungen, manche im Dialog mit meiner Enkelin Melanie, sollen aufrütteln und Diskussionen provozieren, die zu Veränderungen in der Gesundheitsfürsorge führen. Unser Anliegen ist es, eine breite Öffentlichkeit sowie den ärztlichen Berufsstand daran zu erinnern, dass die Medizin eine Berufung, nicht aber eine Geschäftsangelegenheit ist. Es war Rudolf Virchow, der unter den Giganten der Gesundheitsfürsorge des 19. Jahrhunderts die Ansicht vertrat, dass Ärzte die natürlichen Anwälte sowohl der Kranken als auch der Armen und Gebrechlichen seien.

Wieder einmal danke ich Dr. Helga Drews für ihre Übersetzung unseres komplexen englischen Textes in flüssiges Deutsch und dem Schattauer Verlag für die Vermittlung unserer Ansichten einer breiten deutschen Öffentlichkeit.

Boston, im Mai 2015   Bernard Lown

Inhalt

Mut
Hinsehen, Begreifen, Verändern

Menschlichkeit

Zuhören, Berühren, Heilen

Mut

Hinsehen, Begreifen, Verändern

Arztsein sowohl für die Patienten als auch für die Welt

Einführungsvortrag University of New England College Osteopathic Medicine
Portland, Maine

Meine heutige Aufgabe ist einfach: Ihnen zu gratulieren und einen oder auch zwei Gedanken mit Ihnen zu teilen, Sie herauszufordern und Sie hoffentlich nicht mit hochtrabender Rhetorik und müden Plattitüden zu belasten. Derartige Reden sollten kurz und erhebend sein – und sofort vergessen werden. Vor langer Zeit habe ich gelernt, dass eine Rede nicht unendlich lang sein muss, um unsterblich zu werden.

Obgleich ich Sie im Einzelnen nicht kenne, weiß ich Sie in Ihrer Gesamtheit zu würdigen für Ihre unglaubliche jugendliche Spannkraft, Ihren gesunden Menschenverstand und die fein geschärfte Intelligenz.

Sie sind eine gesegnete Gruppe. In Zeiten, in denen sich Studenten nach dem Examen unsicheren und tristen Zukunftsaussichten gegenübersehen, sind Sie gefragt, werden gebraucht, werden angeheuert und werden sofort eine dauerhafte und produktive Nische in der amerikanischen Gesellschaft finden.

Sie treten jetzt in einen Beruf ein, der in seiner Tradition nobel, jedoch zutiefst belastet ist mit Problemen, wie die Gesellschaft sie hat, aus der diese Tradition stammt. Dass wir ein funktionsgestörtes Gesundheitssystem haben, ist heute allgemein bekannt. Gesundheit in unserem Land stellt einen dreisten Widerspruch dar. Obwohl wir riesige Summen investieren, ist ein Drittel der Bevölkerung finanziell nur unzureichend gegen unvorhergesehene Krankheiten geschützt. Die Zahl der Nicht-Versicherten hat 47 Millionen erreicht, und zusätzliche vierzig Millionen haben keinen angemessenen Versicherungsschutz. Mit der gegenwärtigen Rezession und Depression steigen diese Zahlen noch weiter an. Das Problem ist nicht durch unzureichende Finanzierung bedingt. Die jährlichen Ausgaben in den USA liegen heute bei etwa 2,5 Billionen Dollar oder bei 16 % unseres Brutto-Inlandprodukts. Wir geben fast das Doppelte an Gesundheitskosten aus im Vergleich zu den anderen neunundzwanzig industrialisierten Ländern (OECD).

Man sollte erwarten, dass mit solch riesigen Ausgaben der Gesundheitszustand unserer Bevölkerung als der beste in der Welt eingeordnet würde. Tatsache ist jedoch, dass die entsprechenden Zahlen in den Vereinigten Staaten von Amerika denen in anderen industrialisierten Ländern hinterherhinken bei solch soliden Parametern wie Lebenserwartung bei Männern und Frauen und einer Reihe anderer harter Fakten. Zwischen 1991 und 2000 kostete die Unfähigkeit, eine medizinische Standardversorgung für Afroamerikaner zu liefern, 886.000 Menschenleben. Laut der Weltgesundheitsorganisation liegen die USA unter 191 Ländern an peinlicher 37. Stelle der Gesundheitsbelange. Wir leiden an einer fragmentierten, bürokratisierten Anzahl von „Heimarbeitsindustrien", die fälschlicherweise als Gesundheitssystem bezeichnet werden.

Außerordentlich verstörend ist der Verlust einer moralischen Orientierung. Statt von den Bedürfnissen eines Patienten gelenkt zu werden, wird die Medizin zunehmend von ökonomischen Grundsätzen gesteuert. Wie Dr. Marcia Angell, frühere Herausgeberin des „New England Journal of Medicine", einmal schrieb: „Der Grund, weshalb sich unser Gesundheitssystem in derartigen Schwierigkeiten befindet, besteht darin, dass es dazu dient, Profit, nicht aber Gesundheitsfürsorge zu liefern."

Ich gebe zu, dass ich von einer noch tiefer gehenden pathologischen Erscheinung beunruhigt bin, nämlich der kränkelnden Arzt-Patient-Beziehung, der Distanzierung des Arztes vom Patienten. Der Akzent verlagert sich vom Eingehen auf den Patienten in Richtung Zurückhaltung. Statt den Menschen als Ganzes zu betrachten, konzentrieren wir uns auf unsere Spezialgebiete, auf das in seiner Funktion gestörte Organ statt auf das leidende menschliche Wesen. Die einmalige Individualität eines Patienten verschwindet. Sie wird einem Körperteil untergeordnet.

Zunehmend haben wir es mit chronischen Krankheiten zu tun sowie mit den vielen Beschwerden, die das Altern begleiten. Lassen Sie mich das Offenkundige wiederholen: Für den Tod und das Altern gibt es keine Gesundung. Patienten sehnen sich jedoch danach, geheilt zu werden. Der Heilprozess steht über dem Verordnen von geeigneten Medikamenten und Prozeduren. Er verlangt die Mobilisierung positiver Erwartungen und die Stärkung des Vertrauens in die Hilfeleistung des Arztes innerhalb einer emotional unterstützenden Beziehung. Zahlreiche Studien belegen, dass Zuwendung und Fürsorge dem Patienten mehr bedeuten als alle Anerkennungsurkunden und Diplome eines Arztes.

Es wird berichtet, dass ein Engel enttäuscht von den himmlischen Freuden war. Er stieg zur Erde herab und eröffnete eine Arztpraxis. Der erste Patient klagte über den Sehverlust in einem Auge und über Lähmung einer Gliedmaße. Der Engel berührt ihn und sogleich sieht und läuft der Patient – eine wundersame Heilung. Beim Hinausgehen hört er den Geheilten vor sich hin murmeln: „Ein typischer Arzt, er hat sich nicht einmal die Mühe gemacht, eine Anamnese zu erheben."

Um heilen zu können, muss man vor allen Dingen lernen, zuzuhören. Zuwendung wird ausschließlich durch Worte vermittelt. Das Gespräch kann ein Therapeutikum sein. Es ist eines der unterschätzten Werkzeuge in der Ausrüstung des Arztes. Das therapeutische Gespräch ist eine große Kunst. Es verscheucht Unsicherheit, dämpft Angst, erweckt Vertrauen, verstärkt die Fähigkeit auszuharren und begünstigt dadurch die Genesung.

Intellektuelle Anregung erhält der Arzt weitgehend vom Umgang mit Menschen, nicht mit der Pathologie. Er ist der Betrachter eines Panoramas des menschlichen Charakters, seiner Motive und Handlungen; es ist ein Wandteppich, dessen Gewebe mehr Reichtümer enthält als die Dramen von Shakespeare oder die Romane von Tolstoi.

Das zweite Motiv in dieser kleinen Predigt bezieht sich auf die soziale Verantwortung oder Tätigkeit jenseits des Krankenbettes. Ich glaube zutiefst daran, dass Ärzte sich sozial engagieren sollen, um Erfüllung zu finden und ihrer ärztlichen Mission nachzukommen.

50 Jahre zuvor habe ich eine überzeugende Lektion gelernt. Zu jener Zeit ermutigte die US-Regierung die Menschen, unterirdische Bunker zum Schutz gegen einen atomaren Angriff zu errichten. Obgleich diese Idee in höchstem Maße verrückt war, überschwemmte sie das Land. Eine kleine Gruppe von Ärzten fand sich in Boston als „Ärzte für Soziale Verantwortung" (PSR oder „Physicians for Social Responsibility") zusammen. In unserer Eigenschaft als Akademiker untersuchten wir die Auswirkungen eines Multi-Mega-Tonnen nuklearen Angriffs auf Boston. Resultat unserer Studie waren fünf Artikel, die im „New England Journal of Medicine" publiziert wurden. Die Wirkung war enorm und nachhaltig. Wir wiesen überzeugend nach, dass unterirdische Bunker wahrscheinlich der schlimmste Aufenthaltsort im Falle eines nuklearen Angriffs waren. Es gab überhaupt keinen Platz, um sich zu verstecken. Unsere Publikationen beendeten das Errichten unterirdischer Schutzräume als ungeeignete Verteidigungsmaßnahme gegen einen nuklearen Angriff. Sie trugen auch dazu bei, atomare Tests in der Atmosphäre zu stoppen.

Als der Kalte Krieg in den späten 1970er-Jahren an Intensität zunahm, wandten wir uns an sowjetische Ärzte für die Schaffung der Organisation „Internationale Ärzte für die Verhütung des Atomkriegs" (IPPNW), eine spektakuläre Organisation, die half, Millionen von Menschen auf die nukleare Bedrohung aufmerksam zu machen. Es gelang uns, bis in die höchsten Ränge der politischen Macht vorzudringen. Dass die Welt nicht von unmittelbarer Auslöschung bedroht ist, geht zu einem nicht geringen Teil auf unsere Anstrengungen zurück. Auch wenn das Damokles-Schwert noch nicht in die Scheide gesteckt wurde, so sitzt es doch wenigstens nicht länger an der Kehle der Menschheit. Ärzte haben geholfen, dies zu erreichen.

Ich habe gelernt, dass das soziale Gewissen kein Luxus nur für die Wohlmeinenden, sondern eine Notwendigkeit für uns alle ist, um human zu bleiben.

Eine letzte Vignette: Als ich in Sachen IPPNW kreuz und quer durch die Welt reiste, erfuhr ich, dass man zwar überall in der Welt Coca Cola kaufen, jedoch kein einwandfreies Trinkwasser bekommen kann. Verunreinigtes Wasser ist aber zu 80 % die Ursache aller Erkrankungen weltweit. Während fast eine Milliarde Menschen unterernährt sind und von einem Dollar am Tag leben, wird eine Kuh in Japan in der Höhe von 7,50 Dollar subventioniert. In Afrika sterben täglich 1.200 Kinder an Masern, deren Verhütung nur ein paar Cent pro gerettetes Leben kosten würde. Solche Statistiken sind Tatsachen, die einen zum Weinen bringen.

Darüber hinaus habe ich gelernt, dass Angehörige des Gesundheitswesens in Entwicklungsländern weniger Wert auf unsere Technologien als vielmehr auf Verbindungen untereinander sowie mit der Welt legen. Im Jahr 1987 rief ich eine Gruppe namens SatelLife ins Leben, und kurz darauf schickten wir niedrig fliegende Satelliten ins All. Da diese um die Pole kreisten, berührten sie vier Mal am Tag jeden Punkt der Erde (häufiger als wir Post in Boston empfangen).

Wir waren die Ersten, die E-Mail in Afrika etablierten. Zu isolierten medizinischen Mitarbeitern stellten wir Verbindung her, den Bibliothekaren, die nach Informationen hungerten, lieferten wir relevante Zusammenfassungen aus den besten medizinischen Zeitschriften. Wir verliehen den Menschen, die bisher in Stillschweigen gelebt hatten, eine Stimme.

Mein Anliegen ist, Ihnen aufzuzeigen, dass Sie, wenn Sie das Unsichtbare sehen, das Unmögliche vollbringen können. Ich richte diese Worte vor allem deshalb an Sie, weil es meine Überzeugung ist, dass Sie einen Unterschied machen können. Um dem Leben einen Sinn zu geben, müssen Sie sich die Worte des afroamerikanischen Dichters Langston Hughes zu Herzen nehmen:

Halte an Träumen fest,
denn wenn Träume sterben,
ist das Leben gleich einem Vogel,
dem die Schwingen gebrochen sind
und der nicht fliegen kann.

Der schönste Traum beinhaltet, dass menschliche Wesen eines Tages den Namen „human" verdienen. Deshalb dränge ich Sie, mit dem Vorwärtsstreben nicht aufzuhören. Ein Patient mit Schmerzen sehnt sich nach Ihrer heilenden Berührung. Eine verstörte Welt wartet auf Ihre verständnisvolle Umarmung.

2 Medizinische Technologie –
eine tödliche Begegnung

Ich begegnete Ed K. erst, nachdem er gestorben war – seines Ablebens war ich mir jedenfalls sicher. Damit begann eine Erfahrung, deren Ende ebenso bizarr war wie ihr Anfang.

Ein langweiliger Winternachmittag zog sich endlos hin. Ich wertete Elektrokardiogramme für das Peter Bent Brigham Hospital aus, an dem ich in den frühen 1950er-Jahren als „Postdoc" bei dem berühmten Kardiologen Dr. S. A. Levine tätig war. Das dreimonatige Training war die reinste Langeweile. Plötzlich stürzte eine atemlose, höchst aufgeregte Krankenschwester von der allgemeinen Männerstation, die auf der anderen Seite des Korridors lag, herein. Sie verkündete, dass Herr K. seinen „endgültigen Herzstillstand" erlitten habe.

„Kommen Sie schnell", drängte sie mich, „ich konnte keinen Pflichtassistenten finden."

„Was soll das denn alles, und wer ist Herr K.?", fragte ich, als wir zurück zu ihrer Station rasten. Aber sie war mit dringlicheren Dingen vollauf beschäftigt und sah keine Notwendigkeit, meine Neugier zu befriedigen.

Am Krankenbett angelangt, sah ich mich einem alten Mann gegenüber, der eindeutig tot war. Er atmete nicht, die Haut war marmoriert mit einer bläulichen Verfärbung, die Gliedmaßen waren schlaff, die Pupillen erweitert, Schaum tröpfelte aus seinem offenen Mund. Das Elektrokardiogramm lief und druckte Bündel von nutzlosem Konfetti aus, auf dem nichts als die gerade Linie eines stillgestandenen Herzens geschrieben stand. Herr K. war jenseits allen Lebens.

Wenn das stillstehende Herz eine gerade Linie statt unregelmäßiger Zacken im EKG zeigt, hat alle kardiale

Aktivität aufgehört. Selbst in der heutigen Zeit, in der modernere Methoden zur Verfügung stehen, sind Wiederbelebungsversuche nach wie vor oft vergeblich. Man muss sich vergegenwärtigen, dass sich das Ereignis, von dem ich berichte, in einer Zeit zugetragen hat, in der Kouwenhoven und seine Gruppe an der Johns Hopkins Medical School die Wirkung der äußeren Brustkompression, die sogenannte Herzmassage, noch nicht demonstriert hatten. Darüber hinaus besaß das Peter Bent Brigham Hospital noch keinen äußerlich anwendbaren Wechselstrom-Defibrillator, der gerade in Mode kam. Die Patienten starben vorzeitig, oft unnötigerweise und ohne großes Aufheben.

„Wie lange dauert sein Herzstillstand schon an?", fragte ich die Krankenschwester, um herauszufinden, ob überhaupt etwas getan werden solle. Sie öffnete das EKG-Gerät, schaute auf die verbliebene Rolle des EKG-Papiers und verkündete, dass die finale Episode vor etwa viereinhalb Minuten eingetreten sei. Sie erklärte, dass, als sie gerade eine neue Rolle EKG-Papier eingesetzt hatte, Herr K. seinen vierten Herzstillstand an diesem Tag erlitten habe. Jeder vorangegangene Herzanfall habe nach weniger als dreißig Sekunden spontan geendet. Als dieser letzte nicht aufhörte, ließ sie den EKG-Streifen laufen und raste auf der Suche nach Hilfe los. Sie wusste, dass eine EKG-Rolle fünf Minuten lang aufzeichnen konnte – und etwa 90 % davon waren bereits aufgebraucht. Dies war eine lange Zeit ohne einen Herzschlag. Schon ein fünfminütiger Herzstillstand kann ein in seinen Funktionen schwer geschädigtes Gehirn zurücklassen.

Als ich das EKG sorgfältig examinierte, bemerkte ich überrascht winzige, kaum wahrnehmbare Wellen, die in einem regelmäßigen Rhythmus von etwa 280-mal pro Minute hochschossen. Diese gingen von den oberen Herzkammern, den Vorhöfen, aus. Ärzte nennen diese Art von kardialem Mechanismus Vorhofflimmern. Im Allgemeinen reagieren die Ventrikel auf die Hälfte der ankommenden flatterigen Wellen. Bei Herrn K. waren die raschen elektrischen Impulse jedoch auf dem Weg zu den Herzkammern vollkommen blockiert.

Da Herr K. trotz seines hoffnungslosen klinischen Erscheinungsbilds noch immer ein Fünkchen Leben zeigte, war ich tollkühn genug, einem damals gängigen Ritual zu folgen, und injizierte Adrenalin direkt in sein Herz. Kaum hatte ich die lange Nadel durch die Brustwand gestochen und das Herz punktiert, als sich eine spontane ventrikuläre Kontraktion einstellte, die von weiteren regellosen Herzschlägen gefolgt war. Nach der Adrenalin-Injektion beschleunigte sich die Pulsfrequenz auf dreißig Schläge pro Minute. Überraschenderweise war Herr K. mit diesem sehr langsamen Herzschlag imstande, einen regelrechten Blutdruck aufrechtzuerhalten.

Er war jetzt mein Schützling, und ich wich nicht mehr von seinem Krankenbett.

Ich erfuhr, dass Herr K. in den vergangenen Monaten an Ohnmachtsanfällen gelitten hatte, die durch einen kompletten Herzblock bedingt waren. Dies war damals – nicht selten bei alten Menschen – ein potenziell tödlich endender Zustand, der heutzutage ohne Weiteres durch Implantieren eines Herzschrittmachers behoben werden kann. Sein Zustand resultierte aus einer Unterbrechung der elektrischen Signale im Herzen. Der normale elektrische Impuls geht von einem biologischen Schrittmacher aus, einem Bündel von speziellen Nervenzellen, die im rechten Vorhof beheimatet sind. Dieses Bündel wird als Sinusknoten bezeichnet. Es besitzt die unheimliche Fähigkeit, sechzig bis achtzig oder mehr Herzschläge zu erzeugen und dies mit der Präzision eines Uhrwerks ein Leben lang. Ein Bündel an Nerven, die als elektrisches Kabel dienen, verbindet den Sinusknoten mit den Ventrikeln, den dynamisch pulsierenden Kammern des Herzens, die Blut durch den gesamten Körper befördern. Bei Herrn K. war dieses den Sinusknoten und die Ventrikel verbindende Bündel unterbrochen. Er hätte dringend einen Schrittmacher gebraucht – der aber war noch nicht erfunden. Selbst Dr. Paul Zolls externer Schrittmacher lag noch 50 Jahre in der Zukunft. Da bei Herrn K. ein kompletter Herzblock bestand, betrug seine Pulsfrequenz nur achtundzwanzig bis zweiunddreißig Schläge pro Minute und stieg auch bei Anstrengung und Aufregung nicht an.

Es war ein Wunder, dass Herr K. noch am Leben war. Weitere Wunder sollten folgen. Nach ungefähr achtundvierzig Stunden begann er, auf schmerzhafte Reize zu reagieren. Nach einer Woche war er recht munter, wenngleich noch benommen. Ich war erstaunt, dass er keinen irreversiblen Gehirnschaden davongetragen hatte, obwohl er etwa zehn Minuten lang ohne ausreichende Blutzirkulation geblieben war. Nach einer weiteren Woche war Herr K. wieder sein gutes altes Selbst. Seine Familie entdeckte keinerlei Störungen in seinem Gedächtnis, seinem Denken oder seiner Persönlichkeit.

Herr K., den ich später Ed nannte, war ein Mann in seinen späten Sechzigern, der keinen einzigen Tag in seinem Leben krank gewesen war. Er war ein fröhlicher älterer Herr, früher als Verkäufer von Kinderkleidung tätig, jetzt pensioniert. Ed strahlte eine unbefangene Gutmütigkeit aus, die von einem Leben herrührte, in dem er sich bei allen beliebt zu machen wusste, wobei er in jedem einen potenziellen Kunden sah. Er war anspruchslos, besaß einen gesunden Menschenverstand und die Fähigkeit, mit jeglicher Art von Menschen unkomplizierte Beziehungen herzustellen. Er stammte aus einer armen Familie und hatte nur die Volksschulbildung erfahren. Seine häufigen jüdischen Witze waren von scharfer spitzer Selbstkritik geprägt.

Ed war froh, am Leben zu sein. Abgesehen vom Unvermögen, einer Straßenbahn nachzurennen, ohne übermäßig außer Atem zu geraten, war er noch immer geplagt von einem Herzen, das nur zu halber Leistung fähig war. Ich erwartete die Wiederkehr von Ohnmachtsanfällen, aber nichts geschah. Nach ein paar Jahren hörte ich auf, mir Sorgen zu machen.

Ich versuchte, seine Pulsfrequenz mit Ephedrin, einem Adrenalin-ähnlichen Medikament, zu beschleunigen, brach die Therapie aber ab, da sie ihn nervös machte. Trotz meiner trüben Vorahnungen ging es ihm bemerkenswert gut. Er meldete sich als Ehrenamtlicher in meinem Krankenhaus und arbeitete für eine der Oberschwestern, die Ed als ein Gottesgeschenk ansah. Schon sehr früh am Morgen erschien er gut gelaunt, kein Job war ihm zu nieder, jede stellte eine Herausforderung dar. Er sortierte die Vorräte im Arzneimittelschrank und räumte in den Wäschelagern auf. Wo immer er auch arbeitete: Er brachte eine schöne Ordnung und gute Laune mit. Dies hielt viele Jahre hindurch an.

Ed war durch seinen Herzblock jetzt nur noch psychisch beeinträchtigt. Dies drückte sich in einem ungewöhnlichen Fehlverhalten, in einer seltsamen Form von Schlaflosigkeit, aus. Der Schlaf kam in kleinen Portionen von einstündigen Intervallen. Ed stellte den Wecker auf eine Stunde. Wenn er geweckt wurde, stellte er die Uhr um eine weitere Stunde vor und schlief wieder ein. Dies wiederholte er die ganze Nacht hindurch. Wenn er den Wecker nicht auf diese Art und Weise stellte, konnte er nicht schlafen. Ed versuchte erst gar nicht, diese Absonderlichkeit zu rechtfertigen. Wenn man ihn danach fragte, entgegnete er, dass er sich die Nacht hindurch vergewissern wolle, dass er noch am Leben sei. Seine Frau war aus dem Schlafzimmer ausgezogen. Seine Familie war so froh, ihn wieder in ihrer Mitte zu haben, dass sie diese besondere „Macke" ignorierte. Ed gedieh; er hatte keine internistischen Beschwerden und nahm keine Medikamente.

Zwölf Jahre verstrichen ereignislos. Dann – als ich eines Tages mit einem führenden kardiologischen Chirurgen auf einem Krankenhauskorridor im Gespräch war – entdeckte ich Ed, der auf uns zukam. In wenigen Worten beschrieb ich seine bemerkenswerte Krankengeschichte. Als Ed bei uns angelangt war, stellte ich ihn dem Chirurgen vor, der sogleich nach seinem Puls griff. „Meine Güte, Sie haben aber einen langsamen Herzschlag! Ich kann das reparieren." Weiterhin wurde nichts gesagt, als jeder von uns seines Weges ging.

Einige Monate später wurde ich benachrichtigt, dass Ed nicht mehr am Leben sei. Als ich mich kundig machte, was geschehen war, erfuhr ich, dass er auf dem Operationstisch während einer Thorakotomie zwecks Einpflanzung eines Schrittmachers verstorben sei. Der Chirurg, der die Operation durchführte, war derjenige, dem ich Ed auf dem Krankenhauskorridor vorgestellt hatte. Diese zufällige kurze Begegnung hatte sein Schicksal besiegelt.

Bei der Erinnerung an diese letzte Szene überfällt mich ein quälendes Schuldgefühl. Es war, als sei ein leichtgläubiges Lamm einem verführerischen Löwen vorgeworfen worden. Wenn auch niemand ein solches Ende hätte erwarten können – hätte nicht wenigstens ich die möglichen Folgen ahnen müssen? Wo war meine kreative klinische Fantasie an jenem Tag? Sollte ich nicht vermutet haben, dass ein Patient mit einer chirurgisch offenbar korrigierbaren Veränderung – wird er erst einmal einem Chirurgen vorgestellt – zu einer Operation überredet werden würde?

Wie kann der Zustand eines weitgehend symptomfreien Patienten durch eine riskante Prozedur verbessert werden, die in ihrem Kielwasser mögliche ruinöse Komplikationen mit sich bringt? Dem Mann ging es gut; es bestand keine Veranlassung, etwas zu verbessern, das bereits in Ordnung war.

Selbst nach seinem Ableben fuhr Ed fort, meine Wachsamkeit als Arzt zu schärfen. Aufgrund jener Erfahrung ersparte ich zahllosen Patienten mit einem langsamen Herzschlag die Einpflanzung von Schrittmachern. Es widerstrebte mir, symptomfreie Patienten zu einer Operation zu schicken – es sei denn, es gab zwingende Beweise, dass ansonsten ihr Überleben auf dem Spiel stand. Wissenschaftliches Beweismaterial ist überaus wichtig, es sollte aber den gesunden Menschenverstand nicht übertrumpfen. Bei all meinen Begegnungen mit Patienten versuchte ich zu ergründen, was sie wirklich quälte. Nur so kann ein Arzt der alten Berufung als Heiler gerecht werden.

3 Der einsame Weg eines Außenseiters durch die Kardiologie

Soeben habe ich meinen neunzigsten Geburtstag hinter mich gebracht, da erinnere ich mich beim Schreiben an Machiavellis Ermahnung beim Empfangen der letzten Ölung auf seinem Sterbebett: „Schwören Sie dem Teufel ab und umarmen Sie den Herrn", intonierte der Priester. Ein langes Schweigen. Dann flüsterte Machiavelli: „Es ist nicht die Zeit, neue Feinde zu machen."

Lassen Sie mich mit einem Geständnis beginnen. Ich habe während meiner Laufbahn gefährlich unorthodoxe Ansichten nicht nur gehegt, ich habe sie auch in die Tat umgesetzt. Die Tatsache, dass ich mich erst im Jahr 2007 aus eigenen Stücken aus der ärztlichen Praxis zurückziehen durfte und nicht schon Jahrzehnte zuvor meine ärztliche Lizenz abgeben musste, war entweder ein ungeheuerliches bürokratisches Versehen oder ein Akt göttlicher Fügung. Obwohl meine ärztliche Gesetzesverletzung niemals verdunkelt oder verborgen wurde, haben sie nur wenige wahrgenommen.

Mein abweichlerisches Verhalten bedeutete eine scharfe Abkehr von den gängigen Normen der ärztlichen Praxis. Ich schätzte ein solches Verhalten als einen Akt zivilen Ungehorsams ein, für den ich mich bereitwillig hätte bestrafen lassen. Aber traurigerweise hat niemand innerhalb oder außerhalb der Behörden etwas gemerkt.

Also: Was soll das alles? Auch wenn Sie nicht auf dem Gebiet des Gesundheitswesens tätig sind, so dränge ich Sie dennoch, durch das sumpfige Gelände des medizinischen Jargons zu waten. (Die Anmerkungen am Ende des Kapitels sollen einige Unverständlichkeiten dieses medizinischen Kauderwelsches klären helfen.) Dieses Kapitel beschäftigt sich mit der rasch zunehmenden Industrialisierung des

Gesundheitssystems, ein kritisches Thema für das weitreichende Wohl der Bevölkerung.

Vor gut 40 Jahren hörte ich auf, die meisten Patienten mit stabiler koronarer Herzkrankheit (KHK) zur kardialen Angiografie zu überweisen. (1) Diese Prozedur erlaubt, das Ausmaß der Herzkranzgefäß-Verschlüsse sichtbar zu machen. Was bewog mich zu dieser Sinnesänderung? Das Problem war, dass fast alle, die sich einer Angiografie unterzogen, am Ende der Chirurgie zugeführt wurden, nämlich einer Herzkranzgefäß-Einpflanzung (= CABG für Coronary Artery Bypass Grafting, auch „Cabbage" ausgesprochen).

Was könnte falsch sein an einer Verbesserung des Blutzuflusses zum Herzen durch die Aufhebung der Blockade in einer verschlossenen oder verengten Arterie? Eine derartig vernünftige Maßnahme fände die Zustimmung eines jeden Klempners, der sich einer blockierten Wasserleitung gegenübersieht.

Aber das Herz ist nun mal keine Wasserleitung. Wenn ein Herzkranzgefäß verengt oder blockiert ist, verfügt das Herz über einen eingebauten Verteidigungsmechanismus. Es entwickelt ein kollaterales Netzwerk von kleinen Gefäßen, um das verminderte Angebot an Nährstoffen und Sauerstoff zu kompensieren.

Die Beseitigung eines anatomischen Verschlusses durch chirurgische Herumbastelei – oder später mit Stent-Einpflanzungen – kann letztlich nicht die Lösung sein. Was immer die Überzeugungen der Kliniker sein mögen, jedes Verfahren muss durch Beweise legitimiert werden. Ohne Beweismaterial fehlt es dem ärztlichen Vorgehen an wissenschaftlicher Sanktionierung. Darauf beruht ein zweiter Einwand gegen den Ansturm auf die koronare Bypass-Chirurgie. Es gab keinen Beweis, dass diese sowohl das Überleben als auch die Lebensqualität günstiger beeinflusste als die optimale medikamentöse Behandlung von Patienten mit stabiler koronarer Herzkrankheit. (2)

Ohne einen solchen Nachweis ruhte die weit verbreitete Anwendung der Herzkranzgefäß-Chirurgie eher auf einem dünnen Schilfrohr der Vermutung als auf einem soliden Fundament unanfechtbarer Daten. Da gab es kein sorgfältiges Abwägen. Die Folgen des Eingriffs waren ernüchternd. Die koronare Bypass-Operation war keine harmlose Prozedur. Sie brachte eine initiale Mortalität und auch eine bedeutende Rate an ernsten Komplikationen mit sich. Zudem vermehrte sie beträchtlich die Kosten für die Gesundheitsfürsorge. Einige Jahre später wurden die koronare Angioplastie und die Stent-Einpflanzung in Herzkranzarterien für die gleiche Indikation eingeführt – wiederum ohne beweiskräftige Daten.

Weshalb wurden dann diese Prozeduren so rasch populär? Es soll nicht unerwähnt bleiben, dass für einige Patienten diese Interventionen auf wundersame Weise lebensrettend sind. Aber auch wenn sie bei einigen Patienten mit koronarer Herzkrankheit von außerordentlichem Nutzen sind, ist dann gleich die Schlussfolgerung gerechtfertigt, dass sie allen anderen Patienten ebenfalls nutzen?

Eingriffe an den Koronararterien

Chirurgische Eingriffe an den Koronararterien waren die ersten radikalen Maßnahmen zur Öffnung verschlossener Herzkranzgefäße – die Folge der Atherosklerose, der sogenannten Verhärtung der Arterien. Im Jahr 1967 benutzte der argentinische Chirurg Dr. René Favaloro, der an der Cleveland Clinic tätig war, erfolgreich ein Venentransplantat zur Umgehung eines verschlossenen koronaren Gefäßes. Wie Edmund Hillary und Tenzig Norgay, die ersten Bergsteiger, die den Gipfel des Mount Everest erreichten, oder Roger Bannister, der Erste, der gut eineinhalb Kilometer in vier Minuten lief, erschloss Favaloro ein Terrain, das als außerhalb menschlicher Reichweite gelegen galt. In der Herzkranzgefäß-Chirurgie hatte er die Barriere zum anscheinend Unmöglichen niedergerissen. Innerhalb von zehn Jahren wurden 100.000 Patienten in den USA einer koronaren Bypass-Operation unterzogen; in den 1990er-Jahren hatte sich die Zahl vervierfacht.

Der Ansturm auf die Eingriffe nahm mit der Einführung der weitaus weniger invasiven Koronararterien-Angioplastie weiterhin um ein Vielfaches zu. Hierbei wird ein dünner, mit einem Ballon an der Spitze versehener Katheter am Ort einer Gefäßverengung aufgeblasen. Diese perkutan durchführbare Maßnahme erforderte weder eine Narkose noch eine Eröffnung der Brusthöhle. Daraufhin kam als weitere Neuerung die Einpflanzung eines metallischen Stents hinzu – ein wahres Metallgerüst zur Dehnung und Offenhaltung eines verengten Gefäßsegments. Bald wurden in den USA jährlich mehr als eine Million Stents eingepflanzt. Eine Mehrheit der frisch gebackenen Kardiologen ist zu geschickten Interventionisten geworden. Sie verbringen ihre ganze Zeit im Katheter-Labor, einem Platz für Experimente mit neuen, herausfordernden Technologien – und eine wahre Goldgrube für die Klinik und die Ärzte.

Aber ich greife meiner Geschichte weit voraus. In den 1970er-Jahren war die koronare Bypass-Chirurgie die einzige verfügbare Maßnahme für die direkte Behandlung eines verschlossenen Gefäßes. Sie war – wie bereits erwähnt – keineswegs harmlos. Sie hatte eine Operationsmortalität von 2–5 % zur Folge. Die Transplantate hatten die Tendenz, Gerinnsel zu bilden und sich zu verschließen. Zehn Jahre nach der Operation war die Mehrzahl der Gefäße wieder blockiert. Eine erneute Operation ging dann mit einer zweistelligen Mortalitätsrate einher. Etwa 10 % der Patienten mit koronarer Bypass-Chirurgie erlitten irgendwelche Komplikationen. Blutgerinnsel, die sich während der Operation lösten, führten zu Schlaganfällen und Herzinfarkten. Viele Jahre hindurch blieb von den Kardiologen unerkannt, dass bei vielen Patienten die intellektuellen Funktionen beeinträchtigt wurden. Dies manifestierte sich in einem subtilen Gedächtnisverlust und einer leichten Depression. Ich wurde dieser Komplikationen ebenfalls'nicht gewahr, bis ich von mehreren Ehepartnern der Patienten darauf aufmerksam gemacht wurde. (3) Wie eine Ehefrau präzise formulierte: „Mein Mann ist körperlich in Ordnung, aber er ist nicht mehr der Gefährte, den ich geheiratet habe." Überraschenderweise dauerte es ein Jahrzehnt oder länger, bis man diese Beeinträchtigungen erkannte. Eine publizierte Untersuchung über Magnet-Resonanz-Tomografie ergab, dass 51 % der Bypass-Chirurgie-Patienten etliche Gehirnschädigungen aufwiesen. (4)

Angst begünstigt ärztliche Interventionen

Man könnte sich fragen, weshalb Patienten der Durchführung einer schmerzhaften und lebensbedrohlichen Prozedur zustimmten ohne die Sicherheit, damit ihre Lebenserwartung zu verbessern. Ich habe lange über eine solche Einwilligung gerätselt. Überraschenderweise stimmten die Patienten nicht nur dem empfohlenen Eingriff zu, sondern drängten im Allgemeinen sogar auf eine rasche Durchführung. Eine solche Haltung wird sowohl durch Unkenntnis als auch durch Angst erzwungen. Patienten werden leicht vom Kauderwelsch des ärztlichen Jargons ins Bockshorn gejagt. So etwas zu vernehmen wie „Ihre linke vordere absteigende Herzkranzarterie ist zu 75 % blockiert, und das Auswurfvolumen beträgt 50 %" wirkt lähmend. (5) Für den einfachen Patienten drohen derartige Befunde einen Herzinfarkt an oder – schlimmer noch – sagen unheilvoll einen plötzlichen Herztod voraus.

Kardiologen und Herzchirurgen befleißigen sich häufig einer Angst einflößenden Wortwahl bei der Zusammenfassung angiografischer Befunde. Dies führt ohne Zweifel zur bedingungslosen Akzeptanz des empfohlenen Eingriffs. Über die Jahre habe ich einige hundert Formulierungen gehört wie: „Sie haben eine Zeitbombe in Ihrer Brust" und deren Variante „Sie sind eine wandelnde Zeitbombe." Oder „Diese verengte Koronararterie ist ein Witwen-Macher." Und wenn Patienten gern einen Eingriff aufschieben möchten, beschleunigt eine Reihe furchterregender Formulierungen ihren Entschluss, doch bei der Stange zu bleiben. „Wir sollten keine Zeit verlieren, indem wir Hamlet spielen." Oder „Sie leben mit geborgter Zeit." Oder „Sie haben Glück – ein Platz auf dem Operationsplan ist gerade verfügbar." Schädigende Worte können Patienten zu unmündigen Kleinkindern machen, sodass sie die Ärzte als elterliche Autoritäten ansehen, die sie zu einem sicheren Hafen führen. (6)

Die Macht einer solchen Wortwahl erfuhr ich Anfang der 1970er-Jahre von einem Ehepaar aus Florida. Die Ehefrau, Marjorie, bestritt die ganze Unterhaltung. Es war ganz offensichtlich, dass ihr Ehemann, Bill, allzu beeinträchtigt war, um eine zusammenhängende Geschichte zu liefern. (7) Seine rechte Körperhälfte war kraftlos, sein Mund herabhängend und sabbernd, seine Sprache ein unverständliches Geplapper. Marjorie, eine jugendlich aussehende Frau in ihren Sechzigern, stolperte über ihre Worte in einem gehetzten, unruhigen Redefluss an abgehackten Sätzen. Sie war ungeduldig, mich rasch über alles zu informieren, so, als könnte ich ein wundersames Heilmittel für ihren behinderten Ehemann anbieten.

Bill war von lebenssprühender, guter Gesundheit gewesen. Zwei Jahre zuvor, als er 70 wurde, ging er in den Ruhestand und widmete seinen lange vernachlässigten Hobbys viel Zeit, vor allem dem Golfspiel (18 Löcher) zweimal pro Woche mit ehemaligen Geschäftsfreunden. An einem Freitagmorgen war Marjorie überrascht, als sie erfuhr, dass Bill auf dem Weg zu einer kardiovaskulären Durchuntersuchung in einem weltbekannten Medizinischen Zentrum war, das vor Kurzem eine Zweigstelle in Florida errichtet hatte. Bill verneinte jegliche Symptome. Die Gründe, die er für seine Terminabsprache nannte, waren die, dass er noch niemals eine Herzuntersuchung gehabt habe. Ihm sei durch die Werbeflut aus dem neuen Zentrum klar geworden, dass Vorbeugung bei Weitem besser sei als mit einem Herzinfarkt oder Schlimmerem fertigzuwerden. Er redete es Marjorie aus, „mitzulatschen", voller Gewissheit, dass er zur Lunchzeit wieder zurück sein werde.

Als Bill gegen Mittag nicht erschien, wuchs bei Marjorie die Sorge. Sie rief das Medizinische Zentrum an, wurde jedoch zwischen automatischen Ansagen hin und her geschickt. Um zwei Uhr erhielt sie einen Telefonanruf, sie solle sofort in die Klinik kommen. Sie kam in der Kardiologen-Praxis mehr tot als lebendig an. Ihr Ehemann, normalerweise extrovertiert, war schweigsam und in Gedanken versunken und begrüßte sie mit einem gezwungenen Lächeln. Der Arzt erklärte, dass Bill „beim Belastungstest versagt" habe und sich glücklich schätzen könne, dass es im Katheter-Labor gerade einen freien Platz gegeben habe, an dem er einem Notfall-Angiogramm unterzogen worden sei. Wie vom Arzt vermutet, habe er eine schwere koronare Herzkrankheit zahlreicher Gefäße.

Für Marjorie ist dieser Nachmittag in einen dichten Nebel gehüllt. Auf einem Lichtkasten demonstrierte der Kardiologe die Befunde. Diese sahen für Marjorie „wie weiße Bindfäden, die sich verknoten und das Herz ersticken" aus. Sie erkundigte sich nach der Gefährlichkeit des Zustands. Der Kardiologe entgegnete, dass dieser anatomische Typ mit einem „drohenden Herzinfarkt oder Schlimmerem" assoziiert sei und empfahl eine baldige koronare Bypass-Chirurgie. Marjorie bat den Arzt, die Operation so rasch wie möglich zu arrangieren.

Der Arzt setzte die Bypass-Chirurgie für den nächsten Morgen an. Abermals gratulierte er Bill zu seinem Glück, dass es gerade einen freien Platz auf dem vollen Operationsprogramm gebe. Alles verlief nach Plan – außer, dass Bill während der Operation einen massiven Schlaganfall erlitt.

Zutiefst von ihrer Erzählung berührt und mir vollauf bewusst, dass es kein Heilmittel gab, um den Hirnschaden rückgängig zu machen, stellte ich eine Frage, die sowohl taktlos als auch töricht war: „Warum haben Sie keine zweite Meinung eingeholt?" Sie sprang von ihrem Stuhl auf und schrie: „Das ist eine blöde, blöde Frage, Doktor! Wenn Ihr Haus brennt, fragen Sie auch nicht nach einer zweiten Meinung! Sie rufen die Feuerwehr." Sie hatte in jeder Beziehung absolut Recht.

Krankenberichte von Bills Klinikbesuch in Florida zeigten, dass er sich zehn Minuten lang entsprechend einem Standard-Laufbandprotokoll körperlich hatte belasten können. Das Koronar-Angiogramm hatte lediglich eine mäßige Einengung zahlreicher Gefäße ergeben. Vor der Operation war er völlig symptomfrei und körperlich absolut fit gewesen. Diese Befunde wiesen darauf hin, dass Bill bei medikamentöser Betreuung wahrscheinlich eine nahezu normale Lebenserwartung gehabt hätte.

Weshalb Ängste schüren?

Warum schwelgen Kardiologen in Angstmacherei? Die Gründe sind vielfältiger Natur. Ein Faktor, so glaube ich, hat mit Kontrolle zu tun. Mit der Medikalisierung der Gesellschaft und der Überbehandlung, deren die Patienten zunehmend gewahr werden, gelten Ärzte nicht länger als unparteiische Berater, die volles Vertrauen verdienen. Zum Selbstschutz bedienen sich Patienten zahlreicher Manöver, um sich medizinisches Wissen anzueignen. Sie grasen auf den endlosen medizinischen Weiden des Internets, lesen ausführliche Gesundheitsinformationen durch, die aus einer Vielfalt von Quellen stammen, und kaufen zweite Meinungen ein.

Ein Arzt lernt bald, dass eine „realistische" Formulierung Fragen abstellt und Zeit spart. Eine Bemerkung wie „Die Zyste im Computer-Tomogramm könnte karzinomatös sein" oder „Eine der Hauptkoronararterien ist zu 50 % verschlossen" zerstreut Zweifel der Patienten an der Sachkenntnis eines Arztes. Den Kardiologen ist bewusst, dass die medizinische Technologie in einem Katheter-Labor Ehrfurcht einflößt. Das angefertigte Angiogramm gleicht der Mosaischen Heiligen Schrift, welche göttliche Autorität ausstrahlt. Der solchermaßen bewaffnete Arzt muss sich nicht länger Zweifel oder Widerspruch gefallen lassen. Selbst widerspenstige Patienten werden lammfromm.

Ein anderer Grund, weshalb Ärzte den Patienten zu Eingriffen raten, ist, dass sie stets ganz und gar an das glauben, was sie vermitteln. Oftmals jedoch denken sie eher wie Klempner denn als Wissenschaftler. Ein blockiertes Rohr muss durchgängig gemacht werden. Im Falle des Herzens: je früher, desto besser. Solche ärztlichen Ansichten, obgleich scheinbar von gesundem Menschenverstand geleitet, werden durch klinisches Beweismaterial nicht unterstützt.

Wird eine Koronararterie komplett verschlossen, so kommt es entweder zum Untergang lebenden Herzmuskelgewebes oder zum plötzlichen Tod. Die Annahme ist gerechtfertigt, dass eine zu 90 % eingeengte Herzkranzarterie mit einem größeren Risiko des kompletten Verschlusses behaftet ist als eine Arterie mit einer weniger eingeengten Lichtung. Solch ein Blickwinkel überzeugt die Ärzte, Eingriffe zwecks Verbesserung des Blutflusses zu empfehlen.

Und dennoch reflektiert menschliche Logik nicht akkurat die Kosmologie oder biologische Prozesse. Gewöhnlich stellt sich heraus, dass das Gefäß, welches für einen Herzinfarkt verantwortlich ist, nur mäßig, wenn überhaupt, eingeengt ist. Überraschenderweise muss ein zu 90 % verengtes Gefäß, wenn es dann komplett verschlossen wird, weder zu weiterem Herzmuskelschaden führen noch Symptome provozieren.

Man hat in Erfahrung gebracht, dass die Ursache für ein akutes Koronarereignis in einer Entzündung und Ruptur der dünnen Abdeckung eines atherosklerotischen Plaques besteht. Wenn diese Abdeckung zerreißt, entleert sich der Plaque. Dies führt zu Blutgerinnseln und zum abrupten Verschluss eines bis dahin weitgehend durchgängigen Gefäßes. Das Herz ist auf solch ein plötzliches Ausbleiben an Nährstoffen und Sauerstoff völlig unvorbereitet. Im Gegensatz hierzu bewirkt eine allmähliche Blockierung des Gefäßes die Bildung eines Netzwerks von kleinen Kollateralgefäßen. Diese sorgen für alternative Wege des Blutstroms und bewahren dadurch die Lebensfähigkeit des Herzmuskels, wenn eine erkrankte Arterie sich am Ende ganz verschließt.

Das oben Erwähnte ist keine Theorie. Klinische angiografische Untersuchungen haben ergeben, dass Arterien mit nur minimalen krankhaften Veränderungen sich schließen und zu einem Herzinfarkt führen können. Als zwei Koronar-Angiogramme vor und nach einem Herzinfarkt angefertigt wurden, war das „schuldige" Gefäß in der ersten Bilddarstellung nicht ernsthaft erkrankt. Dies ließ sich bei 85 % der Herzinfarkt-Patienten beobachten! (8, 9) Man würde vermuten, dass die Gefäße, deren Lichtung erweitert oder mit einem Transplantat versehen worden sind, gar nicht diejenigen sind, die später Unheil verursachen. Es leuchtet deshalb ein, dass Eingriffe an den Koronararterien von Patienten mit stabiler koronarer Herzkrankheit nur eine

Minorität entweder vor einem Herzinfarkt oder vor einem plötzlichen Herztod schützen werden.

Der Hauptfaktor, der klinisches Urteil zu Eingriffen verführt, ist – davon bin ich überzeugt – ökonomischer Natur. Die Einkünfte von Kardiologen sind seit der Einführung von interventionistischen koronaren Prozeduren in die Höhe geschnellt. Während der 1980er-Jahre wuchs das Einkommen eines Kardiologen um mehr als 50 %, während das der Internisten stagnierte. Zwei führende interventionistische Kardiologen in New York City, die am Mount Sinai Hospital und am Presbyterian Hospital beschäftigt sind, verdienten 2012 etwa drei Millionen Dollar jährlich.

Zu derselben Zeit, in der invasive Prozeduren um sich griffen und an Zahl zunahmen, änderte sich die medikamentöse Behandlung von Grund auf. Zahlreiche Risikofaktoren der koronaren Herzkrankheit konnten nun durch Änderungen in der Lebensweise und durch neue Pharmazeutika behoben werden. (10)

Die „unethische" Untersuchung

Während der frühen 1970er-Jahre war ich beeindruckt von den neuen therapeutischen Möglichkeiten, die sich in Form von Präventionsstrategien präsentierten. Zugleich war ich beunruhigt durch die zunehmende Anwendung von nur halbwegs ausgegorenen Technologien. Die negativen Folgen der übertriebenen Behandlung von Menschen verstörten mich viel mehr als die ökonomischen Kosten. Viele Patienten setzten ihre Gesundheit und selbst ihr Leben aufs Spiel. Für eine kleine Untergruppe von Patienten mit koronarer Herzkrankheit war ein chirurgischer Eingriff zwar notwendig, um Symptome zu lindern und das Leben zu verlängern. Aber für die Mehrzahl konnten die verfügbaren medikamentösen Maßnahmen eine nahezu normale Lebenserwartung bei einem unbeeinträchtigten Dasein bewirken.

Die bildliche Darstellung der Anatomie der Herzkranzgefäße war eine Voraussetzung für die koronare Bypass-Chirurgie. Die Angiografie wird als eine recht harmlose Prozedur angesehen. Man lernt jedoch während der Ausübung des ärztlichen Berufs schon bald, dass medizinische Eingriffe niemals komplikationslos sind. An der Bildung meines klinischen Urteils waren mehrere Patienten beteiligt, denen ich begegnet war, welche die verheerenden Folgen der koronaren Angiografie erfahren hatten.

Erschüttert war ich von einem ganz besonderen Patienten. G.B. war ein erfolgreicher Professor der Zahnheilkunde mit vielseitigen Talenten. Eines Tages verspürte er beim Tennisspielen beklemmende Brustbeschwerden. Er schrieb diese einem gezerrten Muskel zu und redete sich ein, dass bei einem Alter von 48 Jahren ohne familiäre Belastung an Herzkrankheit und ohne kardiale Risikofaktoren die Beschwerden am besten zu ignorieren seien. Als er seiner Frau davon berichtete, wurde sie ganz aufgeregt und bestand darauf, dass er einen Kardiologen konsultiere. Eine kurze Durchuntersuchung ergab, dass die Episode sehr wahrscheinlich mit dem Herzen in Verbindung stand. Eine Herz-Katheterisierung mit koronarer Angiografie, die ihm als „absolut risikolos" geschildert wurde, war einige Tage später angesetzt. Während dieser Katheterisierung erlitt er einen massiven zerebro-vaskulären Schlaganfall. Die Folgen waren eine erheblich beeinträchtigte Sprache und eine untergrabene Persönlichkeit. Beruflich war er am Ende.

Ich selbst sah G.B. als Patienten erstmals 20 Jahre später. Er litt an schwerer Angina pectoris, hatte jedoch seit jenem traumatisierenden Ereignis keinen Kardiologen mehr aufgesucht. Er wütete gegen den ärztlichen Berufsstand. Er wohnte außerhalb des Bundesstaates und kam ein- oder zweimal im Jahr. Ich fürchtete mich regelrecht vor seinen Besuchen. Seine Wutausbrüche gegen die Ärzte blieben mir nicht erspart. Oft verlieh G. B. dem Wunsch Ausdruck, doch zur Zeit des Schlaganfalls gestorben zu sein. Die Episoden der Angina pectoris nahmen an Häufigkeit zu und sprachen weder auf Nitrate noch auf eine Reihe anderer Medikamente an. Ich war mir sicher, dass er eine Bypass-Chirurgie mit vorheriger koronarer Angiografie benötige. Es fehlte mir jedoch an Mut, dies zur Sprache zu bringen, ehe ich nicht sein Vertrauen als ein menschliches Wesen und als Arzt gewonnen hätte. Es dauerte fünf Jahre, bis wir Freunde wurden. Schließlich ließ sich G. B. zu einer koronaren Bypass-Chirurgie überreden. Die Operation war erfolgreich, aber sein Dasein war nach wie vor von Frustration und Wut erfüllt.

Es bedeutete eine moralische Herausforderung, sich mit der wachsenden Flut an Eingriffen auseinanderzusetzen, von denen ich die meisten für ungerechtfertigt hielt. Aber Schweigen hätte mitschuldig gemacht. Die Stimme zu erheben lud zur Konfrontation mit einem mächtigen und unversöhnlichen Establishment ein. Eine drängende Frage war: Wie konnten wir die Untergruppe der Koronar-Patienten identifizieren, denen es auch ohne chirurgische Behandlung gut gehen konnte? Die Entscheidung, wie vorzugehen sei, verstrickte mich in ein Gewirr von widersprüchlichen Ansichten und Emotionen. Eines war sicher: Etwas musste geschehen.

Irgendwann zu Beginn des Jahres 1972 sollten die Patienten der Lown-Klinik, die am Peter Bent Brigham Hospital der Koronar-Angiografie unterzogen wurden, randomisiert werden, entweder medikamentöse oder chirurgische Behandlung zu erhalten. Die Studie wurde aufgegeben, noch ehe sie begann. Ein jeder Patient stimmte für die koronare Bypass-Operation. Wir hätten ein derartiges Ergebnis vorhersehen können. Hatten die Angiografiker und die ärztliche Klinikbelegschaft erst einmal die kardialen Katheterisierungsbefunde mit den Patienten erörtert und sie mit den reißerischen Formulierungen, die damals und heute in Gebrauch sind, eingedeckt, war der Weg der weiteren Betreuung unverrückbar festgelegt. Nicht ein einziger Patient war bereit, an der randomisierten Studie teilzunehmen. Meine Worte prallten gegen eine Ziegelmauer.

Es wurde evident, dass die Angiografie ein Trichter, eine Station auf dem Weg zu einem vorherbestimmten Ziel war. Ihr wichtigster Zweck bestand darin, die Chirurgen zu den verengten oder verschlossenen Koronararterien hinzuführen. Um die Anwendung der koronaren Bypass-Chirurgie bei Patienten mit stabiler koronarer Herzkrankheit einzuschränken, musste man die koronare Angiografie umgehen.

Wir beschlossen deshalb, Patienten mit fortgeschrittener stabiler koronarer Herzkrankheit zu studieren, ohne sie einem angiografischen Eingriff zu unterziehen. Aber ohne bildliche Darstellung der Herzkranzgefäß-Anatomie: Wie konnten wir sicher sein, dass die ausgewählten Patienten an einer fortgeschrittenen Erkrankung litten? Eine umfangreiche kardiovaskuläre Literatur bestätigte, dass die Fähigkeit, sich auf einem Laufband körperlich zu betätigen, und die anschließend festgestellten EKG-Veränderungen Indikatoren für den Schweregrad der Verschlüsse von Koronargefäßen seien.

Patienten, die für die Studie ausgewählt wurden, folgten einem speziellen medizinischen Programm. Den Risikofaktoren wurde peinlich genau Aufmerksamkeit geschenkt. Die Kontrolle von Bluthochdruck stand auf der therapeutischen Agenda ganz oben. Wir verschrieben die freie Verwendung von sublingualem Nitroglycerin zur Behandlung von Angina pectoris. (11) Wir rieten von einer frühzeitigen Abkehr von produktiver und befriedigender Tätigkeit ab. Wir diskutierten ganz offen sowohl mit dem Patienten als auch mit dem Ehepartner die Bedrohung durch einen plötzlichen Herztod, welche eine Mehrheit der Betroffenen mit koronarer Herzkrankheit ängstigt. Wir wirkten übereinstimmend beruhigend in diesem Punkt. (12) Wir wandten uns sozialen und familiären Problemen zu und eröffneten Dialoge über signifikante psychosoziale Belastungen. Wir reduzierten die Zahl der Transporte von Patienten zu Fachärzten und beschränkten uns mit Prozeduren und Eingriffen auf ein Minimum. In erster Linie verbrachten wir Ärzte viel Zeit damit, zuzuhören und dadurch Vertrauen zu gewinnen und die Befolgung der verordneten Änderungen der Lebensweise zu fördern. Wir zielten darauf ab, ganzheitlich tätige Praktiker und nicht nur Herzdoktoren zu sein. Kurzum: Wir taten so viel wie möglich und auch so wenig wie möglich für den Patienten. Vor allen Dingen vermieden wir es, unsere Patienten zu „medikalisieren". So führten sie, statt für ihre Krankheit zu leben, weiterhin ein erfülltes Dasein – trotz ihrer Krankheit.

Wir zielten darauf ab, frühzeitig Warnsymptome und Warnzeichen einer Änderung im Krankheitszustand zu erfassen, um reichlich Zeit für angemessene Interventionen zu haben. Die vordringlichste Frage war, ob die medikamentöse Behandlung Auswirkungen auf die negativen Verlaufsformen der koronaren Herzkrankheit wie plötzlicher Herztod, Herzinfarkte oder die Entwicklung einer Herzinsuffizienz hatte. Gleichzeitig waren wir aber auch keine „Luddites" (d. h. Anhänger des englischen Arbeiters Ned Lud, der 1811–1816 das Los der Arbeiter durch die Zerstörung der Maschinen in den Fabriken bessern wollte). Wenn sich die koronare Situation änderte, wurden entsprechende Eingriffe, einschließlich der koronaren Bypass-Chirurgie, vorgenommen.

Nachdem die Studie begonnen und sich die Zahl der teilnehmenden Patienten vervielfacht hatte, machte ich mir zunehmend Sorgen über Anklagen wegen Kurpfuscherei. In dem Klima jener Zeit war es ein Leichtes, alle möglichen negativen Szenarien heraufzubeschwören, die auf Betreiben eines Rudels aggressiver Rechtsanwälte in einer Sammelklage mündeten. Das Nicht-Einhalten vorherrschender Standards in der Patientenbetreuung war gleichbedeutend mit Fahrlässigkeit, ein überaus wichtiger Faktor in einem Prozess. Es bedurfte nur eines einzigen Falles von plötzlichem Tod oder eines Herzinfarkts bei einem Patienten, dem man eine Koronar-Angiografie oder eine koronare Bypass-Chirurgie vorenthalten hatte, um einen Albtraum zu erzeugen. Falls es gleich mehreren unserer Patienten so ergehen würde, konnte man sich den öffentlichen Skandal mit seinen schrecklichen Folgen vorstellen, die den Verlust der Klinikprivilegien und der Lizenz zur Ausübung des ärztlichen Berufs einschlossen. Und es herrschte kein Mangel an anklagenden Zeugen seitens renommierter Institutionen im Raume Boston.

In den frühen Morgenstunden, wenn der Schlaf dem Verstand die Vernunft raubt, wurde ich verfolgt von der Möglichkeit, wegen fahrlässiger Tötung eingesperrt zu werden. Diese verstörenden Grübeleien wurden nicht gerade vermindert, als ein kardiologischer Kollege mich der unethischen ärztlichen Praxis bezichtigte. Er fragte: „Wie würde man einen Arzt ansehen, der einem Patienten, der Blut spuckt, eine Röntgenaufnahme des Thorax verweigert, nur wegen einiger verrückter Theorien?" Ich bildete mir ein, dass er mich hinter meinem Rücken der kriminellen Fahrlässigkeit beschuldigte.

Ergebnisse, die nur ein unverbesserlicher Optimist glauben würde

Wir hatten keinerlei Schwierigkeiten, Patienten für die Studie zu rekrutieren. Viele, die zu einer Bypass-Operation gedrängt worden waren, kamen für eine zweite Meinung zu uns. In den ersten der vier Studien, die wir in den folgenden

30 Jahren durchführten, rekrutierten wir in der Folge 144 Patienten mit fortgeschrittener Koronararterien-Erkrankung. (13) Diese wurden für eine durchschnittliche Periode von fast fünf Jahren betreut. In dieser Zeit starben elf Patienten bei einer jährlichen Rate von 1,4 %. Wir überwiesen nur neun Patienten zur koronaren Bypass-Chirurgie (1,3 % jährlich). Diese Resultate waren besser als die besten Ergebnisse, die für jene Patienten berichtet wurden, die sich der koronaren Bypass-Chirurgie unterzogen. Wir folgerten daraus, dass die Überweisung zur Herzchirurgie nur selten bei Patienten mit stabiler koronarer Herzkrankheit angezeigt war.

Unser Erfolgsgefühl währte jedoch nicht lange. Führende medizinische Zeitschriften weigerten sich, unsere Ergebnisse zu publizieren. Die Studie wurde wegen des Fehlens angiografischer Daten kritisiert. Man behauptete, dass ohne solche Informationen über die Anatomie der Herzkranzarterien unsere Resultate nicht zu interpretieren seien. Zahlreiche Rezensenten unterstellten, dass die berichteten günstigen Ergebnisse ohne Zweifel die besondere Auswahl von Patienten mit leichter oder gar fehlender Herzkrankheit widerspiegeln würden. Diese Behauptung erfolgte ungeachtet der Tatsache, dass ein Großteil unserer Studienpopulation Herzinfarkte durchgemacht, an Angina pectoris gelitten und während der körperlichen Belastungstests erhebliche elektrokardiografische Veränderungen entwickelt hatte.

Es dauerte vier Jahre, ehe das „New England Journal of Medicine" unsere Befunde veröffentlichte. Ein Stoß wütender Briefe folgte mit dem immer wiederkehrenden Motiv, dass unsere Schlussfolgerungen ohne Koronar-Angiografie wertlos seien. Zum ersten Mal in meiner ärztlichen Laufbahn erhielt ich Telefonanrufe von empörten Ärzten, die mich beschuldigten, ich habe der Wissenschaft den Rücken gekehrt oder die Kardiologie ins finsterste Mittelalter zurückversetzt.

Um den wichtigsten Kritikpunkten an unserer ersten Studie zu begegnen, starteten wir eine neue Untersuchung, die sich auf Patienten mit angiografisch bestätigter schwerer Erkrankung zahlreicher Koronararterien beschränkte. Obgleich dies eine Herkules-Aufgabe war, wurde sie durch die Tatsache ermöglicht, dass Krankenversicherungsgesellschaften anfingen, zweite Meinungen einzuholen, ehe sie bereit waren, koronare Bypass-Operationen zu vergüten. Ziel war, die Flut von teuren Herzoperationen einzudämmen. Wir rekrutierten eine kleine Population von 88 Patienten, von denen 63 signifikante Einengungen aller Hauptäste ihrer Herzkranzgefäße aufwiesen. Während der 28-monatigen Follow-up-Periode hatten wir keine Todesfälle und überwiesen nur vierzehn Patienten (7 % jährlich) zur koronaren Bypass-Chirurgie. Obgleich diese Resultate in einer führenden medizinischen Zeitschrift veröffentlicht wurden (14), erlangten sie in den gängigen Medien keinerlei Aufmerksamkeit und riefen auch unter den Kardiologen oder auf dem Gebiet der Gesundheitspolitik keinerlei Interesse hervor.

Die Einführung der perkutanen transluminalen Angioplastie in den 1980er-Jahren bewirkte eine Revolution in der Behandlung blockierter koronarer Arterien. Dieses Verfahren umfasste die Einführung eines Ballonkatheters durch eine periphere Arterie bis zum Ort des verengten Koronararterien-Segments. Das Aufblasen des Ballons erweiterte die Gefäßlichtung, wodurch die Blockade verringert wurde. Die Angioplastie war eine wunderbare technologische Errungenschaft mit beträchtlichen klinischen Vorteilen gegenüber der koronaren Bypass-Operation. Sie vermied die Chirurgie mit ihren vielen potenziellen Nebenerscheinungen als Folge von Anästhesie und Thorakotomie sowie die peri-operativen Komplikationen, einen längeren Krankenhausaufenthalt und eine langsamere Genesung. Die begrüßenswerten Folgen für das Herz waren ähnlicher

Natur. So wie jede medikamentöse Behandlung war auch die Angioplastie nur selten mit Todesfällen und einigen wenigen Komplikationen assoziiert, von denen allerdings einige zur körperlichen Behinderung führten. Lästig war nur, dass das erweiterte Gefäß sich oftmals wieder verschloss – mit negativen Folgen.

Der Konkurrenzkampf zwischen Angioplastie und koronarer Bypass-Chirurgie setzte ein Wettrennen zwischen den Herzchirurgen und den interventionistischen Kardiologen in Gang. Der Wettkampf trug dazu bei, die Schwelle für Eingriffe herabzusetzen. Neue Syndrome wurden ersonnen, um eine rasche Überweisung entweder in ein Katheterisierungslabor oder in eine Operationseinrichtung zu rechtfertigen. Das Diagnose-Losungswort lautete entweder „instabile" oder „hartnäckige" Angina pectoris. In dem neuen Klima einer marktorientierten Medizin reichte eine Klage über Brustbeschwerden oder die Anwendung von Extra-Nitroglycerin für die Diagnose „instabile Angina" und für die Überweisung in das Katheter-Labor aus.

Die interventionistischen Kardiologen waren dermaßen von ihren Wohltaten überzeugt, dass sich viele, weitgehend asymptomatische männliche Patienten auf bloßen Verdacht hin die Anatomie ihrer Herzkranzgefäße begutachten ließen. Natürlich war das Resultat vorhersagbar. Die meisten Amerikaner mittleren Alters weisen Koronararterien-Einengungen auf. Der Ansturm auf die Prozeduren war spektakulär. Bis Mitte der 1980er-Jahre hatten sich 30.000 Patienten einer perkutanen Angioplastie unterzogen. Innerhalb von fünf Jahren verzehnfachte sich die Rate des Eingriffs. Mit der Einführung der Koronararterien-Stent-Einpflanzung erreichten die Zahlen der Prozeduren eine Million pro Jahr.

In einer Ära der mega-interventionistischen Kardiologie war es unerlässlich, die vergleichsweise Wertigkeit eines medikamentösen Therapie-Ansatzes neu zu untersuchen.

Für die dritte Studie (15) rekrutierte die Lown-Klinik 171 Patienten, denen zuvor von anderer Seite zu einem Eingriff geraten worden war und die nun eine zweite Meinung suchten. Während der vierjährigen Follow-up-Periode waren die Ergebnisse mit unseren früher berichteten Resultaten identisch. Und wieder einmal wurden unsere Befunde wegen der kleinen Patientenzahl als bedeutungslos abgetan.

Wir waren entschlossen, uns nicht zum Schweigen bringen zu lassen. Von 1992 bis 2000 begutachteten wir 2.598 Patienten, von denen 693 für die Studie in Betracht kamen und die einer Beteiligung zustimmten. Ihr mittleres Alter betrug 67 Jahre, die älteste jemals erwähnte Gruppe. (16) Die Hälfte dieser Patienten war zuvor andernorts gedrängt worden, sich einer Prozedur der Revaskularisierung zu unterziehen. Während unserer Follow-up-Periode von durchschnittlich 4,6 Jahren war die Rate an kardialen Zwischenfällen außergewöhnlich niedrig mit einer jährlichen Mortalität von gerade einmal 1,4 % – entsprechend den Resultaten, die wir 20 Jahre zuvor berichtet hatten. Die Rate der Überweisungen zu Eingriffen, nämlich zu koronarer Bypass-Chirurgie und koronarer Stent-Einpflanzung, betrug 6 % pro Jahr, ein winziger Bruchteil des sonstigen gewaltigen Aufkommens für teure und ungerechtfertigte Prozeduren.

Vier Jahrzehnte der Beharrlichkeit, manche würden es Dickköpfigkeit nennen, halfen uns nicht im Geringsten, die Blicke auf eine Vorgehensweise zu lenken, die unserer Ansicht nach die Gesundheitsfürsorge verbessern und die medizinischen Kosten ganz wesentlich eindämmen würde. Trotz der vorherrschenden, weit verbreiteten Sorge um die davongaloppierenden Gesundheitskosten zeigten weder die Medien noch das Establishment des Gesundheitswesens das geringste Interesse. Niemand klopfte an die Tür, um unsere Maßnahmen oder unsere Ergebnisse zu begutachten.

Die Herausforderungen, die wir darboten, waren nicht nur klinischer und ökonomischer Natur. Im Grunde genommen sind die von uns vorgebrachten Anliegen zutiefst ethischer Natur. Eine neue Behandlung, betreffe sie nun Medikamente oder Eingriffe, ist ohne einen zweifelsfrei nachgewiesenen Nutzen unzulässig. Das Wohlergehen der Patienten darf durch vermeintliches Gutes-Tun nicht aufs Spiel gesetzt werden, wenn gleichzeitig gegenläufige Interessen verfolgt werden. Unser 40-jähriger Kampf betraf vor allen Dingen das erste und unverbrüchliche Prinzip der Medizin „primum non nocere". „Füge vor allen Dingen keinen Schaden zu" ist der Lackmustest, der das Privileg, Medizin auszuüben, sanktioniert.

Anmerkungen

1. Die große Mehrheit der Patienten hat eine stabile koronare Herzkrankheit. Im Allgemeinen verspürt ein Mann mittleren Alters bei exzessiven körperlichen Anstrengungen Enge über der Brust oder weist bei diagnostischen körperlichen Belastungstests elektrokardiografische Veränderungen auf. Wenn die koronaren Risikofaktoren durch Änderungen der Lebensweise und durch entsprechende Medikamente behandelt werden, kann der Patient mit einem langen Überleben rechnen.
2. Die erste randomisierte Studie war 1983 in der führenden kardiovaskulären Zeitschrift 16 Jahre nach Favaloros Beschreibung der koronaren Bypass-Chirurgie publiziert worden (Coronary Artery Surgery Study (CASS), *Circulation 1983*; 69: 939–950). Diese Studie ergab keinen Unterschied in den Ergebnissen zwischen medikamentös und chirurgisch behandelten Patienten, außer in einer kleinen Untergruppe von etwa 10 %. Diese wichtige Publikation hatte keinen Einfluss auf die Interventionen, und die koronaren Bypass-Operationen nahmen weiterhin zu.
3. Siehe Kapitel 23 „Ehefrauen ja, Ehemänner nein".
4. Knipp SC, Matatko N, Wilhelm H, et al.: Cognitive outcomes three years after coronary artery bypass surgery: relation to diffusion-weighted magnetic resonance imaging, *Ann Thorac Surg.* 2008; 85 (3): 872–9.

5. Bei einem Patienten ohne Symptome rechtfertigen derartige Befunde keinerlei Eingriffe. Sie erfordern ein gut strukturiertes medizinisches Programm, das sich auf Änderungen in der Lebensweise mit Reduzierung koronarer Risikofaktoren konzentriert.

6. Dieses Thema wird ausführlicher in *Die verlorene Kunst des Heilens*, Kapitel 7, „Worte, die venichtend sein können" erörtert (Stuttgart: Schattauer 2004, 2. Aufl.).

7. Über diesen Fall wird im Lown-Forum unter dem Titel „Schädigungen durch ungerechtfertigte Tests, Eingriffe und Behandlungen", Oktober 2010, berichtet.

8. Little WC, et al.: Can coronary angiography predict the site of a subsequent myocardial infarction in patients with mild to moderate heart disease? *Circulation* 1988; 478: 1157–68.

9. Ambrose JA, et al.: Angiographic progression of coronary artery disease and the development of myocardial infarction. *J Am Coll Cardiol.* 1988; 12: 56–62.

10. Die Reduzierung der Salzaufnahme und die Einnahme blutdrucksenkender Mittel erniedrigte den Blutdruck; die Verminderung von Fett in der Nahrung zusammen mit einer Reihe neuer Medikamente reduzierte den Cholesterinspiegel im Blut; auch die Zuckerkrankheit war besser beherrschbar. Eine Revolution in der Therapie wurde durch die Einführung von beta-adrenergen Blockern, welche die sympathische Nervenleitung zum Herzen dämpfen, bewirkt.

11. Die Ermutigung, Nitroglycerin nach eigenem Ermessen zu benutzen, verleiht dem Patienten Kontrolle, wodurch Unsicherheit und auch Angst vermindert werden. Mein großartiger Lehrer, S. A. Levine, bemerkte hierzu, dass der Patient, der über Nitroglycerin frei und reichlich verfügt, seinen Arzt überlebt.

12. Wir beobachteten, dass Patienten, die während einer vierundzwanzigstündigen Herzüberwachung keine fortgeschrittenen Formen von Arrhythmien aufwiesen und die imstande waren, sich mehr als acht Minuten lang gemäß einem Standardprotokoll körperlich zu belasten, ohne dabei Herzrhythmusstörungen hervorzurufen, keinen plötzlichen Herztod im Verlauf des folgenden Jahres erlitten! Dies lieferte eine Basis für Optimismus, der an Patient und Ehepartner weitergegeben wurde.

13. Podrid PJ, Graboys TB, Lown B: Prognosis of medically treated patients with coronaryartery disease with profound ST-segment depression during exercise testing. *N Engl J Med.* 1981; 305: 1111–16.

14. Graboys TB, Headley A, Lown B, et al.: Results of a second-opinion program for coronary artery bypass graft surgery. *JAMA* 1987; 258 (12): 1611–14.
15. Graboys TB, Biegelsen B, Lampert S, et al.: Results of a second-opinion trial among patients recommended for coronary angiography. *JAMA* 1992; 268 (18): 2537–40.
16. Jabbour S, Young-Xu Y, Graboys TB, et al.: Long-term outcomes of optimized medical management of outpatients with stable coronary artery disease. *Am J Cardiol.* 2004; 93: 294–99.

4   Wie von den Koronararterien Besitz ergriffen wurde

Was hat die Umwandlung der Medizin von einem humanen Beruf zu einer teuren Technokratie vorangetrieben? Es geschah scheinbar in einer einzigen Lebensspanne, und ich war bei vielem Zeuge. Lassen Sie mich berichten, was geschehen ist. Seien Sie jedoch vorgewarnt: Die Geschichte gleicht eher einer „Rashomon"-Erfahrung[1] als Bekenntnissen, die auf dem Sterbebett gesammelt werden.

Bei der Metamorphose zur medizinischen Moderne haben Kardiologen die führende Rolle gespielt. Der Fokus ihrer Besorgnis war das epidemische Überhandnehmen der koronaren Herzkrankheit. Während der letzten 50 Jahre oder länger noch ist sie die häufigste Todesursache. Sie tötet und invalidisiert Menschen während der produktivsten Phase ihres Lebens. Frauen sind etwa zehn Jahre später davon betroffen, wobei sich die koronare Herzkrankheit gewöhnlich nach der Menopause manifestiert: Im Alter von 70 Jahren ist ungefähr ein Fünftel der Amerikaner beiderlei Geschlechts von irgendeiner Form der Herzkrankheit befallen.

Die überwältigende Macht – nein, der verführerische Charme oder sogar der Würgegriff – der Technologie in der Medizin wurde zuerst in Verbindung mit der koronaren Herzkrankheit manifest. Der Teufelspakt des Doktor Faustus war ebenso heimtückisch wie alles verschlingend. Des Teufels Sendbote versprach Reichtum, wissenschaftliche

---

1 Das heißt sie führt vor, wie die Wahrnehmung einer Situation durch unterschiedliche Interessenlagen maßgeblich beeinflusst wird. In anderen Theorien wird das Phänomen zum Beispiel als kognitive Verzerrung oder selektive Wahrnehmung bezeichnet.

Meriten von unanfechtbarer Glaubwürdigkeit, die Führungsrolle bei hoch modernen medizinischen Neuerungen und – absolut unwiderstehlich – die Transformation der Arbeit in ein Kinderspiel mit ganz neuen, unvorstellbar vielseitigen Spielsachen. Seinerseits versprach der Doktor die Einhaltung der Anforderungen der Arbeitsplatz-Industrialisierung und damit die Vermehrung von Effizienz und Profitabilität. Während die Kardiologen triumphierten, ging dem ärztlichen Tun etwas ganz Vitales verloren. Es bedeutete, weniger Zeit mit den Patienten zu verbringen und die althergebrachten Fähigkeiten des Zuhörens sowie die vollendete Kunst der körperlichen Untersuchung aufzugeben. Einige Ärzte empfanden einen Schmerz wie beim Tod eines lieben Freundes. Die meisten jedoch betrauerten diesen Verlust keineswegs. Diese humanitären Fähigkeiten, die an den Medizinischen Hochschulen nicht gelehrt oder in den Krankenhäusern nicht gefördert werden, hatten sie niemals erworben und sie gingen ihnen somit auch niemals verloren.

Der Vormarsch des technologischen Fortschritts

Dieser Faust'sche Teufelspakt startete nicht hochtourig auf einen Streich. Seine Umsetzung erfolgte tröpfchenweise in kleinen Vorstößen über mehr als ein Jahrhundert. Die objektive Herausforderung war, wie der Strom des Blutes durch blockierte Herzkranzgefäße verbessert werden könne. Eigentlich gab es nur zwei Optionen: entweder die Umgehung des verengten Segments oder die Erweiterung einer verschlossenen Gefäßlichtung. Ehe man sich um die Läsion kümmern konnte, musste man ihre genaue Lokalisation bestimmen. Dies war keine Kleinigkeit. Die Arterien, welche den Durchmesser eines Schnürsenkels haben, umfangen das Herz wie ein entrolltes Fischernetz. Die Heraus-

forderung bestand darin, in diese winzigen Gefäße hinein-
zuschauen, die Blockierung zu lokalisieren und ihr Ausmaß
zu bestimmen.

Es begann in den 1860er-Jahren, als der große französi-
sche Physiologe Claude Bernard einen dünnen Gummi-
schlauch in ein schlagendes Tierherz schob. Fast 70 Jahre
später führte der deutsche Arzt Werner Forssmann eine Katheterisierung an einem lebenden Menschenherz durch.
Auf verschiedenen Punkteskalen rangierte dieses Experiment an erster Stelle in den Annalen exzentrischer medizinischer Überlieferungen. Das Objekt des Experiments war
nämlich kein anderer als Forssmann selbst. Er betäubte
seinen Unterarm und schob dann vorsichtig einen langen
Harnkatheter in seine Ellenbeugenvene ein, bis dieser in der
rechten Herzkammer angelangte. Dann marschierte Forssmann zur Röntgenabteilung und machte Röntgenaufnah-
men, die zeigten, dass sich die Katheterspitze in der Tat
in seinem Herz befand. Es gab keinerlei unerwünschte
Nebenwirkungen, außer dass Forssmann aus seiner ärztlichen Anstellung entlassen wurde. Schlussendlich wurde er
jedoch rehabilitiert und sehr geehrt, indem er den Nobelpreis für Medizin erhielt.

Die Transformation der Katheterisierung von einer Kuriosität zu einem unentbehrlichen Werkzeug ist mit den
Namen zweier amerikanischer Ärzte verbunden: André
Cournand und Dickinson Richards vom Bellevue bzw.
Presbyterian Hospital in New York City. Da sie in erster
Linie an der Funktion der Lungen interessiert waren, mussten sie die Blutgaskonzentration wie Sauerstoff und Koh-
lendioxid im Herzen bestimmen. Cournand war mit Forss-
manns unorthodoxer Methode vertraut und adaptierte
dessen Technik, um die Funktion des Herzens zu untersuchen. Beide Ärzte bestätigten sehr rasch die Sicherheit der
Methode, standardisierten die Prozedur der Herz-Katheterisierung und etablierten ihren großen Nutzen für die Dia-

gnostik der angeborenen sowie der rheumatischen Herzklappenerkrankung. Damit eröffneten Cournand und Richards ein neues Grenzland in der Medizin und begründeten eine neue Disziplin in der Kardiologie. Für diese Leistungen teilten sie sich im Jahr 1956 mit Forssmann den Nobelpreis für Physiologie und Medizin.

Ein großer Schritt wurde von Mason Sones an der Cleveland Clinic getan. Das Datum ist erwähnenswert, da es den rasanten Beginn kardialer Interventionen markiert. Am 30. Oktober 1958 katheterisierte Sones das Herz eines jungen Mannes mit rheumatischer Herzklappenerkrankung. Sein Ziel war es, eine erkrankte Aortenklappe durch Injektion eines Kontrastmittels in die linke Herzkammer sichtbar zu machen. Sones war bestürzt, dass die Katheterspitze unabsichtlich in die rechte Herzkranzarterie geglitten war. Noch ehe er die vorgesehene Injektion stoppen konnte, war eine riesige Menge an Kontrastmittel in die kleine Arterie eingeflossen. Das Herz hörte auf zu schlagen, nahm jedoch nach wenigen Minuten seinen normalen Schlag wieder auf. Dieser Unfall, der tödlich hätte enden können, war eine umwälzende Erfahrung. Sones, ungerührt, ging diesen Weg weiter und führte die moderne bildliche Darstellung der Koronararterien ein. (1)

Ganz und gar nicht überraschend fand der nächste Vorstoß ebenfalls an der Cleveland Clinic statt. Im Jahr 1967 führte Sones' Kollege, Dr. René Favaloro, die erste Koronararterien-Bypass-Operation der Welt durch, um die Revaskularisierung des Herzens zu erreichen. Er benutzte eine Beinvene (Saphena-Vene) als Leitungsrohr für die Umgehung des Herzkranzgefäß-Verschlusses. Dies wäre ohne die koronare Angiografie nicht möglich gewesen.

Ein Wort des Bekennens ist angebracht. Ich war ganz am Rande an diesen Entwicklungen beteiligt. Der Gleichstrom-Defibrillator und der Kardioverter, die ich beide eingeführt hatte, erleichterten die Revaskularisierung des

Herzens. Die Koronararterien-Chirurgie ist am erfolgreichsten an einem ruhig gestellten, nicht schlagenden Herzen. Der Weg, den Herzschlag zu stoppen, besteht im Auslösen von Kammerflimmern. (2) Aber wie kann man dann wieder einen normalen Herzrhythmus herstellen? Paul Zolls Wechselstrom-Defibrillator war bereits verfügbar. Die Pulswelle von Zolls Defibrillator ist jedoch schädlich für den Herzmuskel und vermag in einer großen Zahl der Fälle nicht, einen normalen Rhythmus wieder herzustellen. Seine Anwendung führte zu einer inakzeptablen Operationssterblichkeit. Die Gleichstrom-Defibrillierung, die vergleichsweise harmlos ist, begünstigte die neue Ära der Herzchirurgie.

Ich vermochte diesen Zusammenhang nicht zu realisieren, bis ich ihn auf eine kuriose Art und Weise begriff. Eines Tages erhielt ich einen Telefonanruf von Dr. Don Effler, dem Direktor der Herzchirurgie an der Cleveland Clinic. In seiner Abteilung waren die Weichen für die Revolution gestellt worden. Er hielt Vorlesungen in Boston und fragte, ob er vorbeikommen und „Hallo" sagen könne. Da ich den Mann nie zuvor getroffen hatte, war ich überrascht. Dieser baumlange feine Herr erschien, und noch ehe er ein Wort sagte, hob er mich in einer bärenstarken Umarmung in die Luft und verkündete mit einer dröhnenden Stimme und einer für einen Chirurgen nicht ungewöhnlichen Übertreibung: „Danke, Bernard, dass du die moderne Herzchirurgie möglich gemacht hast!"

Die Revaskularisierung des Herzens

Die Bypass-Chirurgie war ein wesentlicher Fortschritt in der Behandlung von Patienten mit schwerer symptomatischer koronarer Herzkrankheit. Sie wurde sowohl in den USA als auch im Rest der industrialisierten Welt und für reiche Patienten in der Dritten Welt sehr rasch zu einer fast wie von Gott verordneten Standardbehandlung von Patienten mit koronarer Herzkrankheit. Während die Vorteile der Revaskularisierung stets hoch gerühmt wurden, wurde über das Leid, das mitunter durch diese Operationen verursacht wurde, gewöhnlich nur wenig berichtet.

Muss eine Prozedur, nur weil sie möglich ist, auch unbedingt nötig sein? Und falls sie nötig ist: Wer gewinnt und wer verliert? Immer gibt es einen Preis zu zahlen in Form von Verletzungen, die manchmal lange bestehen bleiben oder irreversibel sind – und gelegentlich ist der Preis sogar der Tod. Ich bin vielen Patienten begegnet, die als Folge einer Bypass-Operation schwer geschädigt waren, obgleich die Chirurgen die Resultate als erfolgreich gerühmt hatten. Noch eine weitaus größere Zahl an Opfern kommt mir in den Sinn, an die ich mich aber lieber nicht erinnern möchte.

Etwa 15 Jahre hindurch hatte ich H. W. betreut, der an ausgeprägter koronarer Herzkrankheit dreier Gefäße litt. (3) Ich überwies ihn zur Revaskularisierung, da seine zunehmende Angina pectoris nicht länger auf eine Fülle von Medikamenten ansprach. Die Operation verlief gut. Jedoch trat die Angina pectoris nach sechs Monaten wieder in Erscheinung. Zusätzlich war er durch Schmerzen nach dem Zerschneiden des Brustbeins beeinträchtigt. (4) Noch viel mehr behinderten ihn aber die unaufhörlichen Beschwerden in seinem oberen linken Bein an der Stelle, an der man das Venentransplantat entnommen hatte. Kläglich bat er mich: „Doktor Lown, können Sie nicht die Abschnürung um meinen Oberschenkel entfernen?"

Noch heute packt mich Reue, wenn ich an M. K. denke, einen hageren, in sich gekehrten Mann mit gemeißelten, Abraham-Lincoln-ähnlichen Gesichtszügen. Beeindruckend war seine klaglose Würde angesichts einer schweren Angina pectoris, die mir in dieser Form niemals zuvor begegnet war. Er war unfähig, irgendeine Entfernung zurückzulegen. Lähmende Brustbeschwerden zwangen ihn, jäh stehen zu bleiben. Eine Handvoll Nitroglycerin verschaffte kaum Erleichterung. Vorwärtslehnen und Bücken linderten ein wenig die Qual. Das Heben einer Gabel zu seinem Mund reichte aus, um einen Anfall von Schmerzen zu provozieren. Seine Frau fütterte ihn. Mit jeder Angina-Episode fühlte er sein Leben dahinschwinden. Kalter Schweiß war so intensiv, dass er bald in einer Lache stand. Beim Auftreten von Angina pectoris blieb für ihn die Zeit stehen. In seiner Tätigkeit als Künstler, beim Anfertigen von Ölgemälden und Aquarellen, trat die Angina pectoris jedoch niemals auf. Er berichtete, dass die Kunst ihn befähige, von Tag zu Tag zu überleben und dass sie ihn vor Selbstmord bewahre.

Ohne einen Moment zu zögern, drängte ich ihn zur Bypass-Chirurgie. Die Operation verlief unkompliziert. Ein paar Tage später war sein Herzchirurg begeistert: „Es ist ein Wunder. Der Mann hat überhaupt keine Angina mehr. Wir ließen ihn zwei Treppen steigen, und er hat nicht einmal geblinzelt."

Als M. K. aber drei Monate später wieder zu einer postoperativen Kontrolluntersuchung kam, schien er noch hagerer und depressiver zu sein. Die Angina pectoris war nicht wieder aufgetreten. Er hatte jedoch während der Operation einen – wie der Chirurg es nannte – „Mini"-Schlaganfall erlitten, der einen Teil seines rechten Arms und seiner rechten Hand lähmte. Er konnte nicht mehr malen. Hätte er das gewusst, hätte er die Angina pectoris vorgezogen, teilte er kategorisch mit. Resigniert und ohne die geringste Spur von Ärger in seiner Stimme sagte er: „Herr Doktor, ich wünschte, ich wäre Ihnen nie begegnet oder hätte mich nicht von Ihrer Begeisterung mitreißen lassen." Ich fragte, ob er mit seinem Chirurgen über alles gesprochen habe. M.K. entgegnete: „Er hätte es nicht verstanden. Er war ja noch viel begeisterter als Sie!"

Letztlich ist alles, was wir tun, von der Erwartung eines Nutzens geleitet, nicht aber im Hinblick auf ein geringes Ausmaß an Schädigungen. Der wichtigste Aspekt ist, ob eine neuartige Behandlung größeren Nutzen bei gleichbleibendem Risiko erbringt als bereits existierende Therapien. Hinsichtlich der koronaren Herzkrankheit lautet die erste Frage deshalb, ob eine Erkrankung der Koronararterien auch ohne Angiografie diagnostiziert werden kann. Die zweite Frage ist, ob eine medikamentöse Therapie eine normale Lebensweise bei nicht verkürzter Lebenszeit ermöglichen kann, verglichen mit einem Eingriff. Zu beiden Fragen ist die Antwort ein entschiedenes JA!

Aber diese Art der Diskussion ist müßig, wenn sowohl Arzt als auch Patient glauben, dass die Koronar-Angiografie unerlässlich für die Diagnose der koronaren Herzkrankheit ist. (5, 6) Wenn man erst einmal mit der Koronar-Angiografie als einer unverzichtbaren ersten Maßnahme für die Diagnosestellung beginnt, befindet man sich bereits auf einem Schlitten, der bergab saust. Das unerbittliche Ziel ist: Man muss reparieren, was immer an Koronararterien-Verschluss vorgefunden wird. Eine derartige Fahrt endet in einer teuren Überbehandlung (7) – eine Tatsache, die sogar von einigen Interventions-Kardiologen eingeräumt wird. Die Versuchung, mit einer Prozedur einzugreifen, sobald eine Herzkranzgefäß-Verengung erst einmal festgestellt worden ist, hat man als „oculo-stenotischen Reflex" – auch „Scheuklappen-Reflex" – bezeichnet. „Selbst wenn man ein gutes Ergebnis erzielt, scheint man kein verbessertes klinisches Resultat zu erlangen. Und wenn man Risiko und Nutzen gegeneinander abwägt, so gibt es ein bisschen Risiko und nicht allzu viel Nutzen. Während die hohen Kosten einer derartigen Maßnahme unser politisches Gespräch vollauf in Anspruch nehmen, wird dem ethischen Bankrott des modernen ärztlichen Tuns kaum ein Flüstern zuteil." (8)

Vor etwa 35 Jahren luden Führungskräfte der Krankenversicherung „Blue Cross" von Massachusetts meinen Mitarbeiter Dr. Thomas Graboys und mich zur Beratung ein, wie der Flut von Eingriffen an den Herzkranzgefäßen Einhalt zu gebieten sei. Unser Rat war eindeutig: Statt pausenlos die Pfütze von einem überlaufenden Waschbecken aufzuwischen, sei der Wasserhahn der Koronar-Angiografie zuzudrehen. Übersetzt: Statt mit der bildlichen Darstellung blockierter Gefäße zu beginnen, hole man eine zweite Meinung ein, ob der Patient überhaupt eines therapeutischen Eingriffs bedarf. Ohne ein Angiogramm würde das Urteil notwendigerweise konservativer ausfallen. Wenn der Arzt, der die zweite Meinung abgibt, kein Interventions-Kardiologe wäre, würde die Flut der Überbehandlungen drastisch reduziert.

Es gab „Hurra"-Rufe für unsere großartige Weisheit. Doch nichts geschah. Wir erwiesen uns als die klugen Männer von Schilda, als Schildbürger. Als ich einen der Krankenversicherungschefs Jahre später wieder einmal traf, fragte ich ihn, weshalb unser Ratschlag, der zunächst so viel Begeisterung hervorgerufen habe, ignoriert worden sei. Er antwortete ganz unverblümt: Wären sie unserem Rat gefolgt, wären die führenden Lehr-Krankenhäuser in Boston Bankrott gegangen. Ihr Scheitern hätte wiederum den Nettogewinn der Versicherungsindustrie untergraben. Dann sagte er mit einem Lachen: „Doktor, ich hätte meinen Mercedes gegen einen Ford eintauschen müssen." In der Tat haben die Krankenversicherungsindustrie, die Hospitäler und die Interventions-Kardiologen ein gemeinsames wirtschaftliches Interesse.

Es gibt – außer den enormen Kosten – noch etliche andere wesentliche Argumente gegen den Ansturm auf

Interventionen. Zunächst ist da die klinische Tatsache, wie bereits in Kapitel 3 diskutiert (9), dass die Mehrheit der eingeengten Koronargefäße sich ruhig verhält. Das Fortschreiten der Einengung wird durch Risikofaktoren gefördert wie psychischer Stress, erhöhter Blutdruck, erhöhter Blut-Cholesterinspiegel, eine sitzende Lebensweise, Diabetes mellitus und Rauchen. Alle diese Risikofaktoren sind durch eine vernünftige ärztliche Betreuung kontrollierbar.

An zweiter Stelle folgt die pathophysiologische Beobachtung, dass die am meisten gefürchteten Komplikationen der koronaren Herzkrankheit von scheinbar harmlosen Plaques herrühren. (9) Diese können einen Herzinfarkt auslösen oder – viel schlimmer – eine maligne Arrhythmie wie Kammerflimmern, das, wird es nicht unverzüglich behoben, zu plötzlichem Herztod führt. Der entzündete bedrohliche Plaque kann sich jedoch in einem nur mäßig blockierten oder sogar in einem vollkommen durchgängigen Gefäß befinden. (10) Tatsächlich lässt sich der gefährliche Plaque mit keinem der heutigen technologischen Werkzeuge nachweisen. Die Koronar-Angiografie ist nutzlos für die Lokalisierung instabiler Plaques. Drittens, und alles übertrumpfend, ist die Zunahme des Beweismaterials. Es besagt, dass die heutige medikamentöse Behandlung in jeder Hinsicht gleich gute Ergebnisse liefert wie die weitaus teureren und komplikationsreicheren Interventions-Prozeduren.

Weshalb lassen dann Patienten Maßnahmen zu, die ihr Wohlbefinden beeinträchtigen und sogar ihre Gesundheit bedrohen? Die traurige Wahrheit ist, dass die Patienten mit Fehlinformationen und grob vereinfachenden Vorstellungen überschwemmt werden, welche die unterhaltungsorientierten Massenmedien tagaus, tagein ausspucken. Diese haben die Tendenz, einen jeden Lebensaspekt der ärztlichen Behandlung oder Intervention zuzuführen. Das Paradigma, das hinsichtlich der koronaren Herzkrankheit vermittelt wird, lautet, dass es sich hierbei um ein Klempner-Problem handele, vergleichbar mit einem abgeknickten Gartenschlauch, für das die Kardiologen brillante technische Lösungen ersonnen haben. Die Beseitigung der Abknickung des Schlauchs stelle eine lebenslange Lösung dar, die während einer einzigen Krankenhausübernachtung vollbracht werden könne. Eine derartige Vorgehensweise ist ungeheuer verlockend. Sie befindet sich auch im Gleichschritt mit dem Zeitgeist unserer Kultur. Wir sind in zunehmendem Maße unfähig, Unsicherheit zu ertragen. Aus diesem Grund sind wir nur allzu bereite Kunden für sofortige Heilmaßnahmen.

Und darin liegt eine scheinbare Kuriosität. Meiner Erfahrung nach versichern die Interventions-Kardiologen den Patienten fast niemals direkt, dass eine angeordnete Prozedur – sei es Bypass-Chirurgie, Angioplastie oder Stent-Einpflanzung – ihr Leben verlängern werde. Stattdessen wird den Patienten glauben gemacht, dass Untätigkeit bedrohliche Folgen für ihr Überleben haben könnte. Die daraus resultierende Angst sichert eine gehorsame Zustimmung zur interventionistischen Vorgehensweise.

Daten, die in den vergangenen 40 Jahren zusammengetragen wurden, haben keinen Überlebensvorteil bei jenen Patienten herausgestellt, die sich dem Eingriff unterzogen hatten. Und dennoch hat die Anwendung zugenommen. Das derzeit vorgebrachte Argument ist fadenscheinig. Befürworter behaupten, dass die Eingriffe die Lebensqualität durch Eliminierung der beunruhigenden Symptome der koronaren Herzkrankheit verbessern. Was aber sind diese Symptome? Da gibt es gar keine außer Angina pectoris, das heißt beklemmende Beschwerden hinter dem Brustbein, die durch körperliche Anstrengungen oder psychischen Stress hervorgerufen werden. Da viel von der Stichhaltigkeit dieser meiner Behauptung abhängt, verdient sie eine eingehende Erörterung.

Angina pectoris

Gewöhnlich begegnen Kardiologen in Verbindung mit dem oft auftretenden Problem der koronaren Herzkrankheit einem von zwei Typen. Der erste Typus ist der Patient mit Brustbeschwerden. Der zweite Typus ist der symptomfreie Mann mittleren Alters, der erscheint, um sich zu vergewissern, dass er nicht an stummer koronarer Herzkrankheit leidet. (11) Bei den Patienten mit Brustbeschwerden muss in allererster Linie festgestellt werden, ob eine Angina pectoris vorliegt. Die Angina pectoris ist eine spezifische Störung, die eine krankhafte koronare Durchblutung anzeigt.

Der britische Arzt William Heberden beschrieb dieses Syndrom erstmals im Jahr 1768 vor dem „Royal College of Physicians". Seine klassische Beschreibung lautete folgendermaßen: „Da gibt es eine Störung der Brust, die durch erhebliche und besondere Symptome gekennzeichnet ist, bedeutsam wegen der Art der Gefahr, die damit einhergeht, und die durchaus nicht selten ist … Ihr Sitz und das Gefühl, gewürgt zu werden, und die Angst, von der sie begleitet wird, lassen es nicht ungerechtfertigt erscheinen, sie Angina pectoris zu nennen. Jene, die davon betroffen sind, werden befallen, während sie laufen (vor allem, wenn es bergan geht, und bald nach dem Essen), mit einer schmerzhaften und höchst unangenehmen Sensation in der Brust, die scheint, als wolle sie das Leben auslöschen, falls sie sich verschlimmert oder fortbesteht; aber in dem Augenblick, in dem sie stillstehen, verschwindet all dieses Unbehagen."

Die Angina pectoris wird durch eine vorübergehend reduzierte Blutzufuhr zum Herzmuskel hervorgerufen. Sie ist kein Herzinfarkt. Sie verursacht keine Herzschädigung. Die Diagnose der Angina pectoris beruht ausschließlich auf einer sorgfältig erhobenen Anamnese. Die Koronar-Angiografie beweist weder die Anwesenheit einer Angina pectoris noch widerlegt sie diese. Der Grund für diese scheinbar kategorische Behauptung ist der, dass Angina pectoris einerseits ohne irgendwelche signifikanten Koronarblockierungen auftreten kann und andererseits niemals von jenen Patienten verspürt wird, die an fortgeschrittener Krankheit mit Befall aller Herzkranzgefäße leiden. Wie schon zu Heberdens Zeiten besteht der lohnendste Weg zu einer korrekten Diagnosestellung nach wie vor in einem ohne Hast durchgeführten Gespräch mit einem Patienten.

Bei über 90 % der Patienten kann dieses charakteristische Syndrom allein schon durch aufmerksames Anhören der Krankengeschichte diagnostiziert oder aber Entwarnung gegeben werden. Einem Patienten können die Worte fehlen, um seine subjektive Wahrnehmung zu erklären. Sogar ein selbstbewusster Intellektueller kann unsicher herumstottern: „Herr Doktor, es fällt mir schwer, dies zu erklären." Und das deshalb, da die Angina pectoris nicht als ein Schmerz – weder schneidend noch pochend noch stechend noch messerscharf noch durchbohrend – empfunden wird. Sie ist mehr wie ein Engwerden, ein niederdrückendes Gewicht, eine Schwere, wie „ein Elefant, der auf meiner Brust sitzt." Wenn der Patient gebeten wird, mit dem Finger anzuzeigen, wo es schmerzt, wird er seine Hand oder Faust auf das Brustbein legen. Bei allen Betroffenen sind die wiederkehrenden Episoden bemerkenswert gleichbleibend im Hinblick auf Lokalisation, Qualität, Schweregrad und auslösende Faktoren. Die Angina pectoris tritt meist in den Morgenstunden auf, wenn der Patient sich eher tatkräftig als ermüdet fühlt, wenn er oder sie zur Arbeit geht und nicht auf dem Rückweg, und eher draußen als drinnen. Sie ist von kurzer Dauer und hält nur Minuten an, statt für Stunden zu schwelen. Sie ist ein eher einmaliges als ein oft wiederkehrendes Ereignis. Liegen verschlimmert die Beschwerden. Die Angina pectoris wird meistens provoziert, wenn der Patient unter Zeitdruckt steht, wenn er in Eile ist oder rennt und besonders, wenn das Wetter kalt oder feucht ist. Sie ist eher bei hart Arbeitenden als bei Müßiggängern anzutreffen. Nicht selten kann man eine subklinische Depression vermuten. Interessanterweise verspürt der Patient – wenn die Beschwerden verschwinden und im Gegensatz zu anderen körperlichen Leiden – eine prompte Rückkehr von Tatkraft. Er ist eher bereit, vorwärts zu stürmen, als sich danach zu sehnen, abzuschalten und zu ruhen.

Das erinnert mich an eine Erfahrung, die ich vor fast 50 Jahren gemacht habe. F.B., ein Herausgeber eines führenden nationalen Business-Magazins, interviewte mich zu den Risikofaktoren der koronaren Herzkrankheit – zu jener Zeit ein neuartiges Thema. Er war außerordentlich zwanghaft und las eingehend zahlreiche kardiovaskuläre Zeitschriften und Lehrbücher. Wir verbrachten viele Stunden zusammen. Ich war erstaunt, als er mich einige Monate später in eigener Sache konsultierte. Er war überzeugt, an Angina pectoris zu leiden. Dies schien jedoch unwahrscheinlich. F.B. war kaum 40 Jahre alt, groß, dünn und sehr athletisch. Es gab keine Herzkrankheit in der Familie. Ich wusste, er war mit Lehrbuchwissen über Angina pectoris angefüllt.

Meine Fragen waren deshalb darauf ausgerichtet herauszufinden, ob ich ihn zu Lehrbuch-Antworten verleiten könne. Zum Beispiel bat ich ihn, die Stelle des Schmerzes anzuzeigen. Er platzierte einen Zeigefinger auf seinen oberen Bauch unterhalb des Brustbeins. Eindeutig interpretierte er die Lehrbuchbeschreibung des Schmerzes fälschlicherweise als unterhalb des Sternums statt in dessen unterem Anteil gelegen. Er bestätigte, dass es ein starker Schmerz war, der für Stunden anhielt, und dass er sich ausgelaugt fühle und sich ausruhen müsse, wenn eine Episode vorüber war. Der Schmerz ließ nach, wenn er sich hinlegte. Die sogenannte Angina pectoris trat eher innerhalb des Hauses und am Ende eines Arbeitstages auf.

Ganz sicher hatten diese Episoden nichts mit dem Herzen zu tun. Weitere Untersuchungen oder Tests waren nicht gerechtfertigt. Dennoch führte ich eine sehr sorgfältige körperliche Untersuchung durch. Anschließend verkündete ich triumphierend, dass es nicht den geringsten Hinweis auf irgendein Herzproblem gebe, dass sich alles nur in seinem Kopf abspiele. Diese arrogante Redeweise wies auf meine Ungeschicklichkeit als Kliniker hin. Ich war begierig, eher mit diagnostischer Brillanz zu protzen als mich auf die Empfindsamkeit eines Patienten einzustellen. Ich war der tiefer gehenden Frage gegenüber blind, weshalb diese Symptome überhaupt aufgetreten waren.

Statt froh zu sein, dass er an keiner Herzkrankheit leide, fuhr F. B. zornig auf und gab mir zur Antwort, dass meine Meinung nicht auf harten Fakten beruhe. Er verlangte einige objektive Tests, um den Ausschluss der koronaren Herzkrankheit zu bestätigen. Dies trug sich vor den Tagen der Koronar-Angiografie zu. F. B. unterzog sich einem körperlichen Belastungstest auf einem Laufband. Er lief bemerkenswerte sechzehn Minuten lang ohne Schmerzen oder elektrokardiografische Veränderungen. Schlussendlich war er zufriedengestellt, dass er keine koronare Herzkrankheit habe. Obgleich wir in den vergangenen Monaten oft miteinander kommuniziert und während der Zeit, in der er die Artikelserie über die Herzkrankheit schrieb, Freundschaft geschlossen hatten, habe ich nach dieser letzten Visite nie wieder etwas von ihm gehört.

Meine Fehler waren mehrfacher Natur. In erster Linie hatte ich überstürzt eine Beurteilung abgegeben und dabei die zugrunde liegende Psychopathologie außer Acht gelassen. Ich hätte F. B. in eine gemeinsame Schlussfolgerung, dass er keine Angina pectoris habe, einbeziehen können, indem ich ihm Nitroglycerin verabreicht hätte. Bei Patienten mit Angina pectoris verschwindet der Druck auf der Brust fast sofort, sobald diese kleine Pille unter der Zunge schmilzt. Leider unterschätzen die Ärzte heutzutage dieses Medikament.

Nitroglycerin ist ein machtvolles therapeutisches Mittel. Bei richtiger Anwendung umgeht es die Notwendigkeit invasiver Heilmethoden. Mein großer Lehrer und Mentor Levine behauptete, dass der freie Gebrauch von Nitroglycerin die Angina-pectoris-Patienten befähige, länger als ihre Ärzte zu leben. Dieses Thema bedarf einiger Erläuterungen.

Nitroglycerin

Nitroglycerin ist wahrhaftig ein Wundermittel. Bei richtiger Anwendung lässt es die Patienten ein normales Leben ohne Angina pectoris führen. Das Medikament erweitert die Koronararterien und vermindert die Arbeitslast für das Herz – zwei Faktoren, die für die Beschwerden verantwortlich sind. Und dennoch benutzen die meisten Angina-pectoris-Patienten das Mittel nur sparsam, wenn überhaupt. Dafür gibt es mehrere Gründe. Meistens beziehen diese sich auf die eilig vorgebrachten und unzureichenden Informationen seitens des Arztes. Als ich einmal einen Patienten fragte, weshalb er niemals Nitroglycerin verwende, berichtete er Folgendes: Als er sich seinem Arzt gegenüber beklagt habe, dass das Nitroglycerin stets zu einem pochenden Kopfschmerz führe, habe der Kardiologe entgegnet: „Sie haben Glück, dass die Pille nicht Ihren Kopf weggeblasen hat." Er habe hinzugefügt: „Wissen Sie denn nicht, dass Nitroglycerin die explosive Substanz im Dynamit ist?" Die Patienten werden gewarnt, Nitroglycerin sparsam anzuwenden, und gedrängt, ihren Arzt zu alarmieren, wenn sie mehr als ihre normale Dosis zu sich nehmen. In einem solchen Fall müssten sie sich einer prompten Revaskularisierung unterziehen, um einen Herzinfarkt oder Schlimmeres zu verhindern. Ist es bei derartigen Informationen verwunderlich, dass Patienten den Gebrauch von Nitroglycerin vermeiden?

Früh in meiner ärztlichen Tätigkeit – einige 50 oder mehr Jahre zuvor – war ich bestürzt zu erfahren, dass ein Großteil meiner Patienten trotz meiner sorgfältigen Instruktion kein Nitroglycerin einnahm. Sie schafften es nicht, es prophylaktisch oder selbst bei Brustbeschwerden anzuwenden. Bei vielen Gesprächen erfuhr ich, dass die Patienten zahlreiche psychische Hürden zu überwinden hatten. Diese beinhalteten eine Unsicherheit über den genauen Zeitpunkt der Einnahme, die Hoffnung, dass eine Episode rasch spontan vorübergehen werde, die Furcht vor einem pochenden Kopfschmerz, die Angst, dass ein wirksames Nitroglycerin Beweis für ein kardiales Problem sei, einen Widerwillen zuzugeben, dass man eine Herzerkrankung habe, die verkrüppeln oder töten könne, eine Abneigung, in Abhängigkeit oder Gewöhnung von Pillen zu geraten. Mir wurde klar, dass es außerdem mein armseliges ärztliches Tun widerspiegelte, was auf einer noch unfertigen klinischen Fantasie beruhte.

Stellen Sie sich einen Bewohner Bostons vor, der mitten im Winter zu einem Bus hastet. Es ist kalt und es liegt Schnee. Er verspürt Brustschmerzen und bleibt stehen. Die Instruktionen seines Arztes befolgend, trägt er eine kleine ungeöffnete Flasche mit Nitroglycerin bei sich. Er dreht den Deckel ab und stößt auf ein Plastiksiegel, das mit einer Fingerspitze nicht weggedrückt werden kann, da die Flaschenöffnung klein ist. Schließlich durchbricht er es mit einem Fingernagel. In diesem Augenblick realisiert er, dass dabei ein Wattepfropf nach unten außer Reichweite gedrückt wurde. Auf Gottes weiter Erde gibt es keine Möglichkeit, ihn mit einer eiskalten bloßen Hand herauszuholen. Wütend schüttelt er deshalb die Flasche. Der Wattepfropf fällt zusammen mit ein paar Pillen heraus. Er hebt eine aus dem Schnee auf und legt sie unter seine Zunge.

Mittlerweile ist das Nitroglycerin halb geschmolzen. Dabei entwickelt er einen intensiven pochenden Kopfschmerz, der viel schlimmer ist als seine Brustschmerzen. Er schwört sich, niemals wieder Nitroglycerin zu verwenden und wirft die halbleere Flasche weg.

Das oben Geschilderte ist keine Erfindung. Beim aufmerksamen Zuhören der von den Patienten tröpfchenweise vorgebrachten Geschichten stellte ich mir das tatsächliche Geschehen vor. (12) Dies führte zu einer drastischen Änderung der Art meiner Nitroglycerin-Verschreibung. Am Ende einer ersten Visite von Patienten mit Angina pectoris bot ich eine Nitroglycerin-Pille an. Die Antwort war: „Aber Herr Doktor, ich habe doch keinerlei Beschwerden." Ich wies darauf hin, dass es wichtig sei herauszufinden, ob irgendwelche Nebenwirkungen auftreten würden. Der Patient legte die Pille unter die Zunge. Ich setzte eine Stoppuhr in Gang und begann eine Erklärung etwa folgenden Inhalts: „Diese kleine Pille schmilzt fast augenblicklich. Wenn sie es tut, verspüren Sie eine kribbelnde Sensation unter der Zunge. Sie können auch ein angenehmes Völlegefühl und eine sehr angenehme pochende Sensation im Kopf empfinden. Beides ist bedingt durch ein Anfluten von Blut. Damit wird bestätigt, dass Ihr Herz, wie auch Ihr Kopf, mehr an dringend benötigtem Sauerstoff erhält. Als Gewinn wird auch mehr Sauerstoff zu Ihrem Gehirn befördert – die meisten von uns können von klareren Gedanken nur profitieren."

An dieser Stelle begann ich eine Unterhaltung, die sich auf einige erfreuliche Dinge in der Anamnese, die ich soeben erhoben hatte, bezog. Wenn zum Beispiel der Patient einen Sohn hatte, der gerade ein Universitätsstudium abschloss, eine Tochter, die soeben einen akademischen Preis gewonnen hatte, oder ein Enkelkind, fragte ich ihn nach diesen stolz machenden Ereignissen. Nach drei Minuten erkundigte ich mich dann, ob der Patient eine pochende Sensation in seinem Kopf verspüre. Die Antwort lautete entweder: „Nein, ich habe nichts gespürt" oder „Ja, ich hatte ein Völlegefühl." Aber ein Kopfschmerz wurde fast nie erwähnt.

Dann ermutigte ich den freien Gebrauch von Nitroglycerin und schärfte den Patienten ein, es bei den ersten Anzeichen von Beschwerden anzuwenden. Man weiß ja nie, ob ein geringer Druck in der Brust aufhören oder an Schwere zunehmen und das Herz beschädigen wird. Wird Nitroglycerin frühzeitig eingenommen, schützt es das Herz vor möglichen Schäden. Werden die Brustbeschwerden prompt gelindert, besteht keine Notwendigkeit, die Aktivitäten zu unterbrechen – außer vielleicht das Tempo zu reduzieren. Noch besser ist es, eine Pille in Vorwegnahme von Beschwerden zu nehmen. Man lernt sehr rasch, wann eine Angina pectoris wahrscheinlich auftreten wird. Unter Bedingungen wie vermehrte körperliche Anstrengung, Aufregung oder Angst lohnt es sich, ein Nitroglycerin prophylaktisch einzunehmen. Damit beugt man dem tatsächlichen Auftreten von Angina pectoris vor.

Ich setzte diese Mini-Vorlesung fort, indem ich den Patienten informierte, dass das Medikament weder zur Gewöhnung führe noch dass es ein Narkotikum oder ein Schmerzmittel sei. Es sei zulässig, Nitroglycerin viele Male am Tag zu nehmen. Nebenwirkungen gebe es nicht. Diese Instruktionen dauerten etwa zehn Minuten. Daraufhin bekundete ich große Befriedigung, dass die Pille so bemerkenswert gut wirke und schrieb das Rezept. Die auf diese Art und Weise informierten Patienten verspürten keine unerwünschten Effekte bei der Einnahme und benutzten das Nitroglycerin ohne Einschränkung.

Zusätzlich verfassten wir ein Merkblatt von etwa fünfzehn Absätzen mit genau umrissenen Instruktionen. (13) Später entwickelten wir ein interaktives Computerprogramm zur Einnahme von Nitroglycerin. Dieses bestand aus einer Reihe von Fragen und Antworten. Die Patienten konnten sich dafür Zeit lassen, solange sie wollten. Falls es ihnen nicht gelang, einige Fragen korrekt zu beantworten, schaltete der Computer automatisch zurück zu einer früheren Stelle im Dialog mit leicht verändertem Inhalt. War das Programm, welches sowohl vom Patienten als auch vom Ehepartner angeschaut worden war, durchlaufen, erhielten sie das Merkblatt, das die wesentlichen Punkte rekapitulierte und bekräftigte. Diese drei Maßnahmen haben die Anwendung von Nitroglycerin enorm verbessert.

Bei einer Visite meinte ein Patient: „Doktor Lown, ich hoffe, das verletzt Sie jetzt nicht, was ich sage ..." Nach einem kleinen Zögern platzte er heraus: „Wissen Sie, der Computer ist Ihnen weit überlegen bei der Erklärung, wann man Nitroglycerin benutzen soll." Ich realisierte, dass das stimmte, obgleich das Computerprogramm mein geistiges Kind war. Der Computer ist nicht in Eile, der Patient ist entspannt und kann zurückgehen und sich das klar Ersichtliche erneut aneignen. Ich bin immer unter Zeitdruck. Ungeachtet aller guten Vorsätze vermittle ich ohne Zweifel Ungeduld, sogar Irritation und Verärgerung, wenn ich mit vielen Fragen belagert werde. Dadurch bleiben viele Unsicherheiten unangesprochen, die ein Patient beherbergt. Nicht gestellte Fragen sind eine Basis für Ängste, die – so glaube ich – den Heilerfolg negativ beeinflussen.

Überleben

Während der vergangenen Jahrzehnte hat sich das Argument, dass Interventionen das Überleben verbessern, offenbar aus Mangel an Beweisen verlagert. Zwei wesentliche Argumentationsketten werden jetzt vorgeschoben, um die weit verbreitete Praxis der Revaskularisierung zu rechtfertigen. Erstens: Sie wird zur Behandlung von hartnäckiger oder instabiler Angina pectoris, die lebensbedrohliche Herzinfarkte oder plötzlichen Tod ankündigt, eingesetzt. Zweitens: Sie verbessert durch das Verhüten jeglicher Angina pectoris die Lebenssituation des Patienten.

Meine Ärztegruppe und ich leben offenbar in einem sehr viel gutartigeren Parallel-Universum. Tatsache ist, dass wir nur selten Angina-pectoris-Patienten begegnen, die nicht auf die höchst wirksamen verfügbaren medikamentösen Maßnahmen ansprechen. Nur etwa 5 % der Patienten, die unsere Klinik für eine zweite Meinung aufsuchen, weisen eine instabile Angina pectoris auf! Da ihnen bereits andernorts dringend zur Durchführung einer Revaskularisierung geraten worden ist, sind sie schon als Patienten mit einer weitaus schlimmeren koronaren Herzkrankheit abgestempelt als es der betroffenen Population in der Gesamtheit entspricht. Es liegt nahe, dass die Verbreitung von instabiler Angina pectoris in der Bevölkerung viel geringer ist als sie uns in der Praxis begegnet. Meine klinische Schätzung liegt bei etwa 0,5 %, denn nur ein Patient von zweihundert Patienten mit Angina pectoris spricht nicht auf moderne medikamentöse Behandlung an. Selbst wenn dies nur eine vage Schätzung ist, sehen wir uns zu der absurden Schlussfolgerung veranlasst, dass fast die gesamte erwachsene amerikanische Bevölkerung an fortgeschrittener koronarer Herzkrankheit leidet. Wie sonst kann man sich die Tatsache erklären, dass sich etwa eine Million Patienten jährlich einer Revaskularisierung unterziehen?

Angesichts der Verfügbarkeit einer ganzen Reihe von wirksamen Medikamenten zur Behandlung der Angina pectoris (wie Beta-Blocker, Kalzium-Kanal-Blocker, lang wirkende herzkranzgefäßerweiternde Mittel) und ganz besonders des viel zu selten verwendeten Nitroglycerins sollte die angebliche Verbesserung der Lebensweise durch teure Eingriffe kein Gesichtspunkt sein. An erster Stelle rangiert bei den Patienten das Thema des Überlebens. Nur ein winziger Bruchteil würde der Durchführung eines wie auch immer gearteten Eingriffs zustimmen, wenn als Ergebnis keine Lebensverlängerung resultierte. Während der letzten Jahrzehnte hat sich die Lown-Gruppe mit diesem sehr wichtigen Thema auseinandergesetzt.

Vor über 30 Jahren publizierten wir unseren ersten Artikel im „New England Journal of Medicine" und beschrieben unsere Behandlungsmethoden für die schwere koronare Herzkrankheit. Seither haben wir drei weitere Berichte veröffentlicht. (14–17) Diese beziehen sich auf mehr als 1.000 Patienten, die von uns medikamentös behandelt und durchschnittlich etwa fünf Jahre hindurch betreut worden waren. Der weitaus größte Teil dieser Patienten hätte andernorts als geeignete Kandidaten für die Revaskularisierung gegolten. Die jährliche kardiale Mortalitätsrate wie auch die Rate der Hospitalisierung wegen Herzinfarkten unterschied sich in unserer Population der Patienten mit koronarer Herzkrankheit in keiner Weise von den besten Ergebnissen, die für die Patienten mit Revaskularisierung berichtet wurden.

Unsere Gruppe führt alle Vierteljahre Konferenzen zur Mortalität durch. Im Laufe des vergangenen Jahrzehnts haben wir etwa 1.200 Todesfälle untersucht. Ich habe mich dabei auf eine einzige Zahl konzentriert. Diese bezieht sich auf das Alter beim Ableben. Bemerkenswerterweise hat das Durchschnittsalter stets bei 83 Jahren gelegen. Da es sich bei der Mehrzahl der Patienten mit koronarer Herzkrankheit, die wir betreuen, um Männer handelt, ist dieses Ergebnis um sieben Jahre besser als es der Lebenserwartung der männlichen Bevölkerung in den USA entspricht. In diesem prozesswütigen Land ist der unmissverständlich überzeugendste Beweis für die Gültigkeit unserer Daten die Tatsache, dass wir in den vergangenen 40 Jahren nicht einen einzigen Rechtsstreit wegen falscher

Behandlung eines Patienten mit koronarer Herzkrankheit hatten.

Wie sind unsere Ergebnisse zu erklären? Die Antwort erhält Nachdruck durch eine einmalige Patienten-Erfahrung. D.F. war für lange Zeit Patient von Dr. S.A. Levine gewesen. Er war Mitte Achtzig, als er meinen Rat haben wollte. Nach der Menge von Nitroglycerin, die er verbrauchte, hätte man auf das Vorliegen einer schweren Angina pectoris schließen müssen. Er nahm etwa drei bis fünf Pillen täglich – seit 30 Jahren! Ungläubig fragte ich ihn, weshalb er sich angesichts einer solch erheblichen Angina pectoris nicht einer koronaren Revaskularisierung unterzogen habe. Seine überraschende Antwort war, dass er in all diesen Jahren nicht ein einziges Mal eine Episode gehabt habe. Mir fehlten die Worte. Er erklärte, dass er bei seiner ersten Begegnung mit Doktor Levine täglich an zahlreichen Angina-Episoden gelitten habe. Die Instruktion, die er von ihm erhalten habe, sei gewesen, eine Nitroglycerin-Pille in Vorwegnahme von Brustbeschwerden zu nehmen. Dies tat er mit religiösem Eifer. Und in der Tat – wie Levine prophezeit hatte – überlebte D.F. ihn um 20 Jahre.

Das Geheimnis dieser seltsamen Erzählung ist, dass es darin kein Geheimnis gibt. Wir pflichten dem Ausspruch des großen amerikanischen Arztes Oliver Wendell Holmes sen. bei, dass der Schlüssel zur Langlebigkeit darin liegt, an einer chronischen unheilbaren Krankheiten zu leiden und zu wissen, wie gut mit ihr umzugehen ist. Und in der Tat können unsere Patienten dies auch weitgehend, wohlwissend, dass sie sich im Zweifelsfall sofort an einen Arzt wenden können, der ein Minimalist im Durcheinanderwirbeln einer normalen Lebensweise und ein Maximalist in Verstehen und Empathie ist. Dies bringt uns zum Kernpunkt ärztlicher Praxis, nämlich zur Rolle, die eine gesteigerte nervale Aktivität für die Gestaltung von Verlauf und Folgen der Krankheit spielt.

Anmerkungen und Literatur

1. Mason Sones lud mich ein, an der Cleveland Clinic Vorlesungen zu halten. Mason war voll überschwänglicher Überzeugung. Er klang eher wie ein draufgängerischer spanischer Pirat und Seefahrer, der neue Länder entdeckt, denn als ein mitfühlender Arzt. Noch ehe ich ihn überhaupt traf, rief er mich an und sagte in etwa: „Bernie, ich bin es, Mason von der Cleveland Clinic. Ich benutze Ihren Apparat (den Defibrillator) seit einigen Wochen. Er ist ein Gottesgeschenk. Wenn ein Patient Kammerflimmern hat, narkotisieren wir ihn erst gar nicht. Wir verpassen ihm unverzüglich einen Schock, während er noch wach ist. Noch während der Anästhesist das Kinn zurückzieht, erhält der Patient schon einen Stromstoß. Das macht ihn hellwach!" Dies war von ausgelassenen Lachsalven gefolgt.

2. Kammerflimmern ist eine Rhythmusstörung des Herzschlags. Statt den Herzmuskel durch geregelte, aufeinanderfolgende elektrische Aktivierung zur Kontraktion zu bringen, finden sich Rinnsale von wellenähnlichen elektrischen Oszillationen, die wild durcheinander verlaufen. Das Herz ist bis zur Untätigkeit gelähmt und ähnelt einem Haufen sich windender Würmer.

3. Die linke Koronararterie teilt sich in den *Ramus circumflexus* und den *Ramus interventricularis anterior* auf. Die rechte Koronararterie hat einen Hauptast, den *Ramus interventricularis posterior*.

4. Um an das Herz zu gelangen, muss man das Brustbein spalten, medizinisch Sternotomie genannt, oder das Brustbein durchschneiden. Nur selten verspürt ein Patient Beschwerden seitens der geringfügigen Bewegung der beiden zusammengenähten Sternum-Hälften.

5. Die Angiografie ist unerlässlich, sobald die Entscheidung für eine Intervention an den Herzkranzgefäßen gefallen ist. Ohne Lokalisierung der Stelle des Verschlusses und des Umfangs der Gefäßeinengung ist ein Eingriff nicht möglich.

6. Der Patient glaubt dies weitgehend, da der Arzt ihn entsprechend informiert und ihm damit gewöhnlich Angst einflößt zu glauben, dass es keinen anderen diagnostischen Weg gibt.

7. Der zu zahlende Preis beinhaltet nicht nur Dollars; er kann auch Beschwerden, lebenslang anhaltende Komplikationen und sogar Tod mit einschließen.

8. Angioplaster from Cleveland Clinic Foundation, Dr. Stephen G. Ellis in Circulation 86: 1400, 1992.

9. Siehe Kapitel 3 „Der einsame Weg eines Außenseiters durch die Kardiologie".

10. Als Untersucher zwei Angiogramme anfertigten – eines vor und eines nach einem Herzinfarkt –, fand sich die für den Infarkt verantwortliche Gefäßveränderung stets in einer Herzkranzarterie, die in der ersten Aufnahme nicht besonders schwer blockiert war. Die Schlussfolgerung liegt nahe, dass die koronare Bypass-Chirurgie oder die Angioplastie nicht unbedingt vor Herzinfarkten schützt, da die Arterien, in denen die Blockaden erweitert oder überbrückt werden, gar nicht diejenigen sind, die später das Unheil heraufbeschwören.

11. Der symptomfreie männliche Patient mit seinen Ängsten wird in Kapitel 3 „Der einsame Weg eines Außenseiters durch die Kardiologie" erörtert.

12. Ich nehme Bezug auf Martin Buber, einen israelischen Philosophen und Promotor des „Hebrew humanism", der die Ansicht vertrat, der Grund für unsere unrechten und bösen Taten sei „unsere Unfähigkeit, sich das Reale vorzustellen."

13. Das Merkblatt trug die Bezeichnung „Richtlinien für die korrekte Anwendung von Nitroglycerin". Autoren waren ich und Dr. Stephen H. Rabinowitz, zu jener Zeit „postdoctoral research fellow" (= promovierter wissenschaftlicher Mitarbeiter in der Forschung) in meinem Labor. Das Merkblatt war so populär, dass es ins Russische, Jiddische, Spanische und Portugiesische übersetzt wurde.

14. Podrid PJ, Graboys TB, Lown B: Prognosis of medically treated patients with coronary-artery disease with profound ST-segment depression during exercise testing. N Engl J Med 305: 1111–1116, 1981.

15. Graboys TB, Headley A, Lown B, Lampert S, Blatt CM: Results of a second-opinion program for coronary artery bypass graft surgery. JAMA 258 (12): 1611–1614, 1987.

16. Graboys TB, Biegelsen B, Lampert S, Blatt CM, Lown B: Results of a second-opinion trial among patients recommended for coronary angiography. JAMA 268 (18): 2537–2540, 1992.

17. Jabbour S, Young-Xu Y, Graboys TB, Blatt CM, Goldberg RJ, Bedell SE, Bilchik BZ, Lown B, Ravid S: Long-term outcomes of optimized medical management of outpatients with stable coronary artery disease. Am J Cardiol. 2004; 93: 294–299.

5 Thumpversion oder die Umkehr von Herzrhythmusstörungen durch einen Faustschlag

Mehrere Jahre hindurch war ich im Zwiespalt, ob ich über dieses Thema schreiben sollte. Zu schweigen, wenn unschuldige Menschen getötet werden, ist ein moralisches Pflichtversäumnis. Aber eine Intervention ist ebenfalls ein ethisches Versagen, falls sie eine offensive Handlung ermutigt, die unter Umständen zum Tode führt. Dieses unausgesprochene philosophische Selbstgespräch ist mir unaufhörlich durch den Sinn gegangen, ohne irgendwohin zu führen. Es war, als beherberge man eine kleine eiternde Wunde, die nicht heilen wollte. Schlussendlich gewann der Drang, sich zu äußern, die Oberhand. Denn diese Geschichte mit ihrem unverständlichen Titel ist sowohl lehrreich als auch wichtig.

Ein starker Faustschlag gegen das untere Brustbein während der allerersten Augenblicke nach einem Herzstillstand kann einen normalen Herzschlag wieder herstellen und ein Leben retten. Ich entdeckte diese Technik in den späten 1960er-Jahren und nannte sie „Thumpversion". (1, 2) Wie so vieles in der inneren Medizin war die Entdeckung des „Brustschlags" das Resultat einer ungeplanten und zufälligen Beobachtung.

Vor etwa 50 Jahren waren wir in meinem Labor an der Harvard School of Public Health dabei, die Faktoren herauszufinden, die das normale Herz eines Hundes zum Kammerflimmern disponieren – der chaotische ungeordnete Herzschlag, der den plötzlichen Herztod charakterisiert. Wir untersuchten auch die Art des elektrischen Stroms, der wirksam und sicher einen normalen Herzrhythmus wieder herstellen konnte.

Insbesondere zeichneten wir die vulnerable Periode des kardialen Zyklus auf. Dieses Intervall, das gerade einmal

0,035 Sekunden beträgt, tritt bei jedem Herzschlag auf. Es ist der einzige Moment im kardialen Zyklus, in dem das Herz für Kammerflimmern anfällig ist. Ist der chaotische Rhythmus des Kammerflimmerns erst einmal aufgetreten, hört das Herz auf, Blut zu pumpen. Spontane Erholung ist unmöglich. Innerhalb weniger Minuten erlischt das Leben. Elektrischer Strom, ungeachtet seiner Intensität, unterbricht den Herzrhythmus nicht, wenn er außerhalb der vulnerablen Phase angewendet wird.

Wir führten diese Untersuchungen an narkotisierten und tracheal intubierten Tieren, die an zahlreiche Instrumente angeschlossen waren, durch. Diese Experimente waren schwierig zu installieren und mühsam auszuführen. Auch waren sie zeitraubend und erforderten oft einen ganzen Tag, um sie abzuschließen. Ich war entsetzt, als ich erfuhr, dass die Ärzte und Techniker, die an diesen Untersuchungen beteiligt waren, manchmal das Labor zur Mittagszeit verließen. Wenn das Narkosemittel in seiner Wirkung nachließ, erwachten die im Stich gelassenen Hunde und verspürten starke Beschwerden. Ich verschickte mehrere Memoranden und warnte vor solchem unerlaubten Verhalten.

Während einer Mittagspause beschloss ich, eine Inspektion durchzuführen. Und in der Tat war ein Tier ohne Betreuung zurückgelassen worden und erwachte gerade aus der Narkose. Nachdem ich ein Anästhetikum verabreicht hatte, wartete ich auf die Rückkehr des verantwortlichen Untersuchers.

Da ich ungeduldig war, beschloss ich, mit dem vertrauten experimentellen Protokoll fortzufahren. Aufeinanderfolgende elektrische Reize mussten durch einen am Herzmuskel befestigten Elektrodenkatheter vermittelt werden. Der allererste Reiz, den ich setzte, provozierte Kammerflimmern. Mit dieser unzulässigen Maßnahme glaubte ich, das Experiment ruiniert zu haben. Kein Defibrillator war in

Sicht. Voller Panik versetzte ich dem unteren Brustbein des Tieres einen heftigen Schlag. Ein normaler Herzschlag war die unmittelbare Folge. Das Entsetzen über meine unbefugte Intervention verwandelte sich in helle Freude über das unerwartete Resultat. Als wir diese Prozedur bei Patienten mit lebensbedrohlichen Herzrhythmusstörungen anwandten, wirkte der Faustschlag ebenso gut wie bei Hunden. (3)

Weshalb ich gegen den Brustkorb geschlagen hatte, war ganz und gar nicht klar. Das Manöver war zuvor noch nicht durchgeführt worden, um Kammerflimmern zu beenden. Auch hatte ich niemals eine derartige Maßnahme in Betracht gezogen. Jedoch das intellektuelle Umfeld stimmte. Wir hatten schon früher entdeckt, dass die Anwendung von Gleichstrom eine Reihe von Rhythmusstörungen des menschlichen Herzens beseitigen konnte. (4) Andererseits konnten wahllos angewandte elektrische Stromstöße sich während der vulnerablen Phase des Herzens entladen und eine tödliche Arrhythmie herbeiführen. Um dem vorzubeugen, hatten wir die Entladungen so synchronisiert, dass sie nur außerhalb der vulnerablen Periode stattfanden. Ich bezeichnete diese elektrische Methode als „Kardioversion", die bald zur Standardbehandlung für eine Reihe von Herzrhythmusstörungen wurde. (5) Es war deshalb nur folgerichtig, dieses Manöver als „Thumpversion" (Umkehr durch Faustschlag) zu bezeichnen. Ich war erfreut, dass wir nicht immer komplizierte Technologien brauchen, um eine lebensbedrohliche Situation aufzufangen. In der Tat besitzen wir in unseren Fäusten das Äquivalent eines elektrischen Stromschlags, der in seiner Wucht ausreicht, um eine fatale Herzrhythmusstörung zu beenden.

Bestimmend für den Verlauf eines Herzstillstands ist die Dauer des Kammerflimmerns. Die Thumpversion ist nur dann wirksam, wenn sie innerhalb der ersten beiden Minuten nach Auftreten eines Herzstillstands angewendet wird. Ihre unmittelbare Verfügbarkeit macht sie unschätzbar. Ein kräftiger Schlag gegen das untere Brustbein ist eine zweck-mäßige erste Maßnahme. Ist sie unwirksam, ist nichts ver-loren; ist sie wirksam, wird ein Leben gerettet.

Ich habe mir kaum vorgestellt, dass die Thumpversion eine neue Anwendung aus unerwarteter Richtung finden würde. Die Polizei, deren Job es ist, unsere Sicherheit und unser Überleben zu schützen, verursacht heutzutage un-beabsichtigt Herzstillstände. Diese resultieren aus der Anwendung von Taser-Abwehr-Pistolen, sogenannten Elektroschockern, die einen elektrischen Stromstoß von fünfzigtausend Volt abfeuern können, der das neuro-mus-kuläre System schwer beschädigt und einen Menschen au-genblicklich paralysiert.

Seit ihrer Einführung im Jahr 1999 ist die Popularität dieser Elektroschockpistolen ins Unermessliche gestiegen. Laut dem in Arizona ansässigen „Taser International", dem führenden Lieferanten in den letzten Jahrzehnten, wenden 80 % oder 14.201 der Gesetzeshüter-Einrichtun-gen (hauptsächlich Polizeistationen, aber auch Zuchthäu-ser und Gefängnisse) die Elektroschockpistole an. (6)

Klein und leicht zu tragen, erinnern die Taser an Revol-ver. Werden sie abgefeuert, lassen sie zwei mit Nitrogen gefüllte Raketen los, die einen Stromstoß vermitteln, der das Opfer außer Gefecht setzt. (7) Sie verursachen Schmer-zen und lähmen, ohne Hinweise auf den abgefeuerten Schuss. Das von „Taser International" endlos wiederholte Mantra lautet, dass der außer Gefecht setzende elektrische Schock keine bleibenden Schäden hinterlässt.

Die angebliche Gutartigkeit dieser Waffen steht im Ge-gensatz zur allgemein bekannten und dringenden Aufforde-rung, den Kontakt zu frei liegenden elektrischen Steckern oder zu Elektrodrähten zu vermeiden und während schwe-rer Gewitter im Haus zu bleiben. In der Tat ist seit Langem bekannt, dass Elektrizität töten kann. Dies ist keineswegs ein Geheimnis in den Vereinigten Staaten von Amerika mit ihren überhandnehmenden elektrischen Stühlen und der tragischen Geschichte der tödlichen Unfälle von Tausenden von Arbeitern während der Elektrifizierung des Landes im späten 19. Jahrhundert. Und in der Tat stellt der Stromtod noch immer die fünfthäufigste Ursache aller tödlichen Unfälle in den USA dar.

Was wissen wir denn von den Nebenwirkungen der Taser-Elektroschocker? Außer den gelegentlichen Anekdoten, die zufällig in die Medien gelangen, nur überraschend wenig. Staat und Bundesbehörden kontrollieren nicht, wie oft Tasers gebraucht werden, wie und weshalb und gegen wen sie eingesetzt oder wie viele Menschen im Endergebnis verletzt oder getötet werden. (8)

Aus welchen Gründen auch immer Taser abgefeuert werden, klar ist, dass sie nicht dazu dienen, einen Bösewicht zu exekutieren. Sie sollen lediglich einen Menschen momentan betäuben und als Ersatz für den Gebrauch tödlicher Waffen herhalten. Aber wie viele experimentelle Untersuchungen zu ihrer Sicherheit wurden durchgeführt und wo sind diese Daten veröffentlicht worden?

Ich habe in der medizinischen Literatur keinerlei Publikationen über die Auswirkungen der Taser-Elektroschocker auf das Herz gefunden. Patrick Smith, der Chef von Taser, erklärte: „Wir sagen den Leuten, dass die Waffe niemals einen tödlichen Unfall verursacht hat, und in meinem Herzen und in meiner Seele glaube ich, dass dies wahr ist." (8) Die Todesfälle, die sich ereigneten, wurden der Überdosierung von Drogen angelastet. Keine Erklärung wurde geliefert für die Koinzidenz sogenannter drogeninduzierter Todesfälle und dem Abfeuern einer Taser-Elektropistole. Alex Berenson berichtete in einem ausführlichen Artikel in der New York Times, dass die ersten Sicherheitsstudien des Unternehmens lediglich ein Schwein und fünf Hunde involviert hatten. Die nur begrenzten Experimente wurden von Untersuchern durchgeführt, die ihr Geld vom Unternehmen erhielten. Sie wurden in keiner einzigen, von wissenschaftlichen Gutachtern beurteilten Zeitschrift publiziert. (8)

Ich besitze viel Erfahrung mit der Anwendung von elektrischem Strom. Um den Gleichstrom-Defibrillator zu entwickeln, der heute standardmäßig verwendet wird, testeten wir die verschiedenen Arten des elektrischen Stroms bei mehr als 500 Hunden. (4) Diese Untersuchungen wurden auf andere Tiere – Katzen, Schweine, Kaninchen und Affen – ausgedehnt, um sicherzustellen, dass die Resultate über Wirksamkeit und Sicherheit nicht artspezifisch waren.

Wir fanden, wie andere auch, dass Elektrizität regelmäßig in allen Herzen durch das Erzeugen von Kammerflimmern zum Herzstillstand führte. Wir bestätigten, dass der elektrische Strom das Herz nur dann außer Gefecht setzt, wenn der Stromstoß während der kurzen vulnerablen Phase ausgeführt wird. Eine für den Gebrauch der Taser-Elektroschocker relevante Beobachtung ist, dass das Herz weitaus anfälliger für Kammerflimmern ist, wenn das sympathische Nervensystem stimuliert wird, nämlich wenn das Tier entweder physisch oder psychisch gestresst ist. (9, 10) Das ist natürlich der Fall bei Menschen, die Taser-Geschossen ausgesetzt sind. Panik, Angst, Aufregung, Drogen, Trunkenheit oder Flucht vor der Polizei werden das sympathische Nervensystem aktivieren, welches für Kampf oder Flucht bereit macht, und sich in einem rasenden Puls, erhöhtem Blutdruck und angestiegener metabolischer Rate manifestiert.

Tatsächlich gab es zahlreiche Taser-Unglücksfälle. Mehrere Jahre hindurch hat Amnesty International die Folgen der Anwendung von Taser-Pistolen untersucht und erklärt: „Die Behauptungen der Industrie, die Elektroschockpistolen seien sicher und nicht tödlich, halten der genauen Nachprüfung nicht stand." (11) Diese Schlussfolgerung basierte auf einer Sammlung von 334 Todesfällen in den USA, die sich nach dem Abfeuern von Elektroschockpistolen in der Zeit von Juni 2001 bis August 2008 ereignet hatten. Da es bis heute keine sorgfältige Überwachung oder Berichterstattung gibt und die amtlichen Leichenbeschauer unverändert den Tod auf vorherbestehende Erkrankungen oder auf Drogenkonsum zurückführen, existieren keine genauen Daten zur tatsächlichen Zahl der durch Taser-Pistolen bedingten Tötungen.

Dies bringt mich zum Anliegen dieser meiner Mitteilung. Ein elektrisch induzierter Herzstillstand kann sofort rückgängig gemacht werden. Er ist durch einen ungeordneten Herzrhythmus bedingt, der durch einen heftigen Schlag mit einer Faust aufgehoben werden kann. Ist der Betreffende ohne Bewusstsein und ohne Puls, so muss das Opfer auf seinen oder ihren Rücken gedreht und mit einem sehr kräftigen Schlag auf das untere Brustbein versehen werden. Je rascher dies geschieht, desto größer ist die Wahrscheinlichkeit, dass das Opfer überlebt.

Ich habe gezögert, diese Empfehlung auszusprechen, da ich befürchtete, sie könne die Verwendung von Taser-Pistolen unterstützen. Gibt es erst einmal ein relativ wirksames Mittel gegen ihre höchst unerwünschten Folgen, dann wird die Hemmung, sie anzuwenden, noch weiter schwinden. Wenn ich diesen Rat dennoch anbiete, so spiegelt er meine Überzeugung wider, dass sich Ärzte durch philosophierende Selbstgespräche nicht davon abhalten lassen sollen, einem Opfer zu helfen. Wenn sich ein Mensch in Not befindet, ist es für einen Arzt vordringlichste Aufgabe, das Leiden zu lindern. Das Zurückhalten meiner Meinung während der vergangenen letzten Jahre, seit ich Kenntnis vom Gebrauch der Taser-Waffen erhielt, war ein moralisches Fehlurteil.

Meine Empfehlung, die Thumpversion anzuwenden, vermindert nicht meinen intensiven Widerstand gegen den Gebrauch von Taser-Pistolen. Ich bin dagegen, ein Gerät zu benutzen, das den Tod herbeiführen kann, obwohl behauptet wird, sein Gebrauch sei nicht tödlich.

Es sollte klar sein, dass die Thumpversion nicht zu 100 % bei der Umkehr des Kammerflimmerns wirksam sein kann. Eine Reihe unbekannter und unkontrollierbarer Faktoren kann ihrer Wirksamkeit entgegenstehen. Diese umfassen die Verzögerung der Anwendung; Vorhandensein, Art und Schwere der Herzkrankheit; Grad der Erregung des Opfers; das Vorliegen einer Geisteskrankheit oder einer Epilepsie; den Gebrauch von ärztlich verordneten oder frei verkäuflichen Medikamenten, von Betäubungsmitteln oder Alkohol. Diese und eine Reihe anderer Faktoren bestimmen, ob der Faustschlag oder irgendeine andere Maßnahme einen normalen Herzschlag wieder herstellen wird. Eine unter Umständen tödlich endende Bestrafung durch Taser darf nicht als eigenmächtige impulsive Handlung einem Polizeibeamten überlassen bleiben, dessen Urteilsvermögen durch die mit Stress beladenen Auseinandersetzungen getrübt sein kann.

Polizisten haben argumentiert, dass Elektroschockpistolen als Ersatz für tödliche Waffen sowie zum Schutz der Sicherheit der Beamten dienen. In der Tat benötigen Polizisten maximalen Schutz, wenn sie ihren vielfältigen Aufgaben nachgehen. Aber dies verleiht ihnen nicht die Autorität, einen Menschen zu töten. Verfügbares Beweismaterial deutet darauf hin, dass jene, die getötet wurden, das Leben keines einzigen Polizisten bedroht hatten. 95 % besaßen gar keine Waffen. Niemand verfügte über gefährliche Waffen oder Pistolen. Eindeutig ist, dass unbewaffnete Personen Elektroschocks erlitten, weil sie argumentierten, widersprachen, unhöflich waren, sich weigerten, einem Befehl zu gehorchen, der Verhaftung Widerstand leisteten oder von einer unbedeutenden kriminellen Szene flohen. Amnesty International folgerte, dass Taser-Elektroschock-Gewehre als Routinewaffen und nicht als Alternative zu Schusswaffen eingesetzt werden. (11)

Die Taser sind sogar gegen Schulkinder eingesetzt worden. Zum Beispiel wurde im März 2008 ein elfjähriges Mädchen, das an einer Lernstörung litt, von einem Taser geschockt, nachdem es einen Polizisten geschlagen hatte. Auch ein neunjähriges Mädchen in Arizona wurde kürzlich mit einer Taser-Pistole beschossen. (8) Taser wurden gegen friedliche Protestierende während eines Sitzstreiks in Pittsburgh eingesetzt. Sie sind auch gegen schwangere Frauen, alte Menschen, Behinderte und Demenzkranke benutzt worden. In mindestens sechs Fällen wurden Taser bei Individuen, die an inneren Erkrankungen wie Krampfanfällen litten, angewendet. Darunter war ein Arzt, der während eines epileptischen Anfalls sein Auto zu Bruch gefahren hatte. Er starb, nachdem er wiederholt am Rande der Autobahn geschockt worden war, weil er – benommen und konfus – den Befehlen eines Polizeibeamten nicht Folge zu leisten vermochte. (11)

Polizisten haben andere Möglichkeiten, mit widerspenstigen, gestörten oder gewalttätigen Personen fertig zu werden. Es gibt kaum Anhaltspunkte dafür, dass Taser-Waffen das Schießverhalten von Polizisten einschränken oder dass sie besser wirken als andere Alternativen zu Pistolen, wie zum Beispiel Pfefferspray. Eine Untersuchung in Greene County, Missouri, ergab, dass Taser-Pistolen bei der Überwältigung von Verdächtigen nur marginal wirksamer waren als Pfefferspray. Dieses wirkte in 91 % der Fälle, während der Taser eine „Erfolgs"rate von 94 % hatte. (8)

Nicht diskutiert werden in der verfügbaren Literatur die extremen Beschwerden und Schmerzen, welche die Opfer der Taser-Elektroschocker erleiden. Ich besitze reichlich Erfahrung in der Anwendung eines Elektroschocks bei der Kardioversion von Patienten mit unterschiedlichen Herzrhythmusstörungen. Diese Patienten sind voll narkotisiert. In einigen seltenen Fällen haben Patienten, die unzureichend anästhesiert waren, den Schock gespürt. Sie haben sich bitter beklagt, dass sie „von einem Maulesel getreten" worden seien. Personen, die von Taser-Pistolen geschockt worden waren, erlebten einen totalen Krampfanfall, den

Verlust ihrer Kontrolle, ein Gefühl totaler Lähmung und ein Empfinden von herannahendem Tod.

Während die Kardioversion aus einem einzigen kurzen Elektroschock besteht, der nur den Bruchteil einer Sekunde dauert, werden Taser-Schocks mit einer viel höheren Spannung und viel längerer Dauer angewendet. Viele Menschen, die starben, waren wiederholten oder verlängerten Schocks ausgesetzt gewesen – weitaus mehr als es dem Fünf-Sekunden-„Standard"-Zyklus entspricht – oder waren jeweils von mehr als einem Beamten beschossen worden. Bei den vierundneunzig Personen, die getötet und obduziert worden waren, hatten zwischen drei und einundzwanzig Elektroschocks stattgefunden. Ein Mann starb, nachdem er siebenundfünfzig Sekunden lang fortlaufend geschockt worden war. Laut Amnesty International „laufen manche Polizeibeamte geradezu Amok mit ihren Waffen". (11)

Thumpversion rechtfertigt keineswegs die Legalisierung der Anwendung von Elektroschockpistolen. Wie John Stewart Mill ermahnte: „Gegen ein großes Übel ist ein kleines Mittel nicht nur kaum wirksam, es ist ganz und gar nicht wirksam." Es ist beunruhigend, dass ein Gerät, das Töten kann, als eine „humane" Alternative zu todbringenden Waffen angeboten wird. Noch bestürzender ist, dass Ärzte, die elektrischen Strom in Schrittmachern, Kardiovertern und Defibrillatoren benutzen und sich sehr wohl der Gefahren, Kammerflimmern zu provozieren, bewusst sind, stumm bleiben. Es hat bis dato keine Worte der Missbilligung vonseiten der medizinischen Ethiker, der Juristen oder der Kirche gegeben. Die Opfer sind in erster Linie die Armen, die Behinderten, die geistig Kranken, die Ausgestoßenen und die Farbigen. Das Schweigen angesichts von Unrecht ist Mittäterschaft. Martin Luther King erinnert uns: „Unser Leben hört dann auf, wenn wir angesichts wichtiger Dinge verstummen."

Literatur

1. Pennington J, Taylor J, Lown B. Chest thump for reverting ventricular tachycardia . New Eng J Med 1970; 283: 1192–95.
2. Lown B, Taylor J. Thumpversion. Editorial. New Eng J Med 1970; 283: 1223–24.
3. Lown B. The antiarrhythmic blow to the sternum: Thumpversion. Heart Rhythm 2009; 6: 1512–13.
4. Lown B, Neuman J, Amarasingham R, Berkovits BV. Comparison of alternating current with direct current electroshock across the closed chest. Am J Cardiol 10: 223–233, 1962.
5. Lown B, Amarasingham R, Neuman J. New method for terminating cardiac arrhythmias. JAMA 182: 548–555, 1962.
6. Hirschkorn P. Family seeks justice in taser death. CBC News. June 28, 2009. http://www.cbsnews.com/stories/2009/06/27/eveningnews/main5119168.shtml
7. Talvi SJA. Stunning revelations. In These Times; November 2006, 20–25.
8. Berenson, A. As police use of tasers soars, questions over safety emerge. New York Times. July 18, 2004.
9. Lown B, Verrier R, Corbalan R. Psychological stress and threshold for repetitive ventricular response. Science 1973: 182; 834–36.
10. Verrier RL, Lown B. Behavioral stress and cardiac arrhythmias. Ann Rev Physiol 1984, 46: 155–76.
11. Amnesty International. Tasers – potentially lethal and easy to abuse. Press release, December 16, 2008. http://www.amnesty.org/en/news-and-updates/report/tasers-potentially-lethal-and-easy-abuse-20081216

6 Erinnerungen an Schmerzen verheilen nicht

Wann immer ich vom Suizid eines irakischen Kriegsveteranen oder von einem Soldaten mit Posttraumatischer Belastungsstörung lese, empfinde ich einen quälenden Schauder. Meine emotionale Reaktion mag von den vielen Holocaust-Opfern herrühren, die ich ärztlich behandelt habe. Sie haben mich gelehrt, dass manche Erinnerungen an Schmerzen und Barbarei so tief verwurzelt und fest verankert sind, dass die Zeit sie nur abschwächen, jedoch nicht beseitigen kann.

Eine Erinnerung, die häufig in mir auftaucht und die mich mit Gram erfüllt, hat nichts mit einem Holocaust-Opfer zu tun. Diese ungewöhnliche Erinnerung möchte ich gern auslöschen, aber sie lässt mich hilflos zurück. Meine Peinigerin ist eine kleine, alte Hausfrau, die niemals Opfer von Auschwitz, Buchenwald oder einem der anderen schaurigen Leichenplätze war, die Europa mit Narben versehen haben. Dieses Erlebnis ereignete sich vor so langer Zeit, dass ich vieles andere aus jener Zeit vergessen habe.

Das Erlebnis, von dem ich berichten möchte, liegt über 60 Jahre zurück. Schauplatz war das Montefiore Hospital in New York City, in dem ich als Assistenzarzt arbeitete. Das Krankenhaus war damals in der Stadt die führende Institution für die Behandlung chronischer Erkrankungen mit ihren zumeist alten Patienten, die an einer Vielzahl von hartnäckigen Problemen litten. Jack K., der Pflichtassistent, der zu jener Zeit unter meiner Ägide arbeitete, war untersetzt, schwerfällig, desinteressiert und klagte ständig über Verdauungsstörungen. Ärgerlicher noch war seine Verachtung für die alten Patienten. Er war voller Ungeduld, die ätzende Pflichtassistentenzeit hinter sich zu bringen und mit der eigentlichen Bestimmung seines Lebens – der Psychiatrie – fortzufahren.

An jenem besonderen Tag war der medizinische Dienst von zahlreichen Aufnahmen überschwemmt. Während der Abendvisite lieferte Jack einen kurzen Überblick über diejenigen, die – wie er es ausdrückte – „im Haus eingecheckt haben."

Unter den Aufnahmen war eine Jüdin aus der Bronx, die er als „Wrack" bezeichnete.

„Weshalb diese hässliche Bezeichnung?", fragte ich ärgerlich.

„Sie klagt über Wellen in ihrem Kopf", war die verächtliche Antwort.

„Was für Wellen?"

„Ozeanwellen auf einem pazifischen Atoll", antwortete er gleichgültig.

„Sie scherzen wohl. Wie gelangt eine alte jüdische Hausfrau aus der Bronx in den Pazifik?"

„Ich habe sie nicht gefragt. Sie kollert wie ein Truthahn."

Ich verlor vollständig meine Fassung und beschimpfte ihn mit einer Reihe nicht wiederholbarer Verwünschungen. „Und Sie wollen Seelendoktor werden? Man sollte Sie aus dem Psychiater-Beruf hinausschmeißen, noch ehe Sie darin Fuß fassen!" Ich marschierte davon, um mehr über das Pazifik-Atoll zu erfahren.

Frau G., eine schmächtige, verschrumpelte Frau, einem Vögelchen gleich, saß neben ihrem Bett im Dunkeln und starrte teilnahmslos auf ein schmutziges Fenster, das einer Ziegelwand gegenüberlag. Ich musste an ein düsteres Chirico-Gemälde denken, auf dem ein jedes Ding sich auf sich selbst zurückzieht. Einzige bemerkenswerte Verbindung zum Leben ist ein ferner Zug, der hinter dem Horizont verschwindet. Frau G. schien angespannt ein entweichendes Bild festhalten zu wollen. Behutsam fragte ich, weshalb sie ins Krankenhaus gekommen sei.

„Ich kann das anbrandende Geräusch von Wellen nicht ertragen. Herr Doktor, es macht mich verrückt. Ja, ich werde noch verrückt. Hätte ich nur meine Jungs so sehr geliebt, wie mein Mann es getan hat, dann wäre mir dieses Leiden erspart geblieben."

Wie könnte man hier nachfragen, ohne ein Skalpell in eine schwärende Wunde zu treiben? Langsam entwirrte ich die Fäden der folgenden Geschichte: Frau G. hatte drei Söhne. Nach der Attacke auf Pearl Harbor (Dezember 1941) meldeten sich alle freiwillig zum Militär, jeder zu einer der drei Waffeneinheiten. Die Eltern, arme Juden aus der Bronx, der Ehemann mit einer Herzkrankheit, sie mit Bluthochdruck, die von ihren Kindern abhängig waren, begrüßten es dennoch mit Stolz, dass ihre Jungs, wie andere patriotische Amerikaner auch, in den Krieg gegen den „Juden-Vernichter Hitler" zogen. Erst wurde ein Sohn getötet, dann fiel ein anderer. Ihr Ehemann verlor vor Kummer fast seinen Verstand. Frau G. begab sich zum Roten Kreuz, um den verbliebenen Sohn, ihren Jüngsten, aus der Marine freizubekommen. Die Dame vom Roten Kreuz war von ihrem Bericht zu Tränen gerührt und schickte sofort ein Telegramm nach Washington. Sie sicherte Frau G. zu, dass ihr Sohn unbeschadet nach Hause zurückgeschickt würde.

Frau G. war überglücklich und konnte es nicht erwarten, ihrem Mann diese frohe Botschaft zu überbringen. Sie war sicher, dass ihm die gute Nachricht helfen würde, seine zunehmende Depression zu überwinden. Als sie zu Hause ankam, fand sie ihren Mann zusammengesunken vor, mit seiner Hand ein Stück Papier umklammernd – tot. Es war ein Telegramm aus dem Kriegsministerium, in dem mit Bedauern mitgeteilt wurde, dass ihr jüngster Sohn bei der Erstürmung eines pazifischen Atolls den Heldentod gefunden habe.

Als Frau G. diese Geschichte erzählte, war ihre Stimme fast tonlos und von der tödlichen Monotonie eines Klagegesanges. Es gab keine Tränen. Diese Tragödie hatte lange zuvor alle ihre Tränen zum Versiegen gebracht. Immer wieder aufs Neue wiederholte sie: „Mein Mann hat die Jungs so sehr geliebt. Aber warum muss ich am Leben bleiben?" Sie umklammerte ihren Kopf, um das Trommeln der Wellen, die gegen eine ferne Küste anbrandeten, zum Schweigen zu bringen. Sie schaukelte ihren Körper hin und her, als wiegte sie ein Kind in ihren Armen. „Herr Doktor, helfen Sie mir zu sterben. Bitte, bitte, bringen Sie die Wellen zum Verstummen!"

Am nächsten Morgen wartete ich ungeduldig auf die Visiten mit dem weisen Chefarzt Dr. Louis Leiter. Ich war aufgewühlt und begierig, mich von meiner Last zu befreien. Die Visiten fanden an den Krankenbetten statt. Ich schilderte die Geschichte der Patientin in allen Einzelheiten. Der gewöhnlich so ruhige Dr. Leiter trat von einem Fuß auf den anderen. Als ich geendet hatte, schaute er in die Ferne. Sein Gesicht zuckte in einer Grimasse, als ob er verzweifelt versuchte, ein Schluchzen zu unterdrücken. Abrupt drehte er sich vom Bett weg und verließ rasch, ohne ein Wort zu sagen, die Station.

Der spanische Dichter und Dramatiker Federico Garcia Lorca, der von Franco ermordet wurde, äußerte ähnliche unvorstellbare menschliche Qual und schrieb in einem seiner Stücke: „Ein Schrei geht lautlos durch mein Herz."

Was soll ein Arzt tun? Was kann ein Arzt tun? Wo kann der heilende Balsam gefunden werden? Angesichts des Übermaßes einer solchen Qual scheint die medizinische Wissenschaft hilflos.

Dr. Marc Agronin, ein Geriatrie-Psychiater, der viele Holocaust-Opfer behandelt hat, schrieb: „Was einige Überlebende suchen, ist weder Medizin noch Therapie: Es ist die ungeteilte Aufmerksamkeit eines Arztes und anderer, um als nächste Generation Zeugnis abzulegen."

Weshalb müssen diese Geschichten erzählt werden? In welche Richtung man in unserer ruhelosen Welt auch schaut, ob nach Darfur oder Gaza, Afghanistan oder Guatemala, da gibt es Folter jenseits menschlicher Vorstellungskraft. Wenn man zuhört, erinnert man sich und nimmt Anteil. Das größere Ziel ist jedoch nicht, Leiden nachzuempfinden, sondern zu handeln: Stecke lieber eine Kerze an, als nur die Dunkelheit zu beklagen! Die Schandflecke der Ungerechtigkeit können nicht hinweggewischt werden. Um des moralischen Gleichgewichts willen müssen wir uns engagieren, sodass die Zukunft nicht zu einer Kopie der Vergangenheit wird. Hierzu hat die Medizin viel beizusteuern. Schon vor langer Zeit sind Ärzte zu dem Schluss gelangt, dass einer Krankheit, die nicht geheilt werden kann, vorgebeugt werden muss.

Die schlimmste Krankheit, welche die globale Ordnung heimsucht, ist der Krieg, in welchem der Starke vom Schwachen Tribut verlangt. Riesige Geldsummen werden von menschlichen Bedürfnissen abgezweigt, um zu töten, zu verstümmeln und zu unterdrücken. Die Umwelt wird stärker durch Krieg belastet als durch jede andere menschliche Aktivität, welche die globale Erwärmung beschleunigt und den Planeten für alles Leben unbewohnbar macht. Was im individuellen menschlichen Verhalten geächtet und streng bestraft wird, ist Nationalstaaten erlaubt. Die führenden Terroristen unserer Zeit sind nicht muslimische Suizid-Bomber, sondern die Nationalstaaten. Den Krieg zu verbieten ist das oberste Gebot auf der Tagesordnung, dem sich die Menschheit gegenübersieht. Nur dann werden wir den Ozeanwellen an einem weit entfernten Atoll Einhalt gebieten – die das Gemüt einer zurückgelassenen Mutter zum Wahnsinn treiben.

7 Schwarzes Blut darf weiße Menschen nicht kontaminieren

In der Mitte des 20. Jahrhunderts war die Johns Hopkins Medical School die exklusivste Stätte für die ärztliche Ausbildung in den USA. Meine Immatrikulation dort verdankte ich einem glücklichen Zufall. Jede andere Medizinische Fakultät, an der ich mich beworben hatte, hatte mich abgewiesen – nicht wegen unzureichender akademischer Leistungen, ganz im Gegenteil: Ich war mit einem „summa cum laude" von der Universität Maine abgegangen, mit sehr guten Noten sowie mit Auszeichnungen in den Fächern Genetik und Biologie. Der Großteil meiner vorklinischen Kommilitonen war mit weniger guten akademischen Beurteilungen ohne Weiteres angenommen worden. Das unüberwindbare Hindernis, dem ich gegenüberstand, war mein jüdisches Erbe. Der Dekan der Harvard Medical School machte nicht viel Federlesens mit diesem Umstand. Bei einem Vorstellungsgespräch sagte er mir unumwunden: „Wir haben bereits die Quote erreicht, die *Ihren Leuten* zugeteilt worden ist."

Mein Schicksal wurde auf magische Weise durch ein anderes Interview mit einem Repräsentanten von Johns Hopkins transformiert, der die Bewerber in New England siebte.

Dieser alte Arzt war ein Bote des Himmels. Die erste und einzige Frage, die er mir stellte, betraf die Romane, die ich gelesen hatte. Seit meinem fünften Lebensjahr war kaum eine Woche vergangen, in der ich nicht irgendeinen Roman verschlungen hatte. Auf seine Frage zu antworten war wie das Vortragen eines gut eingeübten Solos auf einem geliebten Instrument. Das Interview wurde zu einer langen, feierlich zelebrierten Diskussion zwischen zwei Bücherliebhabern. Die Liebe zur Literatur war meine Eintrittskarte in die Medizin.

Johns Hopkins reagierte – wie andere Medizinische Fakultäten auch – auf den Angriff auf Pearl Harbour (Dezember 1941) mit einer rascheren Durchführung seines Studienplans. Die Ausbildungszeit begann im Juni und dauerte ohne Unterbrechung bis zum Abschluss des Studiums drei statt vier Jahre. Vorbei war es mit der dreimonatigen Erholungspause zwischen den einzelnen Studienjahren. Die einzige Ferienzeit war ein dreitägiges Wochenende nach jedem Semester. Gleichzeitig wurde nichts an dem üblichen Lehrplan und den seit Langem bestehenden Ausbildungsritualen geändert. Die unerbittliche Schinderei forderte ihren psychischen Tribut.

Meine Ankunft in Baltimore im Sommer 1942 war ungewöhnlich belastend. Das erste Problem, dem ich mich gegenübersah, war die Organisation so fundamentaler Dinge wie Nahrung und Unterkunft. Nicht-jüdische Kommilitonen wurden sofort in Studentenverbindungen aufgenommen, in denen sie Zimmer und Verpflegung erhielten. Aber jüdischen Studenten – 10 % der an der Johns Hopkins Medical School angenommenen – war der Zugang zu den Verbindungen verwehrt. Ich musste mich beeilen, ein Zimmer in einer Pension nahe der Fakultät zu mieten. Nahrungsmittel wurden in Lebensmittelgeschäften erstanden, dann in Küchenschränken und einem gemeinsamen Kühlschrank gehortet. Eine oftmals hastige Mahlzeit wurde in einem der benachbarten schmuddeligen Restaurants eingenommen.

Mein Raum im dritten Stock war eine trostlose, schäbige Dachstube ohne Ventilator, brütend heiß im Sommer und sogar unangenehm warm im Winter. Dies war noch vor den Tagen der Klimaanlagen. Nach einem Leben in einem baltischen Land und dann im Bundesstaat Maine war ich überhaupt nicht an die heizkesselartigen Temperaturen eines Baltimore-Sommers gewöhnt. Wir Studenten liefen schweißgebadet in Unterhosen umher und drapierten uns mit einem Handtuch, womit wir unsere Hände abtrockneten, um nicht unsere mit Tinte geschriebenen Aufzeichnungen zu verwischen.

Auf zahllosen Wegen vermittelte die Medizinische Fakultät einen Kulturschock, von dem es keine einfache Erholung gab. Sie zwang uns, der nackten Realität der menschlichen Vergänglichkeit, dem furchtbaren altersbedingten Abbau des Körpers vor seiner unausweichlichen Auflösung ins Auge zu schauen. Der Wasserfall an Informationen war gnadenlos. Für jedes Fachgebiet gab es ungeheuer dicke Wälzer, die wegen ihrer dschungelartigen Fülle an rasch vergessenen Fakten nahezu undurchdringlich waren. Mir wurde klar, dass ich für den Rest meines Lebens eine Flut von Informationen würde aufsaugen müssen. Sich Zeit von den Sisyphusarbeiten des Aufnehmens, Bewältigens und Lernens abzuzweigen war eine sträfliche Sünde, Müßiggang von nun an mit Schuld beladen.

Beim Lernen gab es große Hürden zu überwinden. Zunächst hatte man eine bizarre Sprache zu meistern, die keiner Grammatik-Regel folgte, sondern dem Vermächtnis einer sinnlosen Tradition verhaftet war. Dorlands Medizinisches Wörterbuch war mein ständiger Begleiter. Einige Worte wie Astragaloscaphoid, Xanthocyanopsia oder Zooanaphylactogen waren nicht nur unverständlich, sondern auch unaussprechbar. Es gab unendlich viele Syndrome, welche die Namen ihrer Entdecker trugen wie Adams-Stokes, Brown-Séquard, Waterhouse-Friderichsen usw. usw. Einschüchternd war zudem die weit verbreitete Zuflucht zu Abkürzungen wie SOB für „shortness of breath" (Kurzatmigkeit), COPD für chronische obstruktive Lungenerkrankung, CHD für „coronary heart disease" (koronare Herzkrankheit) und zahllose andere. Das Auswendiglernen hatte das Denken zu ersetzen. Aber selbst das alleraufnahmefähigste menschliche Gehirn wurde durch die Überfrachtung zu Fehlleistungen gebracht. Medizinstudenten nahmen Zuflucht zu idiotischen Gedächtnisstützen wie „On Old Olympus' towering top, a Finn and German viewed a hop" für die zwölf Hirnnerven: olfactorius – opticus – oculomotorius – trochlearis – trigeminus – abducens – facialis – acusticus – glossopharyngeus – vagus – accessorius – hypoglossus.[2] (Eine deutsche Eselsbrücke: Onkel Otto orgelt tag täglich, aber freitags verspeist er gerne viele alte Hamburger.)

Aber alle diese Belastungen waren nichts im Vergleich mit dem psychischen Schock des Seziersaals. Man stelle sich vor: Man betritt einen Raum, bekommt zusammen mit mehreren Kommilitonen einen Leichnam zugewiesen, den man sich für das Weghacken von Haut, Muskeln und Sehnen mittels Skalpell und Schere teilt. Der groteske Kadaver, unser Gefährte für die nächsten sechs Monate, lag da, in eine derbe grau-gelbliche ledrige Haut gehüllt, für immer erstarrt in Ausdruck und Haltung. Schnitte zur Freilegung von Muskeln, Nerven, Gefäßen, Gelenken riefen keinen Protest hervor. Am allerschlimmsten aber war der Geruch, der in Augen und Nasen stach und einen fast erbrechen ließ. Formaldehyd durchdrang unsere Kleidung und war nicht von den Händen abzuwaschen. Wie Lady Macbeth flehte ich: „Fort mit dir, verdammter Fleck! Fort, sage ich!" Der Gestank wich nicht. (1)

Alle körperlichen und psychischen Belastungen waren jedoch weniger ekelhaft als der unaufhörliche, alles durchdringende Rassismus. Ich fand Süd-Afrika in Baltimore vor. Schwarze saßen ganz hinten in Bussen und Straßenbahnen. Im Krankenhaus gab es getrennte Stationen für Weiße und für Schwarze, weiße und schwarze Toiletten, weiße und schwarze Essräume. Selbst die Wasserbrünnlein waren ge-

2 Ungefähre Übersetzung: „Auf Olymps hohem Gipfel betrachten ein Finne und ein Deutscher ein Umherspringen."

trennt. Es gab keine schwarzen Ärzte, Medizinstudenten oder Krankenschwestern. „Farbige" Menschen wurden mit ihrem Vornamen angeredet, ganz gleich, wie ihre Stellung im Leben war. Da ich mich lauthals gegen eine derartige Diskriminierung äußerte, wurde ich bald von einigen Kommilitonen „NL Lown" genannt. Dies stand für „Nigger Liebhaber", oft abgekürzt als NL. Wenn die Diskussionen hitzig wurden, stellte man vor das „NL" ein „F", gleichbedeutend dem Fluch „fucking".

Gerade einmal dem Holocaust entkommen, war ich den letalen Konsequenzen von Vorurteilen gegenüber außerordentlich empfindlich. Die Vereinigten Staaten von Amerika befanden sich in der Mitte eines Kampfes um Leben und Tod gegen die letzten Anhänger von Rassismus und Antisemitismus. Die Amerikaner verkündeten feierlich, das Ziel dieses Kriegs sei es, die fundamentalen menschlichen Werte zu fördern. Und dennoch wurden ausgerechnet in unserem Kernland diese eindeutigen Richtlinien aufs Ungeheuerlichste verletzt. Für mich war Schweigen nicht vereinbar mit dem Dasein eines moralischen menschlichen Wesens.

Bis zu meiner Ankunft in Baltimore hatte ich keine Ahnung, dass Hautfarbe als Basis für die Beurteilung von Menschen dienen könne. Ich hatte niemals zuvor ein schwarzes Gesicht gesehen. Während meiner Kindheit in Litauen war ich keiner einzigen farbigen Person begegnet. Nach unserer Ankunft in den USA ließen wir uns bald in Lewiston, Maine, nieder. Dort gab es nur einen Mulatten (so wurden Mischlinge zweier verschiedener Rassen, vornehmlich der weißen und der schwarzen, damals genannt), aber ich habe ihn niemals gesehen.

Ein Weg, mich gegen den allgemein herrschenden Antisemitismus und Rassismus zu wenden, war mein Engagement in der „Association of Interns and Medical Students" (= AIMS, Verband der Pflichtassistenten und Medizinstudenten). An der Johns Hopkins Universität galt der Verband als radikal, ja sogar als kommunistisch. Seine Agenda entsprach dem aber kaum. AIMS setzte sich für die Zulassung von Frauen und Juden an der Medizinischen Fakultät ein, für ein ausreichendes Gehalt für Pflichtassistenten und Assistenzärzte, die zu jener Zeit nur etwa dreißig Dollar pro Monat für alle ihre Ausgaben, einschließlich Unterkunft und Verpflegung, erhielten. AIMS unterstützte die Wagner-Murray-Dingell-Gesetzesvorlage, die auf die Einführung einer allgemeinen Gesundheitsfürsorge abzielte. (2) Die Organisation machte sich auch stark für mehr Unterricht und Betreuung der Medizinstudenten, die extrem ausgenutzt wurden und Aufgaben erfüllen mussten, die nur geringen oder gar keinen Ausbildungswert hatten.

Ich begann, AIMS zu drängen, auch eine Antirassismus-Agenda aufzustellen. Dies behagte meinen liberalen Freunden ganz und gar nicht. Sie erinnerten mich daran, dass Baltimore südlich der Mason- und Dixon-Linie lag und so rassistisch war wie Alabama. Ich schlug eine sachte Annäherung vor, bei der zunächst einige ganz spezielle Gesundheitsprobleme angesprochen werden sollten, denen wir bei unseren schwarzen Patienten begegneten, insbesondere Gonorrhoe und Syphilis. Während uns beigebracht wurde, wie diese Erkrankungen zu behandeln seien, gab es nur wenig Instruktionen über die Epidemiologie von Geschlechtskrankheiten oder über die Erziehung der Gesellschaft zu ihrer Verhütung.

Ich überredete die AIMS-Mitglieder, in unsere jährliche Vorlesungsreihe einen Vortrag über die Vorbeugung von Geschlechtskrankheiten innerhalb der schwarzen Gemeinde einzuschließen. Der prominente Sachverständige war ein schwarzer Arzt, der einverstanden war, einen Vortrag über das Thema zu halten. Ich fand heraus, an welchem Datum „Hurd Hall", der Hauptvortragssaal, verfügbar war und bepflasterte das Hospital mit entsprechenden Plakaten. Als der Tag kam, war ich entsetzt, eine Ankündigung zu sehen, die besagte, dass der Vortrag abgesagt worden sei. Der Eingang zum Vortragssaal war mit einer Kette versperrt, und ein Universitätspolizist hatte davor Stellung bezogen. Am nächsten Tag wurde ich ins Büro des Dekans beordert und informiert, dass ich für zwei Tage von der Medizinischen Fakultät suspendiert sei. Ich wurde verwarnt, dass weitere derartige Übertretungen den Verweis von der Universität nach sich ziehen konnten.

Eine andere frühzeitige Konfrontation hatte damit zu tun, dass ich die schwarzen Patienten mit ihrem Familiennamen anredete. Ich hatte damit keine Probleme, bis ich auf die Geburtshilfe-Station kam. Die Oberärztin war eine unfreundliche, harte Frau aus Mississippi, die ein strenges Regiment führte. Die Medizinstudenten waren von ihrem Zuchtmeister-Gebaren und ihren üblen Temperamentsausbrüchen eingeschüchtert. Eines Morgens informierte ich sie, dass Frau Smith an erheblichen Episiotomie-Schmerzen leide. Ich war verwirrt, weshalb solch eine klare Information einen vernichtenden Blick ohne irgendeine andere Reaktion hervorrief. Ich wiederholte die an sich unschuldige Botschaft.

„Es gibt keine Frau Smith auf meiner Station", spie sie daraufhin aus. Ich beharrte darauf, dass die Frau des Richters im dritten Bett rechts Frau Smith sei. „Sie meinen Nellie", entgegnete sie, schmallippig vor Ärger. Noch immer völlig verständnislos antwortete ich: „Aber sie hat sich selbst als Frau Smith vorgestellt." Jetzt verlor die Oberärztin die Beherrschung und schrie: „Scheren Sie sich zum Teufel und kommen Sie nicht mehr zurück auf meine Station."

Dies brachte mich in arge Bedrängnis. Ohne erfolgreich abgeschlossene Geburtshilfe konnte man an der Medizinischen Fakultät der Johns Hopkins Universität kein Staatsexamen ablegen. Bei der Rückkehr zum Lunch in meiner Verbindung, den Pithotomy Club (3), musste ich ausgesehen haben, als hätte ich soeben von einem Todesfall in der

Familie erfahren. Ich berichtete, was vorgefallen war. Fast alle Pithotomisten kamen aus dem tiefen Süden, und ständig ließ ich mich mit ihnen wegen ihres Rassismus auf Auseinandersetzungen ein. Stets nannten sie mich „NL". Aber überraschenderweise waren sie einhelliger Meinung über meine schmähliche Behandlung. Was dann geschah, war noch viel erstaunlicher. Sie fingen an, Patientinnen auf der Geburtshilfe-Station, ob schwarz oder weiß, mit ihrem Familiennamen anzureden. Dies führte zu großer Spannung innerhalb der Ärzteschaft. Der Chef der Geburtshilfe-Station, Dr. Nicholas Eastman, griff bald ein. Nach einer langwierigen Diskussion mit uns gab er ein salomonisches Urteil ab: Von nun an würde es den Studenten überlassen bleiben, wie sie ihre Patientinnen anreden wollten.

Dies alles waren geringfügige Unannehmlichkeiten verglichen mit der Beinah-Katastrophe, die mich heimsuchte, als ich in der Blutbank arbeitete. Der Job wechselte zwischen nächtlichen Diensten und Wochenendeinsätzen ab. Er beinhaltete Blutabnahmen bei Spendern, die Aufbewahrung ihres Blutes und Kreuzproben für Notfalloperationen. Zwei Medizinstudenten wurden ausgewählt. Mein Partner war Dever Kehne, ein großer, gut aussehender, breitschultriger ehemaliger Football-Spieler, konservativ, umgänglich, bedächtig und überlegt, scheu und sehr nachdenklich. Er war das perfekte Gegenstück zu meinem lebhaften Temperament. Eigentlich war es Dever, der von seinem Bruder, einem Assistenzarzt auf der Gynäkologischen Station, Wind von dem Job bekommen hatte. Warum Dever mich als seinen Partner herausgepickt hatte, blieb mir ein Rätsel: Weder kannte ich ihn noch gehörten wir derselben Verbindung an. Überraschenderweise hatte Johns Hopkins uns aus zahlreichen Bewerbern ausgewählt. Von da an war das Leben ein riesiges Abenteuer.

Der Job in der Blutbank war das große Los. Es war verbunden mit einem kleinen monatlichen Stipendium, freier

Unterkunft und Verpflegung in den Wohnbereichen auf einer der Chirurgischen Stationen und auch mit bedeutenden klinischen Nebeneinnahmen. Wir freundeten uns mit der chirurgischen Belegschaft an. Als Folge wurden wir zu interessanten Patienten auf der Notfallstation gerufen. Wir wurden eingeladen, einige chirurgische Fälle gründlich anzusehen, durften oberflächliche Wunden vernähen und einige Tage lang stellvertretend auf einer Station „richtige" Arztarbeit verrichten. Die Wohnmöglichkeiten auf der chirurgischen Station hatten noch einen zusätzlichen verborgenen, aber nicht unwesentlichen Vorteil: Sie lieferten die Möglichkeiten, hübsche Krankenschwestern kennenzulernen.

Unverzüglich sah ich mich einem beachtlichen Konflikt ausgesetzt. Schwarzes Blut musste getrennt von weißem Blut aufbewahrt werden. Dies war insbesondere deshalb ärgerlich, da eine Rassentrennung bei Blut jeder wissenschaftlichen Grundlage entbehrte. Und dennoch wurde sie an einer der führenden Medizinischen Fakultäten des Landes praktiziert, in einer Institution, die sich rühmte, ein Pionier bei der Förderung wissenschaftlich fundierter Medizin zu sein – und dabei Spenderblut getrennt mit den Etiketten C (für „colored" = farbig) oder W (für „weiß") versah!

Während es der Blutbank niemals an schwarzem Blut fehlte, war weißes Blut immer Mangelware. Es gab mehrere Gründe für das Überangebot an schwarzem Blut. Die Schwarzen lebten in eng zusammengefügten Gemeinden, in denen sich die gesellschaftlichen Aktivitäten auf eine viel besuchte Baptisten-Kirche konzentrierten. Regelmäßig rief der Pfarrer zu Blutspenden auf und mobilisierte damit eine Flut von Freiwilligen.

Ein zusätzlicher, nicht allzu bekannter Faktor, der für einen ständigen Vorrat an schwarzem Blut sorgte, war ein schlaues Manöver, das von der chirurgischen Hausbelegschaft ausgeklügelt worden war. Wenn schwarzes Blut zur

Neige ging, wählte man einen schwarzen männlichen Patienten aus, der am nämlichen Tag entlassen werden sollte, und versetzte ihn durch Morphium in einen Zustand der Benommenheit. Wenn Familienangehörige erschienen, um den Patienten nach Hause zu holen, waren sie bestürzt von dem, was man sie glauben machte: eine unerwartete kritische Wende. Man erzählte ihnen tatsächlich, dass ein Überleben fraglich sei. Der Pflichtassistent wies darauf hin, dass die einzig mögliche Rettung die Gabe eines „Blutkonzentrats" sei, eine klare Lösung, bei der jeder halbe Liter zehn Flaschen Blut entspreche. Die Familie drängte auf eine sofortige Infusion dieser kostbaren lebensrettenden Flüssigkeit, um welchen Preis auch immer, und versprach, die farbige Gemeinde zu Blutspenden aufzurufen. Der Pflichtassistent hängte dann eine Flasche des „Blutkonzentrats" an, das nichts anderes als Glucose und Salzlösung enthielt. Innerhalb weniger Stunden war die wundersame Heilung vollzogen und die Blutbank überschwemmt von schwarzen Blutspendern.

Ich beschloss, an diesem unmoralischen Spiel nicht teilzunehmen. Eigenhändig sabotierte ich das System. Ich tat dies mit einem schwarzen Stift. Wann immer unsere Vorräte an weißem Blut zur Neige gingen, nahm ich eine Anzahl von Flaschen mit schwarzem Blut und fügte auf dem Etikett einen spiegelbildlichen Buchstaben C zu dem bereits vorhandenen C hinzu. Das Resultat ähnelte dem Buchstaben W. Und siehe da: Das Blut war nun weiß. In den Nächten und an den Wochenenden, an denen ich in der Blutbank Dienst tat, fehlte es niemals an weißem Blut. Nach einer Weile wurde ich recht selbstsicher und machte aus meinem Verfahren kein Geheimnis. Eine Mehrheit der chirurgischen Belegschaft begrüßte diesen jugendlichen Schelmenstreich.

An einem Sonntagabend erschien ein junger Assistenzarzt der Urologie, nennen wir ihn John, und wollte sich

Blut abnehmen lassen. Dies sollte einem Südstaatler, einem ehemaligen Armee-Obersten aus Georgia, gespendet werden, der für eine Prostata-Chirurgie am nächsten Tag vorgesehen war. Laut John wurde der Mann aus Georgia zunehmend nervös bei dem Gedanken, dass er im Norden, „im verdammten Yankee-Land", mit Mischlingsblut, schlimmer noch: mit „Nigger-Blut" verunreinigt werden könnte. Er fragte nach Johns Stammbaum und, da er dessen Südstaaten-Vorfahren akzeptabel fand, schlug er vor, Johns Blut für einen Preis zu kaufen, der unwiderstehlich war. Der Oberst war bereit, fünfzig Dollar für einen halben Liter zu bezahlen, damals ein Vermögen, welches das monatliche Gehalt der Belegschaft weit überstieg. Da der Patient Prostatakrebs hatte und bereits recht anämisch war, sollte er die Transfusion noch vor der Operation erhalten.

Obgleich ich noch kein Arzt war, erschien mir John, als könne er selbst von einer Transfusion profitieren. Er war blass, dünn, hager, geradezu abgehärmt aussehend.

„Sie werden eine Blutspende vermutlich nicht überleben. Wahrscheinlich werden Sie abkratzen, und ich komme wegen fahrlässiger Tötung vor Gericht", bedeutete ich ihm.

„Dieses viele Geld ist es wert, sein Leben aufs Spiel zu setzen", entgegnete er.

„Ich habe eine bessere Idee. Warum nehmen Sie nicht etwas Blut von der Blutbank und geben es als Ihr eigenes aus? Wer sollte den Unterschied erkennen? Ich werde es nicht herumerzählen."

John mochte den Vorschlag. Als ich jedoch nach weißem Blut suchte, war keines von der Blutgruppe des Georgia-Mannes verfügbar. Es gab aber reichlich schwarzes Blut. Ich nahm also meinen Stift heraus und vollzog das magische Gekritzel – und im Handumdrehen hatten wir das geeignete weiße Blut! Nunmehr war John überzeugt, dass er eine Blutspende nicht überleben werde. Er brachte also die Flasche zum Oberst.

Der Oberst war neu belebt durch die Transfusion und behauptete, sich seit Jahren nicht so gut gefühlt zu haben. Er beglückwünschte John überschwänglich zur fabelhaften Qualität seines Südstaaten-Blutes und verlangte eine zweite Transfusion, für die er anbot, den vormaligen Preis auf fünfundsiebzig Dollar zu erhöhen. John stimmte dem Angebot begeistert zu. Er kam in die Blutbank gerast und sah lebendiger aus, als ich ihn in Monaten gesehen hatte. Er demonstrierte mir, dass es kaum etwas Besseres gäbe als Dollars in der Tasche, um den Wangen Farbe zu verleihen. Ich veranstaltete das gleiche Geschreibsel auf einer zweiten Flasche mit schwarzem Blut.

Nur wenig hatte ich realisiert, dass John ein geschwätziger Angeber war. Jedermann in Hörweite vernahm bald, wie er einen „Südstaaten-Knallkopf" übers Ohr gehauen und die gewaltige Summe von einhundertfünfundzwanzig Dollar verdient habe. Offenbar kam dies auch Dr. Alfred Blalock zu Ohren, dem berühmten Chef der Chirurgie-Abteilung. Geboren in Georgia und ausgebildet an Johns Hopkins war er zu jener Zeit vermutlich der führende Chirurg im Land. Er hatte soeben erfolgreich einen Säugling, der an einem rasch zum Tode führenden angeborenen Herzfehler litt – ein sogenanntes „blaues Baby" mit Fallot'scher Tetralogie –, operiert. Studenten am Johns Hopkins waren von Ehrfurcht gegenüber diesem Pionier der Chirurgie erfüllt.

Dr. Blalock bestellte mich in sein Büro. Mit Stentorstimme, die vor Wut bebte, verkündete er in einem kaum verständlichen Südstaaten-Dialekt nach Art und Weise von Winston Churchill die Worte: „Niemals in der langen Geschichte der Schändlichkeiten ist eine so unmoralische Tat von jemandem begangen worden, der darauf aus ist, Arzt zu werden." Wahrscheinlich hatte er Recht hinsichtlich der Einmaligkeit der Tat. In jenem Augenblick schoss es mir zugleich durch den Kopf, dass Unzählige ihr Blut auf weit entfernten Schlachtfeldern gegen eine faschistische Philosophie vergossen, die den Rassismus unterstützte, wie er an Johns Hopkins praktiziert wurde. Blalock warf Dever und mich aus dem angenehmen Job in der Blutbank hinaus. Viel schlimmer noch: Ich wurde der Universität verwiesen. Die Konsequenzen waren grauenhaft. Ich war zu jener Zeit wehrdienstpflichtig und würde nun zweifellos zu aktivem Militärdienst in Europa oder im Pazifik beordert werden.

Glücklicherweise war die AIMS-Gruppe an Johns Hopkins streitlustig. Ich wandte mich an ihre Anführer, bei denen es sich um funkelnagelneue Ärzte handelte, die das medizinische Hauspersonal bildeten. Sie wurden sofort tätig auf eine Art und Weise, die von ungestümer Herausforderung und reichlicher Frechheit geprägt war. Sie riefen Paul V. McNutt an, den alleobersten Chef sämtlicher Kriegseinsatzkräfte, und auch das Weiße Haus. Schließlich wurden sie an Mary Switzer verwiesen, eine Ärztin, die in McNutts Abteilung die medizinischen Arbeitskräfte betreute. Diese kecken jungen Ärzte verkündeten ihre Bereitschaft, laut und öffentlich zu protestieren – es sei denn, ich werde unverzüglich „rehabilitiert". Zusammen mit Arbeitsniederlegungen planten sie Pressekonferenzen und auch andere Maßnahmen, welche die aufgebrachte und bereits brodelnde schwarze Gemeinde gegen den himmelschreienden Rassismus, wie er an der Medizinischen Fakultät der Johns Hopkins Universität praktiziert werde, auf den Plan rufen würden.

Dr. Switzer riet von jeglichen impulsiven Aktionen ab und versprach, innerhalb von vierundzwanzig Stunden bei der Lösung der Angelegenheit behilflich zu sein. Sie hielt Wort. Innerhalb eines Tages wurde ich von Dr. Crosby, einem Direktor des Hospitals, herbeizitiert und informiert, dass ich wieder an der Medizinischen Fakultät angenommen werde, allerdings nicht in der Blutbank. Dr. Crosby verhielt sich sehr väterlich. Er bedeutete mir, dass er meine

Prinzipien bewundere, bedauerte jedoch mein „ungestümes Verhalten". „Veränderung hat ihr eigenes Tempo", fuhr er fort, „und muss von oben kommen."

Obwohl das Büro des Dekans meine Prinzipien guthieß, änderte sich nur wenig im Hospital oder in der Blutbank. Die Rassentrennung von Blut bestand an Johns Hopkins für ein weiteres Jahrzehnt fort.

Vom Blickwinkel rund 70 Jahre später aus betrachtet, scheint viel mehr vollbracht worden zu sein, als es zu jener Zeit den Anschein hatte. Drei Pithotomisten, zwei aus dem tiefsten Süden, wurden zu lebenslangen progressiven Aktivisten. Antirassistische Aktionen wurden auf die Tagesordnung von AIMS gesetzt, bei denen die Johns-Hopkins-Gruppe die kreative Führung übernahm. Für mich war dies sowohl ein ärztlicher als auch ein politischer Reifungsprozess. Ich begriff, dass man, wenn man soziale Veränderungen herbeiführen will, besser nicht allein vorgehen sollte und dass bei historischen Umgestaltungsprozessen zumeist das Unterste nach oben gekehrt wird.

Mein langes Leben hindurch war ich Zeuge tiefgreifender Fortschritte beim allmählichen Verschwinden der rassistischen Farbgrenze, die unser Land durchzieht. Dies ruft ein Gefühl von unendlichem Optimismus hervor. Es bestätigt die poetischen Worte von Martin Luther King jun.: „Der Bogen der Geschichte ist lang, aber er neigt sich der Gerechtigkeit zu."

Anmerkungen

1. Der autobiografische Roman des einfühlsamen Arztes Ferrol Sams „Als die ganze Welt jung war" erfasst auf glänzende Weise die Anfechtungen, denen ein Medizinstudent angesichts eines Leichnams ausgesetzt ist. Sams schrieb sich im Jahr 1942 an der Emory Universität ein, im selben Jahr, in dem ich an Johns Hopkins begann.

2. Die Wagner-Murray-Dingell-Gesetzesvorlage zur Gesundheitsfürsorge wurde im US-Senat von Robert F. Wagner und James Murray und im Repräsentantenhaus von John D. Dingell sen. im Jahr 1943 eingebracht mit dem Ziel, Gesundheitsfürsorge dem Sozialen Sicherheitssystem einzugliedern. Dieses Gesetz wurde als ein erster Schritt zur Bereitstellung einer universellen Gesundheitsfürsorge für individuell Versicherte angesehen. In seinem Rechenschaftsbericht an die Nation aus jenem Jahr machte sich Präsident Roosevelt für ein soziales Versicherungssystem stark, das „von der Wiege bis zur Bahre" reichen werde.

3. Früher in diesem Kapitel hatte ich geschrieben, dass keine Studentenverbindung Juden aufnahm. Durch eine ungewöhnliche Reihe von Umständen wurde ich von dieser sehr exklusiven Verbindung an Johns Hopkins eingeladen, Mitglied zu werden. Ich war das erste jüdische Mitglied und half, eine antisemitische Barriere zu beseitigen.

8 Rassismus und kein Ende

Die Wahl des ersten schwarzen Präsidenten hat das Wunschdenken hervorgerufen, dass die Vereinigten Staaten von Amerika nunmehr in eine Ära des überstandenen Rassismus eingetreten seien. Es brauchte 45 Jahre seit Erlass der „Civil Rights"-Akte, aber am Ende sind wir angekommen – zwar nicht im Gelobten Land, aber zumindest bei einer gerechteren sozialen Ordnung. Unvergessen ist aber die Verhaftung des angesehenen Harvard-Professors, Henri Louis Gates jun.: Ein hervorragender Akademiker wurde – nur weil er schwarz war – wie ein gewöhnlicher Krimineller zur Polizeistation getrieben, da der Polizeibeamte glaubte, Gates sei ein Einbrecher (ins eigene Haus wohlgemerkt, da Gates Schwierigkeiten beim Öffnen der Haustür hatte).

Wie Glen Loury in einer Kolumne in der New York Times argumentierte, habe es sich hierbei nur um einen „Sturm im Wasserglas" gehandelt. (1) Ausführliche Medienberichte über den Fall Gates ignorierten die Erfahrung Millionen schwarzer Menschen, die mit einem rassistischen Kennzeichen versehen und täglich von der Polizei belästigt werden. Schwarze Menschen werden häufig angehalten, durchsucht, öffentlich gedemütigt und verhaftet. Im Verlauf der letzten 30 Jahre – so Loury – haben die Vereinigten Staaten mit massiver öffentlicher Unterstützung einem außergewöhnlich hart strafenden und brutalen Rechtsprechungssystem gegen Kriminelle Gesetzeskraft verliehen. Seit 1980 hat sich die Zahl der Verhafteten verfünffacht; dabei handelt es sich zumeist um schwarze und hispanische Männer, die heutzutage zwei Drittel aller Gefangenen ausmachen. In der Mitte des Jahres 2008 saßen etwa 4,8 % Schwarze und nur 0,73 % Weiße im Gefängnis. Während Weiße bei Weitem mehr illegale Drogen konsumieren, werden Schwarze dreizehnmal häufiger eingesperrt. (2) Die

Vereinigten Staaten sind die größten Gefängnisaufseher der Welt. Sie geben dreimal mehr für das Gefängnis als für die öffentliche Bildung aus. Die Wahrscheinlichkeit, dass ein siebenjähriges schwarzes Kind während seines Lebens im Gefängnis landet, liegt bei 1:3, bei einem weißen Kind hingegen bei 1:17.

Drei Anti-Drogengesetze zielen unverhältnismäßig auf die wenig gebildeten, dauernd arbeitslosen, isolierten, innerstädtischen Schwarzen der Unterklasse ab. Diese arbeitslosen jungen Männer, die aus prekären Familienverhältnissen stammen, fühlen sich zu Bandenaktivitäten hingezogen, zu Drogenhandel und kleinen Vergehen. Die ständig unterschwellig brodelnde Gewalttätigkeit ist weitgehend gegen sie selbst gerichtet, gegen ihre eigenen Bekannten und Verwandten. Für die weiße Bevölkerung dient die Polizei als Bollwerk, um das im Zaum zu halten, was als eine wilde Bestie angesehen wird. Die Weißen sind nicht willens und bereit, sich den sozialen und ökonomischen Gegebenheiten zu stellen, die das üble System hervorbringt.

Selbst wenn unser Verstand die ewigen Stereotypien zu Rassismus ablehnt, so bleibt er doch in unserer Gefühlswelt zäh verankert. Ich weiß das aus eigener Erfahrung. Wenn ich nachts, in der friedlichen Nachbarschaft meines weißen Vororts von Newton, Massachusetts, einem Weißen begegne, ruft dies kein Unbehagen hervor. Sollte aber ein Schwarzer auf mich zukommen, beschleunigt sich mein Puls und aktiviert das uralte Nervennetzwerk von Kampf oder Flucht. Diese Reaktion erfüllt mich mit Scham, habe ich doch mein Leben lang gegen Rassismus gekämpft. Wie befreit man sich von diesen üblen und abstoßenden Atavismen, wenn die Gesellschaft offen und unverblümt tagaus, tagein daran arbeitet, Abneigung und Misstrauen gegen Afroamerikaner einzupflanzen?

Eine frühe Begebenheit, die mit Rassendenken zu tun hatte, ereignete sich vor über 60 Jahren, als ich Assistenzarzt am Montefiore Hospital in der Bronx war. B.J. war der erste schwarze Pflichtassistent, den das Krankenhaus jemals angestellt hatte. Er war sensibel, nach innen gekehrt und launisch. Er war ein eifriger Arbeiter, schon ganz früh auf den Beinen, um Blut abzunehmen, er drehte noch um Mitternacht auf den Stationen seine Runden. Er wollte unbedingt lernen und seine Pflichten gut erfüllen. Ich mochte ihn und spürte, dass er sich besonders anstrengte, einen guten Eindruck zu machen.

Dann änderte sich etwas. Ob es allmählich oder rasch geschah, weiß ich nicht mehr. Er wurde schweigsam, mürrisch und abweisend. Ich sah mich einem Bündel an Feindseligkeit gegenüber. Die Oberschwester klagte, dass sie ihn vor Kurzem um drei Uhr morgens angerufen und ihm vom Tod eines Patienten berichtet habe. Üblicherweise erschien der Pflichtassistent prompt, um den Tod zu bestätigen. B.J. habe jedoch einen Tobsuchtsanfall bekommen und sie mit Vorwürfen überhäuft: „Was zum Teufel ist los mit Ihnen? Ich war gerade eingeschlafen. Machen Sie sich Sorgen, dass der Leichnam erkaltet?" Und dann habe er den Telefonhörer aufgeknallt.

Bei einer anderen Gelegenheit erhob eine Krankenschwester eine noch bedenklichere Anklage: B.J. habe eine weiße Patientin tätlich angegriffen. Ich bat sie, den Zwischenfall nicht zu melden. Offenbar hatte B.J. gegen sechs Uhr früh mit den Blutentnahmen begonnen. Er scheuchte eine Patientin jäh auf, indem er einen Stauschlauch um ihren Arm legte, noch ehe sie ganz wach war. Sie schaute ihn kurz an und stieß dann einen Schrei aus, der das Blut in den Adern gefrieren ließ. Sie wollte nicht, dass ein „Nigger" sie steche. Ungeachtet ihrer Proteste beugte B.J. gewaltsam ihren Arm zurück und entnahm Blut. Die Frau befand sich für den Rest des Tages in einem hysterischen Zustand.

Als ich ihm wegen seines Benehmens Vorwürfe machte, stolzierte er wütend aus dem Zimmer. Dabei murmelte er:

„Sie können Ihr verdammtes Blut selbst abnehmen." Ich dachte, dass er nur Dampf ablasse. Aber am nächsten Morgen erschien er in der Tat nicht zur Blutentnahme. Er hörte auch mit allen anderen Verrichtungen auf. Während der folgenden sechs Wochen wurde ich wieder zum Pflichtassistenten, stand noch vor Morgengrauen auf, um Blut abzuzapfen, Patienten aufzunehmen, Laborarbeiten zu verrichten und viele andere Aufgaben eines Pflichtassistenten zu erfüllen. Ich diskutierte seine Pflichtvergessenheit weder mit meinen Mitarbeitern noch mit der Krankenhausverwaltung. B.J. wäre unverzüglich entlassen worden.

Er erschien nur noch unregelmäßig zur Arbeit und wurde immer reizbarer, sogar angriffslustig. Eines Tages konfrontierte er mich voller Zorn: „Wenn mich jemand so mies behandelte, wie ich es mit Ihnen tue, dem würde ich in sein beschissenes Gesicht boxen." Und dann reckte er mir sein Kinn entgegen, ergriff meine Faust und versuchte, mich zum Zuschlagen zu bewegen. Als ich mich weigerte, begann er zu schäumen: „Lown, Sie sind ein erbärmlicher Feigling!"

Ich entgegnete ärgerlich: „He, ich ertrage schon genug von Ihrem Scheiß, aber zerren Sie mich nicht auf Ihr Niveau herab oder hindern mich daran, Ihre vernachlässigten Pflichten zu erfüllen. Verschwinden Sie augenblicklich von meiner Station, bevor ich Sie hinauswerfen lasse." Später bedauerte ich, meine Beherrschung verloren zu haben. Er war krank, und ich war offenbar seine einzige Verbindung zu einer gesunden Welt.

Allmählich begannen wir, miteinander zu reden. Er kam spät in der Nacht in mein Zimmer, legte sich auf die Liege und starrte ins Leere. Ihn umgab eine Aura von Wut, aber ein noch eindrucksvolleres Gefühl war sein Eingehüllt-Sein in einen dichten Nebel der Depression. Es war ein trauriger Anblick: eine verlorene Seele, die nach menschlicher Gesellschaft sucht.

Was mich befähigte, die emotionale Balance aufrechtzuerhalten, war die Überzeugung, dass sein abscheuliches Benehmen von unserem alles erdrückenden Rassismus herrührte. Als ich meine Ansichten B. J. mitteilte, lehnte er sie rundweg ab: „Nur ein Haufen von intellektueller Scheiße." Obgleich ein Opfer, hatte er sich doch amerikanische Werte zu eigen gemacht. Er trat nachdrücklich dafür ein, dass persönliche Verantwortung das Gesetz des Landes sei: „Man bekommt, was man verdient."

Nach einigen Monaten begann er zuzuhören. Er wurde fügsamer, eher wie ein Kind, das sich nach elterlicher Führung sehnt. Ich stückelte aus Fetzen zahlloser Unterhaltungen zusammen, dass er in Süd-Carolina geboren war und aus einer armen schwarzen Bauernfamilie stammte. Nachdem er ausgezeichnet das College durchlaufen hatte, war er an der Medizinischen Fakultät der Universität Michigan angenommen worden. Als einziger schwarzer Student galt er bei vielen als Paria und wurde von anderen gemieden, als sei er ein Lepra-Kranker. Der Einzige, der sich seiner annahm und seine Probleme zu verstehen schien, war einer der Dekane. In B. J. erwachte die Hoffnung, dass doch nicht alle Weißen voller rassistischer Vorurteile steckten.

Vom Dekan ermutigt, bewarb er sich bei „weißen" Krankenhäusern. Von allen wurde er abgewiesen. Irgendwann erhielt er eine rotierende Pflichtassistenten-Stelle am Sydenham Hospital in Manhattan – einer „schwarzen" Institution. Unzufrieden mit diesem heruntergekommenen Städtischen Krankenhaus bewarb er sich um andere Stellen in New York City. Der Direktor des Hospitals riet ihm, seine „Trumpfkarte", nämlich den Brief des Michigan-Dekans, nicht zu benutzen. Als er schließlich sah, was der Dekan geschrieben hatte, verstand er die zahllosen Absagen. Der Brief beinhaltete, dass B. J. wie andere Angehörige seiner Rasse mit begrenzter Intelligenz und geringem Ehrgeiz ausgestattet sei, aber wenn er hart arbeitete, könne er einen vorübergehenden Job ausüben.

B. J. gab zu, am Boden zerstört gewesen zu sein. Weiß war nicht länger eine Hautfarbe, es war ein Merkmal für Ehrlosigkeit und Verrat. Er brütete und trauerte. Als er sich auf sein Feindbild der Weißen eingeschworen hatte, kam ich daher als ein anderer „Weißling", der vorgab, ohne Vorurteile zu sein. Er war sich sicher, ich würde bald vom hohen Ross herabsteigen und nichts anderes als ein Judas sein.

Ungefähr zu dieser Zeit bemerkten wir, dass schwarze Mitarbeiter des Montefiore Hospitals häufig Belästigungen seitens der Polizei ausgesetzt waren. Es betraf jene, die Nachtdienst verrichteten. Sie wurden durchsucht, beraubt und auf dem Weg zur und von der Arbeit angegriffen. Alles, was sie bei sich trugen, wurde konfisziert. Jene, die Widerstand leisteten, wurden zusammengeschlagen.

Zu jener Zeit ging B. J. mit einer hübschen schwarzen jungen Frau aus. Kathy war eine zupackende Krankenschwester, jedoch von sanfter und lieber Art. Wir mochten ihren feinen Charakter, ihre Intelligenz und ihre grenzenlose Anständigkeit sehr. Eines Nachts, als die beiden im Van Cortland Park dicht neben dem Krankenhaus spazieren gingen, hielten zwei weiße Polizisten das Paar an. „Was habt ihr beiden Nigger hier zu suchen? Wisst ihr nicht, dass der Zutritt zu diesem Platz verboten ist?" Sie filzten B. J. und nahmen ihm seine Brieftasche und sein Geld ab. B. J. hatte einen Kurzschluss und verlor die Kontrolle. Die Polizisten zogen Revolver. Auf Schwarze zu schießen, war ein gängiges Ereignis in der Bronx. In derselben Woche war gerade ein geistesgestörter schwarzer Mann auf einer Krankenhaus-Notaufnahmestation von einem Polizisten erschossen worden. Kathy fiel auf die Knie, umschlang die Beine von B. J., beschwörend und hysterisch weinend: „Ich flehe dich an, gib keine Widerworte! Sie möchten dich gern töten. Sie warten nur darauf, dass du ihnen einen Vorwand lieferst."

Und zu den Polizisten gewandt: „Wir arbeiten am Montefiore. Mein Freund ist Arzt am Hospital."

„Das Weibsbild ist verrückt. Wer hat jemals von einem ‚Nigger'-Doktor gehört?" Nichtsdestotrotz ließen sie ab und gingen davon.

Diese Episode überzeugte unser Krankenhaus-Team, dessen Leiter ich war, tätig zu werden. In Zusammenarbeit mit der schwarzen Gemeinde organisierten wir gemeinsame Patrouillen, welche die Leute zum und vom Hospital zur U-Bahn-Station brachten. Wir machten außerdem ein gewaltiges Aufheben und setzten eine Öffentlichkeitskampagne über das gesetzeswidrige Vorgehen der Polizeikräfte in Gang.

B. J. war beeindruckt, was einige wenige Weiße zu tun bereit waren und wie viel durch eine gemeinsame Aktion erreicht werden konnte. Allmählich veränderte sich sein Verhalten mir gegenüber. Kathy und meine Frau Louise wurden enge Freundinnen. Wir vier kamen häufig zusammen.

In jenem Jahr (im Frühjahr 1950) vertrauten uns B. J. und Kathy an, dass sie planten, bald zu heiraten. Louise und ich waren im Begriff, nach Boston zu übersiedeln, wo ich eine Tätigkeit in der Kardiologie am Peter Bent Brigham Hospital beginnen sollte. Die beiden, B. J. und Kathy, waren intensiv auf der Suche nach einer Wohnung. Unterkünfte in New York City waren rar. Woche für Woche durchsuchten sie den Anzeigenteil der Sonntagszeitungen nach Wohnraum und verfolgten jede Spur – vergeblich.

Das Muster war immer das gleiche. Entweder B. J. oder Kathy rief einen Vermieter an und gab sich als Arzt oder Krankenschwester am Montefiore Hospital zu erkennen. Die Reaktion war herzlich und entgegenkommend.

„Kommen Sie vorbei, wir haben genau das, wonach Sie suchen." Sobald sie dort ankamen, rief ihr dunkelhäutiges

Aussehen eine peinlich berührte und stotternde Reaktion hervor, deren stereotype Einförmigkeit bemerkenswert war: „Es tut mir sehr leid, aber das Apartment wurde soeben vermietet." Eine Woche später war dieselbe Wohnung noch immer annonciert. Andere Vermieter waren weniger höflich und schlugen ihnen gleich die Tür vor der Nase zu.

Louise und ich machten den Vorschlag, dass die Hochzeit in unserem Apartment, das über den Van Cortland Park schaute, stattfinden sollte. Wir luden sie auch ein, bei uns einzuziehen. Wenn wir Ende Juni erst einmal nach Boston übersiedelten, könnten sie das Apartment übernehmen. Für uns war das ein selbstverständliches Angebot. Wir realisierten kaum, welchen Bienenschwarm an Feindseligkeit wir damit unter unseren Nachbarn und Freunden aufgescheucht hatten. Statt der üblichen herzlichen Begrüßungen ignorierten uns die Leute. Wir wurden gesellschaftlich geächtet und fanden feindselige rassistische Bemerkungen in unserem Briefkasten. Es gab sogar Androhungen körperlicher Gewalt gegen B. J. und Kathy.

Die Hochzeit fand an einem Sonntagnachmittag statt. Mehr als hundert Menschen nahmen teil. Den Traugottesdienst hielt Pfarrer Howard Melish ab, ein führender progressiver Geistlicher in New York City. Uns wurde klar, wie viel Talent es unter den Krankenhausangestellten gab, es wurde Musik gespielt, die speziell für diesen Anlass komponiert worden war. Dies war eine Hochzeit für alle: Ärzte, Krankenschwestern, Krankenpfleger, Putzfrauen und selbst ein afroamerikanischer Einbalsamierer nahmen teil. Sie alle kamen in einer ungewöhnlich fröhlichen Runde zusammen.

Zu der Zeit waren B. J. und ich wie Brüder. Deshalb haute es mich fast um, als mich B. J., jetzt etwas betrunken, zur Seite nahm, mir tief in die Augen blickte und bekannte: „Dies ist das allererste Mal, dass ich Sie Mistkerl anschaue und nichts Weißes sehe."

Der Vermieter, ein radikaler Jude, brachte B. J. vor Gericht, da der sich auf seinem Grund und Boden niedergelassen habe. Das Gesetz ließ diesen Mietern so gut wie keine Rechte. Ein negatives Urteil war zu erwarten. Jedoch ist in menschlichen Belangen so gut wie nichts vorhersagbar. Als B.J. den Zeugenstand betrat, kollabierte der Gerichtsdiener. B.J. bat den Richter um Erlaubnis, dem Patienten helfen zu dürfen. Er trat professionell auf, diagnostizierte das Problem als eine einfache vaso-vagale Ohnmacht, versorgte den Patienten erfolgreich und kehrte dann wieder zum Zeugenstand zurück.

Es dämmerte dem Richter, dass dieser schwarze Mann Arzt und ein kompetenter Heiler war. Es gab eine Umkehr von einhundertachtzig Grad im Prozessgeschehen. Der Richter konfrontierte den Vermieter ärgerlich mit der Frage: „Haben Sie etwa die Absicht, diesen begabten Arzt auf die Straße zu setzen?" Das Endergebnis war vernünftig und bei Weitem besser, als wir zu hoffen gewagt hatten. Der Vermieter stellte dem frisch verheirateten Paar eine Zweizimmerwohnung zur Verfügung, deren Miete bezahlbar war und die in der Nähe ihrer Arbeitsstelle lag.

Ich wurde reichlich belohnt. Der zweite Sohn von B. J. und Kathy, dessen Pate ich war, wurde nach mir benannt. Aber aus Gründen, die ich nur vermuten kann, haben wir keinen Kontakt gehalten. Ich bin nicht sicher, ob B. J. noch ärztlich tätig oder überhaupt noch am Leben ist.

Anlass, dieses Ereignis aus lange zurückliegenden Zeiten wieder ans Tageslicht zu holen, war die Gates-Affäre. Ich bin überzeugt, dass weder ein Sensibilitätstraining der Polizei noch Beschwörungsformeln gegen den Rassenwahn noch eine zusammengerufene Konferenz im Weißen Haus das Übel des Rassismus austreiben werden. Auch wenn das Land schon einen weiten Weg zurückgelegt hat, so liegt noch eine lange Reise vor uns. Vieles muss noch geschehen. Dem unterprivilegierten Schwarzen muss ein Platz am weißen Tisch gegeben werden. Industriejobs müssen millionenfach geschaffen werden, um der Arbeit Würde zu verleihen und das Selbstwertgefühl zu fördern. Wohnraum muss bezahlbar werden, und Schulen müssen für Bildung sorgen. Von dieser Mini-Liste des „Muss" ist das strafende Unrechtssystem zu entfernen. Erst dann werden die letzten Funken des Rassismus endlich ausgelöscht sein. Erst dann wird der verderbliche Schatten der Sklaverei von unserem Land genommen sein.

Literatur

1. Loury C. G. Obama, Gates and the American black man. OpEd New York Times July 26, 2009.
2. Herbert B. Anger has its place. OpED New York Times August 1, 2009.

9   Ein Stuhl als Rettung

Es ist noch gar nicht so lange her, dass Ärzte zur Ader gelassen, abgeführt, geschröpft und alle Arten von Körperverletzungen zugefügt haben, um Krankheiten zu kurieren, von denen sie keine Ahnung hatten. Mit der Ankunft der wissenschaftlichen Medizin im späten 19. und frühen 20. Jahrhundert hat Beweismaterial zunehmend die ärztliche Praxis bestimmt. Dies traf besonders auf akute Erkrankungen zu. Dennoch blieb die Wissenschaft ein löcheriger Deckmantel, welche die Behandlung chronischer Krankheiten überzog, vor allem jener Erkrankungen, die alte Menschen betrafen. In bester Absicht übertherapierten die Ärzte ihre Patienten mit unerprobten Prozeduren und Vielfach-Medikationen. Dies forderte einen unmäßig hohen Zoll an Schmerzen, Morbidität und Tod.

Die Ankunft der wissenschaftlichen Medizin hielt die Ärzte nicht davon ab, den heiligen Moralkodex ihres Berufs „primum nihil nocere" (keinen Schaden zufügen) zu verletzen. Schon früh in meiner Laufbahn wurde mir eindringlich bewusst, wie Ärzte – obgleich verpflichtet, Gutes zu tun – ihren Patienten unbeabsichtigt Schaden zufügten. Diese Erkenntnis rührte von einer nachhaltigen Erfahrung her. Es geschah vor 60 Jahren, kurz nachdem ich eine kardiovaskuläre Ausbildung unter der Ägide von Samuel A. Levine in Boston begonnen hatte. Levine war ein Kliniker sondergleichen – scharfsinnig in der Diagnosestellung, ideenreich in der Behandlung hartnäckiger klinischer Probleme – und ein fesselnder Lehrer.

Zu jener Zeit bestand die größte Herausforderung der klinischen Kardiologie darin, den ständigen Zustrom von Patienten mit frischen Herzinfarkten zu bewältigen. Die Behandlung war weitgehend palliativ: Brustschmerzen zu lindern, Blutgerinnsel zu verhindern, Atemnot und Ödeme, die durch Herzinsuffizienz verursacht wurden, zu mildern. Die Patienten mussten für vier bis sechs Wochen strikte Bettruhe einhalten. Das Sitzen in einem Stuhl war verboten. Es war ihnen nicht gestattet, sich ohne Hilfe umzudrehen. Während der ersten Woche wurden sie gefüttert. Stuhlentleerung und Harnlassen erforderten die Bettschüssel. Für die Patienten, die an Verstopfung litten, und das waren fast alle, war das Balancieren auf Bettschüsseln sowohl quälend als auch peinlich.

Da das Weltgeschehen Ängste verursachen könnte, untersagten einige Ärzte ihren Patienten, Radio zu hören oder Zeitungen zu lesen. Besuche von Familienangehörigen waren eingeschränkt. Da die liegende Stellung viel Unruhe und Angst auslöste, mussten die Patienten sediert werden. Dies trug zu einem allesdurchdringenden Gefühl der Hoffnungslosigkeit und Depression bei. Etwa einer von drei Patienten starb. Es überrascht nicht, dass viele an Thrombo-Embolien der Lungen verstarben.

Zusätzlich zu den Schmerzen, die von dem Herzinfarkt herrührten, und der begleitenden Angst zu sterben, hatten die Patienten mit der quälenden Isolation, der Schmach, wie ein Kleinkind behandelt zu werden, und der unerträglichen Pein exzessiver Bettruhe fertig zu werden. Die Ärzte überzeugten sich und ihre Patienten, dass völlige Bettruhe der Preis fürs Überleben war. Vorbeikommende Marsbewohner, welche Zeugen dieser Mühsal geworden wären, hätten die Szene vermutlich anders beurteilt und die Krankenhäuser als Gefängnisse angesehen, in denen die Insassen einer ungewöhnlichen Art der Folter unterzogen wurden.

Für einen ärztlichen Neuling wie mich klang die Rechtfertigung der erzwungenen Bettruhe überzeugend. Sie beruhte auf einem geheiligten therapeutischen Prinzip, nämlich der Notwendigkeit, einen erkrankten Körperteil absolut ruhigzustellen, sei es eine gebrochene Gliedmaße oder eine an Tuberkulose erkrankte Lunge. Im Gegensatz zu einem frakturierten Knochen, der eingegipst und damit immobilisiert werden konnte, oder zu einem Lungenlappen, der sich durch das Einblasen von Luft in die Brusthöhle kollabieren ließ, konnte das Herz nicht „in den Schlaf gewiegt" werden. Die einzige Möglichkeit war, seine Arbeitsleistung zu vermindern. Es war seit Langem bekannt, dass bei Flachlage die Pulsfrequenz abnimmt und der Blutdruck abfällt – beides waren Indizien für einen verminderten Sauerstoffverbrauch und damit für eine verminderte Herzarbeit. Herzruhe wurde damit der Bettruhe gleichgesetzt.

Aber war dies der Fall bei jenen, die einen Herzinfarkt überstanden hatten? Bei der Durchforstung von medizinischen Zeitschriften konnte ich keine Berichte zu dieser Frage finden. Dies war überraschend, da die Literatur vollgestopft war mit Artikeln über die Behandlung von Patienten mit Herzinfarkten. Da ich in die tägliche Behandlung dieser Patienten involviert war, erkannte ich sehr rasch die Schäden, die durch die erzwungene Bettruhe angerichtet wurden.

Dr. Levine diskutierte häufig die nachteiligen Auswirkungen einer langen Bettlägerigkeit. Zu den möglichen Komplikationen gehörten Atelektasen oder ein Kollaps von Lungenlappen mit der Gefahr von Lungenentzündung für den Patienten, periphere Venenentzündung, die zur tödlichen Lungenembolie führen konnte, Lungenstauung, Prostatabeschwerden, Harnverhaltung, Abnahme der Knochendichte, Wundliegen, ein Unbeweglich-Werden der Schultergelenke sowie Verstopfung. Aber so stark war der Druck der Tradition, dass Levine es nicht wagte, ihr zuwider zu handeln, obgleich die verursachten Schäden evident waren. Dies illustriert abermals, wie medizinische Tradition eine gesunde Skepsis zu Fall bringen kann und vernünftige Maßnahmen nicht zulässt. Was fehlte, war eine kategorische moralische Dringlichkeit unter den Ärzten, ohne die eine Tradition kaum jemals geändert wird.

Die Erfahrung mit zwei Patienten veranlasste mich, gegen die festgefahrene Praxis der Bettruhe zu rebellieren. Die erste betraf einen Mann in seinen frühen Fünfzigern. Herr J. war ein robuster, unermüdlich arbeitender, erfolgreicher Verkäufer. Er brüstete sich damit, noch keinen einzigen Tag in seinem Leben krank gewesen zu sein – bis er von einem Herzinfarkt zu Fall gebracht worden war. Obwohl er kein Patient unserer Station war, rief mich Herr J. während der Morgenvisiten zu sich und erzählte mir seine Leidensgeschichte. Er vermittelte ein Gefühl rastloser Unruhe, schien nahe am Wasser gebaut und war außerordentlich deprimiert. Er flehte mich an, mit seinem Arzt zu reden, damit der ihn aufstehen lasse. „Dieses Bett tötet mich", stöhnte er.

Eines Morgens, nachdem er ununterbrochen etwa eine Woche lang im Bett zugebracht hatte, fand zwischen uns die gleiche hoffnungslose Unterhaltung statt. Es war zwei Wochen vor Thanksgiving. Zufällig erschien sein Arzt. Mehr ein Flehen als eine Frage war Herrn J.s Erkundigung: „Werde ich bald das Bett verlassen können, um Thanksgiving zu Hause zu sein?" Noch nach all den Jahren erinnere ich mich an die abrupte und herrische Antwort des Arztes: „Mit Ihrem massiven Herzinfarkt können Sie froh sein, wenn Sie Weihnachten zu Hause sind." Herr J. erschauderte, schloss seine Augen, krampfte und starb. Zu jener Zeit wussten wir noch nichts von kardiopulmonaler Wiederbelebung oder Defibrillation. Der Arzt murmelte beim Weggehen: „Ich hatte Recht mit seiner Prognose."

Zur etwa selben Zeit entwickelte ein Patient von Dr. Levine, der einen Herzinfarkt durchgemacht hatte, eine schwer zu behandelnde Herzinsuffizienz. Die üblichen Maßnahmen – Digitalis, Diuretika und Sauerstoff – linderten seine Atemnot nicht. Dr. Levine verordnete dem Patienten, täglich zwei Stunden lang auf einem Stuhl zu sitzen. Er argumentierte, dass die Schwerkraft die exzessive Flüssigkeit von den Lungen in die Extremitäten verlagern würde.

Flüssigkeitsansammlung in den Lungen beraubt den Körper des Sauerstoffs – in den Knöcheln ist sie kosmetisch unattraktiv, jedoch harmlos. Innerhalb von zwei Tagen nach dieser neuen Anordnung ging es dem Patienten erheblich besser. Er befand sich auf dem Weg der Genesung.

Dr. Levine fühlte sich in seiner Theorie bestätigt. Ich war jedoch nicht überzeugt. Vor allen Dingen war es unwahrscheinlich, dass die Schwerkraft hätte wirksam sein können, da doch der Patient nach wie vor die meiste Zeit im Bett zubrachte. Es mussten andere Faktoren beteiligt gewesen sein, da seine Besserung sofort eingetreten war, nachdem er auf dem Stuhl Platz genommen hatte. Ganz entscheidend war: Er entwickelte keine eindrückbaren Ödeme an den Knöcheln. Als der Patient nach einer Erklärung für die Kehrtwende in seinem Befinden gefragt wurde, entgegnete er: „Zum ersten Mal wusste ich, dass ich überleben würde." Die bemerkenswerte Veränderung in seinem Verhalten bestätigte eine neue Einstellung dem Leben gegenüber. Seine Stimme hörte auf zu zittern und in der Mitte eines Satzes abzubrechen; seine Unterhaltung war nicht länger von Selbstmitleid geprägt, und sein verzagter Gesichtsausdruck war einem stets bereiten Lächeln gewichen.

Diese beiden Erfahrungen untergruben meinen Glauben an Bettruhe als einer geeigneten Behandlung für Herzinfarkt-Opfer. Vielmehr stimmte ich dem sprichwörtlichen Besucher vom Mars zu: Wir folterten die Patienten. Oder in den Worten des amerikanischen Theologen Reinhold Niebuhr: „Wir meinen es gut und handeln schlecht und rechtfertigen unsere schlechten Handlungen mit unseren guten Absichten."

Meine Beobachtungen eines plötzlichen unnötigen Todes sowie einer scheinbar wundersamen Genesung festigten meinen Entschluss, eine Studie durchzuführen, welche die vermeintlichen Vorteile einer erzwungenen Bettruhe klären sollte.

Ich schlug Levine vor zu untersuchen, ob die Behandlung von Patienten mit Herzinfarkten durch das Sitzen in einem Stuhl ihre Prognose ändern würde. Jeder der neu aufgenommenen Patienten mit einem frischen Herzinfarkt würde die Möglichkeit erhalten, täglich eine immer längere Zeit in einem Stuhl zu verbringen. Dies sollte bei allen Neuzugängen auf seiner Station durchgeführt werden. Levine stimmte diesem Studienprotokoll zu.

Obwohl ich wusste, dass das Projekt eine schwierige Aufgabe sein würde, hatte ich nicht erwartet, dass es ein Martyrium werden würde. Mir war nicht bewusst, dass die Entweihung fest etablierter Traditionen einen Tsunami von Widerstand hervorrufen kann. Die Idee, schwer kranke Patienten auf einen Stuhl zu setzen, wurde als hanebüchener Unsinn angesehen.

Anfangs verweigerte das medizinische Personal die Mitarbeit und leistete erbitterten Widerstand, die Patienten aus dem Bett zu holen. Man beschuldigte mich, verbrecherische Pläne zu schmieden, nicht unähnlich den abscheulichen Nazi-Experimenten in den Konzentrationslagern. Als ich eines Morgens auf der Inneren Station ankam, wurde ich von den Pflichtassistenten und Assistenzärzten, die in einer Linie aufgereiht waren und die Hände wie zum Nazi-Gruß ausstreckten, mit einem Unisono gebrüllten „Heil Hitler!" begrüßt.

Die Studie beinhaltete, die Patienten für eine in den folgenden Tagen zunehmende Dauer in einen bequemen Stuhl zu setzen. Im Vergleich zu den bettlägerigen Patienten brauchten unsere Patienten nun weniger Betäubungsmittel gegen die Brustschmerzen, weniger Beruhigungsmittel gegen die Angst und weniger Schlafmittel. Die Krankenschwestern berichteten, dass das Verhalten der Patienten sich von ängstlich und depressiv in ein starkes Verlangen, wieder ein normales Leben zu führen, wandelte. Auch nur einen einzigen Patienten in seinem Stuhl zu erleben gewann

Konvertiten innerhalb des medizinischen Personals, die bald zu begeisterten Anhängern wurden. Die Patienten in den Stühlen wollten bald schon herumlaufen und drängten auf eine baldige Entlassung.

Trotz finsterster Vorhersagen seitens der älteren ärztlichen Mitarbeiter, dass diese Patienten tödliche Arrhythmien, Herzruptur oder Herzversagen durch einen überstrapazierten Herzmuskel erleiden würden, traf keine dieser Komplikationen ein. Kommentare von Patienten, die ihren zweiten oder dritten Herzkranzgefäß-Verschluss erlitten hatten, bestätigten, dass wir uns auf dem richtigen Weg befänden. Stets gaben sie an, dass die gegenwärtige Episode am leichtesten von allen zu ertragen sei.

Unsere erste Publikation, die ein großes ärztliches Publikum erreichte, umfasste 81 nacheinander behandelte Patienten. (1) Nur acht Patienten, 9,9 %, starben während des Monats der Hospitalisierung. Dieses Ergebnis war beeindruckend, da die Hälfte der Patienten zum Zeitpunkt der Klinikaufnahme an Herzinsuffizienz und ein Viertel an lebensbedrohlichen Herzrhythmusstörungen litten – Befunde, die mit einer hohen Mortalität einhergehen. Es war auffallend, dass es bei keinem einzigen Patienten zu Thrombophlebitis oder Lungenembolie kam. Zu jener Zeit war diese eine gefürchtete Komplikation, die für ein Viertel der Todesfälle bei Patienten mit Herzinfarkt verantwortlich zeichnete.

Unsere Patientenzahl war klein, die Daten waren weitgehend anekdotisch, und es gab keine vergleichbare Kontrollgruppe. Jedoch waren die Befunde so eindrucksvoll, dass keine weitere Studie über die Stuhl-Behandlung jemals durchgeführt wurde. Aus den Reihen einiger älterer Ärzte grummelte es. Mir kam ein weit verbreiteter akademischer Witz zu Ohren: Der angemessene Name für diese neue radikale Behandlung sollte „Bostons elektrische Stuhl-Behandlung für Herzinfarkte" lauten.

Die praktizierenden Ärzte haben sehr rasch die Anordnung strenger Bettruhe aufgegeben. Bis zu unserer Studie mussten die Patienten einen Monat oder länger im Krankenhaus bleiben. Innerhalb einiger weniger Jahre nach unserer Publikation (1952) war die Dauer des Aufenthalts um die Hälfte reduziert. Der Radius der erlaubten Aktivitäten wurde erweitert und die Eigenständigkeit der Patienten wurde gefördert. Die verhasste und gefährliche Bettschüssel gab es nicht mehr und das Umherlaufen wurde früher gestattet – die Hospital-Sterblichkeit ging um etwa ein Drittel zurück. Die Rehabilitation setzte früher ein, und die Rückkehr zur Arbeit wurde beschleunigt. Die Zeitspanne bis zur völligen Genesung wurde von drei Monaten auf einen Monat reduziert. (1) Zieht man in Betracht, dass in den Vereinigten Staaten von Amerika etwa eine Million Menschen jährlich Herzinfarkte erleiden, dann waren es vielleicht etwa einhunderttausend Leben, die jedes Jahr durch diese einfache Strategie gerettet wurden.

Man könnte sich fragen: Weshalb haben die Opfer der früheren Behandlung nicht protestiert? Sobald ich diese Frage gestellt hatte, realisierte ich, wie absurd sie war, lag doch die ganze Macht in den Händen der Ärzte. Wenn man sein Wohl und Wehe und sein Leben so ganz einem anderen überantwortet, bleibt nur spärlich Raum, sich über Wissen und Verhalten jenes anderen zu informieren. Dies gilt ganz besonders für die Opfer von Herzinfarkten. In der einen Minute geht es ihnen gut, in der nächsten stehen sie an der Schwelle zum Tod. Die ans Bett gefesselten Patienten, die in einen Kokon von Angst eingehüllt sind, werden glauben gemacht, dass totale Inaktivität und ein dem Winterschlaf ähnlicher Zustand das einzige Ticket fürs Überleben seien. Das Verbot jeglicher Bewegung oder körperlichen Anstrengung verstärkt ihre Hilflosigkeit und bedingungslose Unterwerfung. Die Patienten werden abrupt der Gnade und Barmherzigkeit von Kräften überantwortet, über die sie keine Kontrolle haben. Den täglichen Visiten ihrer Ärzte sehen sie mit Ungeduld und Unbehagen entgegen. Moses konnte beim Herabsteigen vom Berg Sinai nicht mit größerer Ehrfurcht begrüßt worden sein. Jede Silbe aus ärztlichem Mund wird als göttliche Offenbarung angesehen. Bettruhe wird deshalb als vom Himmel verfügt akzeptiert.

Die vielen Jahre, die verstrichen, konnten meine Besorgnis über das Festhalten an einer Form der Behandlung, die nicht nur wertlos, sondern darüber hinaus auch noch drakonisch war, nicht mildern. Weshalb mussten Patienten, die von einer lebensbedrohlichen Erkrankung heimgesucht waren, einer Behandlung unterzogen werden, die ihr Elend nur noch vermehrte und zu erheblichen Komplikationen führte? Dabei hat es sich nicht nur um einen kleinen Irrtum gehandelt; es war ein kolossales Fehlurteil. Weshalb wurden die deletären Folgen strikter Bettruhe nicht früher erkannt? Warum wurde dieser Aspekt der Patientenbetreuung niemals untersucht? Weshalb haben die Ärzte sich niemals nach den Meinungen von Patienten und Krankenschwestern erkundigt, die ja unmittelbare Zeugen der zugefügten Schäden waren? Bis zu unserer Publikation war in der medizinischen Literatur über keinerlei systematische Untersuchungen zur Bettruhe für Herzinfarkt-Patienten berichtet worden.

Medizinischer Dogmatismus wird durch eine Vielfalt von Faktoren am Leben erhalten. An erster Stelle ist die Tatsache zu nennen, dass sich Ärzte auf einem unsicheren Terrain bewegen. Nahezu jede Diagnosestellung ist ein Akt der Entdeckung. Angesichts einer unzähligen Menge von Variablen kann ein Arzt niemals sicher sein, welche Maßnahmen zur Heilung führen werden. Einige Heilmittel, die bei dem einen Patienten erfolgreich wirken, sind bei einem anderen Patienten nicht nur unwirksam, sondern können auch schaden oder sogar zum Tode führen. Selbst ein erfahrener Arzt erkennt an, dass Ergebnisse niemals vorhersagbar sind, es sei denn, sie sind an einer großen Population statistisch gesichert worden. Und dennoch muss der Arzt jeweils ein spezielles und unverwechselbares Individuum behandeln. Wenn Ärzte mit Schmerzen, Infektionen, Blutungen, diabetischen Krisen, lebensbedrohlichen Arrhythmien und anderen schweren Erkrankungen konfrontiert sind, können sie mit ihrem Eingreifen nicht warten, bis zweifelsfreie Befunde zur Verfügung stehen. Dann kann man auch gleich auf Godot warten! Paradoxerweise lernen menschliche Wesen, wenn sie zum Handeln genötigt werden, den einmal eingeschlagenen Weg mit einer Sicherheit zu rechtfertigen, die angesichts der tatsächlichen Gegebenheiten nicht gerechtfertigt ist.

Ich erwäge noch andere Gründe für die Praxis strikter Bettruhe. Ich glaube, sie reflektieren die traurige Wahrheit, dass Ärzte vor 60 Jahren den Herzinfarkt-Opfern nur wenig anzubieten hatten. Wenn keine guten Antworten erhältlich sind, können schlechte an ihre Stelle treten. Bettruhe schien eine logische Therapie zu sein, um die Last auf dem unentwegt schlagenden Herzen zu reduzieren. Gehen wir denn nicht zu Bett, wenn wir müde sind? Wirkt Schlaf nicht verjüngend? Gipsen Ärzte nicht eine gebrochene Gliedmaße ein, um sie vor körperlicher Aktivität zu schützen? Aber eine derart vereinfachte Argumentation musste auch für den Aderlass, die Vereisung des Magens, die Anwendung von Röntgenstrahlen beim peptischen Ulcus, für das Einbohren von Kathetern ins Herz zwecks Messung seiner Funktionen, für die Verschreibung einer Hormontherapie für Frauen in der Menopause, für die Durchführung von Lobotomien bei Geisteskranken herhalten. Die Liste scheint endlos zu sein.

Es gab noch einen anderen Grund, weshalb die schädlichen Auswirkungen einer lang dauernden Bettruhe nicht früher entdeckt wurden: die anti-psychologische Einstellung der internistisch tätigen Ärzte. Die Doktoren nehmen nur unzulänglich wahr, dass heftige Emotionen jedes Organ des Körpers in Mitleidenschaft ziehen. Emotionen verändern unsere Chemie, unser Immunsystem, unsere Nervenübertragung. Sie prädisponieren uns für alle Arten von Krankheiten und können sogar einen plötzlichen Herztod herbeiführen. Selbst heutzutage, wenn Kardiologen die Risikofaktoren für die Herzkrankheit auflisten, bleibt die Schlüsselrolle von psychosozialen Belastungen und Verhaltensstress unerwähnt. Kein Wunder also, dass die schädlichen Auswirkungen der erzwungenen Bettruhe, vor allem die emotionalen Folgen, nicht richtig wahrgenommen und weitgehend ignoriert wurden.

Wenn ein neues Paradigma erst einmal in der Medizin Fuß fasst, erfolgt seine Akzeptanz außerordentlich rasch. Nur wenige geben dann zu, dass sie einst einer ausrangierten Methode angehangen haben. Schopenhauer hatte dies präzise erfasst. Er verfocht die Ansicht, dass jede Wahrheit drei Stadien durchläuft: Im ersten Stadium wird sie lächerlich gemacht, im zweiten wird ihr heftiger Widerstand entgegengesetzt und im letzten wird sie als schon immer selbstverständlich akzeptiert.

Als ich kürzlich wieder einmal die medizinische Literatur durchforschte, konnte ich keine Hinweise auf Bettruhe als eine Behandlungsmöglichkeit für Patienten mit Herzinfarkten finden. Vielleicht hat man diese Peinlichkeit für den ärztlichen Stand lieber dem Vergessen überantwortet.

Literatur

1. Levine SA, Lown B: "Armchair" treatment of acute coronary thrombosis. JAMA 148: 1365–1369, 1952.

10 Salz: Verderbnis oder Lebenselixier?

Das Führen einer gesunden Lebensweise erfordert die Kenntnis einiger grundlegender Fakten der Biologie und der Ernährung. In unserem Zeitalter der marktorientierten Medizin werden wir ständig mit Produkten bombardiert, die wir nicht brauchen, man redet uns ein, dass wir ohne sie nicht leben können. Eine wirksame Abwehr einer solchen reißerischen Werbung sollte von gut fundierten Informationen, die aus wissenschaftlichen Studien stammen, geleitet sein.

Entsprechend möchte ich hier eine wissenschaftliche Darstellung eines lebensnotwendigen Minerals liefern. Salz, obgleich ein wesentlicher Bestandteil unserer täglichen Nahrung, ist ein arg vernachlässigter Gegenstand. Es ist außergewöhnlich gewöhnlich und dennoch unerlässlich für den Erhalt der Gesundheit. Salz ist die universelle Währung, die Stabilität im inneren Flüssigkeitshaushalt unseres Körpers herstellt. Alle Lebewesen brauchen Salz, um Wasser zurückzuhalten. Salz ist eine Komponente aus zwei chemischen Elementen: Natrium, ein potenzieller Schuldiger, und Chlor, ein unschuldiger Wegbegleiter. Diese beiden Elemente sind im Körper untrennbar miteinander verbunden.

Historische Vignetten

Es ist heute schwer vorstellbar, dass Speisesalz im Laufe der Geschichte knapp war und Kriege geführt wurden, um in seinen Besitz zu gelangen. Verschiedene Anhaltspunkte deuten darauf hin, dass Salz in der neolithischen Periode, also vor etlichen fünf- bis zehntausend Jahren, erstmals auftauchte.

Der alltägliche Gebrauch von Salz zum Zwecke der Nahrungsmittel-Konservierung oder der Geschmacksverfeinerung von Speisen steht in enger Beziehung zum Übergang des Nomadendaseins in ein Leben mit Ackerbau und Viehzucht. Die erste Salzgewinnung fand im österreichischen Tirol während des Bronzezeitalters etwa tausend Jahre vor der heutigen Zeit statt. Alte Geschichtsschreibungen sind mit Hinweisen auf die Kostbarkeit von Salz angefüllt:

- Fast 3.000 Jahre zuvor nannte Homer das Salz „göttlich".
- Salz war ein Bestandteil in vielen religiösen Kulten, Volkskunden und Aberglauben. Gaben von Brot und Salz dienten ganz allgemein dazu, die Götter gnädig zu stimmen.
- Die Bibel spricht von einem Salzvertrag als ein dauerhaftes Bündnis.
- Salz spielte eine vorrangige Rolle im Handel. Noch heute werden Salzkuchen in Äthiopien und Tibet als Zahlungsmittel benutzt.
- Römische Legionäre trabten auf einem der ältesten Wege Italiens, der Via Salaria, entlang, um ihren Lohn und eine feste Salzration einzuholen – daher stammt das englische Wort „salary" oder unser Wort „Salär" für Arbeitsentgelt.
- Bei Banketten während der Feudalzeit wurde der Salzvorrat als Tafelaufsatz in unmittelbarer Nähe des Hausherrn aufgebaut. Ein Platz am Tisch „oberhalb des Salzes" war ein Zeichen von Rang und Gunst.
- Bis zum heutigen Tag verweisen Bezeichnungen wie „Salz der Erde" oder „sein Salz wert sein" auf bewährte Eigenschaften. „Eines Mannes Salz essen" meint, eine feste Beziehung und dauerhafte Freundschaft einzugehen.

- Viele Jahrhunderte hindurch schrieb man dem Urin aufgrund seines Salzgehalts therapeutische Eigenschaften zu und verwendete ihn als Heilmittel.

Einige biologische Fakten

Vor mehreren Milliarden Jahren bedeckten Ozeane den gesamten Globus. In diesen trüben heißen Gewässern setzten die frühesten Sprösslinge einzelliger Organismen die wundersame Reise allen Lebens in Gang. Um zu überleben, mussten sie sich harmonisch in die alles verschlingende Umgebung des Meeres einfügen.

Als die Organismen mehrzellig wurden und an Komplexität gewannen, verleibten sie sich kleine Tropfen des Meeres ein, um jede Zelle zu baden. Bis zum heutigen Tag ist das Innere eines jeden Lebewesens von ursprünglichem Meerwasser umgeben. Diese Salzkonzentration ist durch das gesamte Tierreich hindurch identisch. Die Gewebe von Fröschen und Fischen, Schlangen und Vögeln, Delphinen und Polarbären, Elefanten und auch Menschen weisen alle die gleichen Salzkonzentrationen auf. Dies ist ein mächtiger Beweis dafür, dass wir gemeinsame Ahnen und gemeinsame Ursprünge haben. Während wir uns für ein Bündel aus Muskeln und Knochen halten, bestehen wir jedoch weitgehend aus Salzwasser – fast 80 % unserer Substanz ist nichts als Salzlake.

Als die Tiere evolutionär an Land krabbelten, waren sie fortan dringend genötigt, den täglichen Wasserverlust, sei es durch Ausscheidung, Schweiß oder Tränen, wieder wettzumachen.

Über Millionen von Jahren stattete der Evolutionsprozess die Landbewohner mit einer bemerkenswerten Reihe an Thermostat-ähnlichen Strukturen für die Salzkonservierung aus. Diese spektakulären Sensoren kontrollieren und bewahren fortlaufend die Aufrechterhaltung des inneren Wasserhaushalts. Und in der Tat ändert sich die Salzkonzentration im Laufe eines Lebens kaum. Die Nieren sind die wichtigsten Regulatoren, die entscheidenden Zauberkünstler, welche die feine Kunst, jedes Körnchen Salz zu konservieren, beherrschen. Selbst wenn man chronisch krank und dem Ende nahe ist, ist das Schaltwerk des Körpers noch imstande, die Salzkonzentration konstant zu halten.

Ohne das Retinieren von Salz könnten die Menschen ihre Blutzirkulation nicht aufrechterhalten. Eine solche Stabilität ermöglicht unsere aufrechte Haltung und die körpereigene Anpassung des Blutdrucks. Vor allem das Gehirn ist sehr empfindlich gegenüber Veränderungen im Blutstrom. Es hilft, Signale zu koordinieren, um die Konstanz unserer inneren Umgebung zu gewährleisten. Wir alle haben schon an Symptomen von Salz- und Wassermangel gelitten. Zum Beispiel haben wir an heißen Tagen oder nach anstrengenden körperlichen Aktivitäten Mundtrockenheit und Durst verspürt oder uns benebelt oder benommen gefühlt. Solche Symptome sind durch einen Verlust an Salz und Wasser bedingt.

Wenn Salz so wichtig für das Überleben ist – weshalb gilt es dann als gefährlich?

Die Gefahr exzessiven Salzkonsums

Um dieses scheinbare Rätsel zu verstehen, muss man sich ein wenig mit biologischer Geschichte beschäftigen. In den Wäldern der Vorzeit, in denen unsere Vorfahren herumstreiften, zählten zu den großen Bedrohungen des Überlebens: Blutverluste durch Traumen, Angriffe beutehungriger Tiere oder ein Mangel an Salz. Um unter diesen lebensbedrohlichen Umständen eine angemessene Blutzirkulation aufrechtzuerhalten, meisterten die Nieren ein einzigartiges System der Salzkonservierung.

Diese bemerkenswerte Anpassung ließ sich an Experimenten, die während des Zweiten Weltkriegs durchgeführt wurden, demonstrieren. Um amerikanische Truppen für den Kampf in heißen Klimazonen vorzubereiten, arbeiteten militärische Freiwillige mehrere Monate hindurch intensiv in der Nevada-Wüste bei einer salzarmen Diät. Ihre Salzaufnahme war auf fünfzig Milligramm täglich beschränkt – kaum ein Hundertstel von dem, woran sie sonst gewöhnt waren. Eindrucksvoll war, dass die Nieren die Salzausscheidung auf Werte unterhalb dieser täglichen geringfügigen Salzaufnahme einschränkten.

Drei völlig neue Entwicklungen haben die evolutionäre Anpassung durcheinandergebracht. Zum einen hat die tägliche Salzaufnahme um den Faktor einhundert oder mehr zugenommen. Dies ist durch die Tatsache bedingt, dass Salz schmackhaft ist und „süchtig macht". Zum anderen erwies sich Salz in verschiedenen Anwendungsformen als wirksames Konservierungsmittel der massenhaft auf den Markt geschwemmten Nahrungsmittel, die lange Transportwege und eine lange Haltbarkeit auf den Regalen erfordern. Die Hersteller haben sich diese beiden Faktoren zunutze gemacht und versehen ihre Nahrungsprodukte mit riesigen Salzmengen.

Bei Patienten mit ernsten Herzkrankheiten ist der Blutfluss eingeschränkt. Biologische Sensoren im ganzen Körper interpretieren dies als eine Reduzierung des Blutvolumens. Den Nieren wird signalisiert, jedes Salz-Atom zu speichern. Dies führt zur Retention von Salz und Wasser. Folgeerscheinungen sind Beinödeme und Lungenstauung.

Da die normale Nahrung reich an Salz ist – zum großen Teil durch das erwähnte Hinzufügen von Salz zwecks Verlängerung der Haltbarkeit vieler Nahrungsmittel bedingt –, wird ein Übermaß an Flüssigkeit im Organismus zurückgehalten. Dadurch wird der bereits strapazierte Herzmuskel noch zusätzlich belastet. Die tägliche amerikanische Nahrung enthält in der Regel zehn bis zwanzig Gramm Salz (etwa das fünfzig- bis einhundertfache des für die Gesundheit erforderlichen Minimums).

Wenn sich die zurückgehaltene Flüssigkeit in den Extremitäten ansammelt, sind die unansehnlichen Ödeme kaum gefährlich. Die Beine können sich schwer anfühlen, das Gehen ermüdet, und die Schuhe passen schlecht. Wenn die Flüssigkeit jedoch in den Lungen abgesondert wird, leidet man an Atemnot, Schlaflosigkeit und Erschöpfung.

Verstärkt sich die Flüssigkeitsretention, so kann eine lebensbedrohliche Lungenstauung die Folge sein mit daraus resultierender verminderter Zufuhr von Sauerstoff zu lebensnotwendigen Organen. Obwohl heutzutage sehr wirksame Diuretika zum Schutz vor solchen schwerwiegenden Folgeerscheinungen zur Verfügung stehen, ist die Reduktion von Salz in der Nahrung doch essenziell.

Exzessive Salzaufnahme ist auch ein wesentlicher Faktor für die Zunahme des Bluthochdrucks. Eine Fülle von Beweismaterial stellt einen Zusammenhang zwischen Hypertonie und Salzaufnahme her. Zum Beispiel findet sich die höchste Rate an Bluthochdruck in Nordjapan, wo die Einwohner von gesalzenem Fisch leben. Wo immer die Bevölkerung die Salzzufuhr verringerte, erniedrigte sich der Blutdruck merklich.

Das Problem der Hypertonie ist gewaltig. Jenseits des fünfundsechzigsten Lebensjahrs leiden fast 65 % aller Amerikaner an Bluthochdruck. Mit zunehmendem Alter wird der Körper empfindlicher gegenüber den ungünstigen Auswirkungen des Salzes.

Nach übereinstimmender medizinischer Lehrmeinung sollten alle Menschen ihre Salzzufuhr einschränken. Das wirkt sich nicht nur günstig auf den Verschleiß an den Gefäßen aus, sondern darüber hinaus schützen die Verminderung der Salzaufnahme und die daraus resultierende Erniedrigung des Blutdrucks die Gefäße vor Arteriosklerose.

Die eingangs gestellte Frage wird damit eindeutig beantwortet: Salz ist ein Lebenselixier, aber allzu reichlich genossen, verkürzt es das Leben. Die Athener haben bereits vor 2.500 Jahren etwas sehr Wesentliches erkannt, als sie rieten: „meden agan", Μηδὲν ἄγαν – nichts im Übermaß.

11 Der Arzt als Wissenschaftler, Heiler, Zauberer, Unternehmer, Einzelhändler oder Fließbandarbeiter – Was trifft zu?

In der stürmischen Debatte über Gesundheitsfürsorge, die den öffentlichen Diskurs erschüttert, stehen die steigenden Kosten und mögliche ökonomische Heilmittel im Mittelpunkt. Das Innere des kränkelnden Systems ist jedoch einer wissenschaftlichen Analyse noch nicht angemessen zugänglich gemacht worden.

Gesundheitsfürsorgesysteme werden durch eine gewaltige Vermehrung der weltweiten Bevölkerung belastet. Diese hat zu meinen Lebzeiten um ein Dreieinhalbfaches auf sieben Milliarden Menschen zugenommen. Die Systeme werden durch die zunehmende Vorherrschaft von Marktkräften umgeformt, die sich in erster Linie eher auf Profitabilität als auf das Wohlergehen der Patienten konzentrieren. Sie sind geprägt von wachsender Ungerechtigkeit zwischen den westlichen Nationen und den Entwicklungsländern und durch die Dezimierung der Mittelschichten in den Industrieländern. Sie werden durch negative ökologische Veränderungen herausgefordert, die uns mit rätselhaften neuen Krankheiten sowie mit therapieresistenten Mikroben und Viren heimsuchen. Das Leben auf der Erde wird durch die Belastung des Ökosystems durch Chemikalien, die Verschmutzung von Luft und Wasser unterminiert; Klimaveränderungen bedrohen den Planeten. Dieses veritable Hexengebräu beinhaltet noch andere bösartige Zutaten – besonders erwähnenswert ist die Kommerzialisierung selbst von Kunst, Bildung und Religion, ja der Menschlichkeit im Allgemeinen. Endergebnis ist die Entfremdung des Menschen von seinen Gemeinschaften, Familien, Freunden und schließlich von sich selbst.

Die Rolle des Arztes wird zusätzlich durch die Überalterung der Bevölkerung erschwert. Die Lebenserwartung in den Vereinigten Staaten von Amerika ist im vergangenen Jahrhundert um gewaltige 25 Jahre angestiegen – mit dem am schnellsten anwachsenden Segment der jetzt über 85-Jährigen. Als Resultat sehen sich die Ärzte mit zahllosen Komorbiditäten konfrontiert, die vielleicht gelindert, aber selten geheilt werden. Diese chronischen Leiden werden durch soziale Faktoren mitbestimmt wie gesellschaftliche Stellung, Rasse, Geschlecht, Einkommen, Bildung, und sie werden am besten verhindert oder begrenzt durch öffentliche Gesundheitsmaßnahmen auf Gemeindeebene. Jedoch gestehen die Regierungen dem öffentlichen Gesundheitssektor – wenn überhaupt – nur ganz geringe finanzielle Mittel zu.

Welche Rolle spielt der Arzt in diesem neuen Zeitalter bei der Förderung der Gesundheit und der Verhinderung von Krankheit? Eigentlich übernehmen Ärzte eine Vielzahl an möglichen Rollen – wie die Überschrift dieses Kapitels nahelegt. Die rasche Industrialisierung des Gesundheitswesens zwingt die Ärzte aus der eigenen freien Praxis in große, von Unternehmen oder Krankenhäusern finanziell unterstützte Kliniken. Obwohl sie ein hohes Gehalt bekommen, gleicht ihr Status dem eines Angestellten, der nicht selten dem Zeitdruck wie an einem Fließband unterliegt. Jene Ärzte, die noch in der Privat-, der Einzel- oder der kleinen Gruppenpraxis verbleiben, sind auf den unsicheren ökonomischen Status eines kleinen Einzelhändlers reduziert. Jene Ärzte, die höchst bewandert in topmodernen medizinischen Technologien sind, verfügen über großes repräsentatives Verhandlungsgeschick und eignen sich einflussreiche unternehmerische Rollen an, die sie mit einem Mitspracherecht bei der Verteilung der überreichlichen finanziellen Gewinne versehen. Und dennoch: Welche Rolle auch immer ein Arzt spielt, sein Selbstbildnis ist das eines Wissenschaftlers in einer Disziplin, die von überzeugendem wissenschaftlichen Beweismaterial gelenkt wird.

Die Medizin als Wissenschaft

Nicht nur die Ärzte tragen wissenschaftliche Anmaßungen stolz zur Schau, auch die große Öffentlichkeit ist der Überzeugung, dass die Medizin eine rein wissenschaftliche Disziplin sei. Ich erinnere mich, dass ich vor einigen Jahren einen hoch intelligenten Harvard-Professor der Künste gesehen habe, der wegen eines komplizierten kardiovaskulären Problems bei mir erschienen war. Nachdem ich enorm viel Zeit mit der Durcharbeitung seiner außerordentlich komplexen Krankengeschichte verbracht und eine ausgedehnte körperliche Untersuchung durchgeführt hatte, bemerkte er, dass er noch nie in seinen 70 Lebensjahren eine so sorgfältige ärztliche Evaluation durchgemacht habe. Er wurde ganz überschwänglich, als er einer Fluoroskopie mit einem vorsintflutlichen Röntgenapparat, der dem Cockpit eines B-52-Bombers ähnelte, unterzogen wurde. Seine Worte blieben mir haften: „Ich bin vollkommen davon überzeugt, dass Sie, Herr Doktor, auf dem neuesten Stand der Wissenschaft sind." Ich fühlte mich klein und hässlich. Sein Problem war durch die Anamnese erkannt und durch die körperliche Untersuchung bereits bestätigt worden. Die Fluoroskopie hätte niemals angewendet werden müssen. Wir waren beide unnötigerweise von gefährlicher Strahlung überflutet worden. Das technische Wissen um Größe und Form der Herzsilhouette trug nichts dazu bei, sein medizinisches Problem zu erfassen oder zu behandeln.

Ein klinisches Erscheinungsbild besteht aus zwei diskreten, jedoch unlöslich miteinander verbundenen Komponenten. Die erste ist die objektive Erkrankung mit einer Reihe von ganz bestimmten Symptomen. Die zweite ist die subjektive Wahrnehmung des Patienten, seine individuelle Einschätzung der Störungen. Der Patient verlangt, dass die erste kuriert wird, und hofft, von der zweiten zu genesen. Im Falle einer akuten Erkrankung wie einer Erkältung oder

Blinddarmentzündung steht das Heilen an oberster Stelle der Tagesordnung. Im Falle einer chronischen Krankheit sehnt sich der Patient, dem die Hartnäckigkeit seines Zustands bewusst ist, nach Genesung.

Charakteristische Symptome weisen auch andere Patienten mit der gleichen Krankheit auf. Sie bilden eine spezifische Konstellation, die zu einer genauen Diagnose, einer akzeptierten Therapie, einem bekannten Verlauf und zu einem vorhersagbaren Endergebnis führt. Auf der anderen Seite sind die subjektiven Faktoren, die das Opfer beunruhigen, unverkennbar, manchmal mit ungeheurer Komplexität befrachtet und unter Umständen von keinem einzigen anderen Bewohner des Planeten Erde ebenfalls empfunden. Die Patienten erahnen intuitiv eine Reihe von subjektiven Faktoren und Belastungen, welche sie zur quälenden Erkrankung disponieren oder sie auch hervorrufen. Diese Faktoren sind psychischer, zwischenmenschlicher und sozialer Natur und können auch fortbestehen, selbst wenn die Krankheit gelindert oder geheilt ist. Kein Wunder, dass die Medizinpraxis – selbst in diesem wissenschaftlichen Zeitalter – dann oftmals zu dem üppig-grünen Tal der Schlangenöl-Verordnung Zuflucht nimmt.

Chronische medizinische Leiden komplizieren die Mission des Arztes, da eine Therapie nur dann optimal ist, wenn sie auf das Individuum zugeschnitten wird. Eine weitere Schwierigkeit ist, dass eine chronische Krankheit nicht allein für sich besteht. Immer ist sie von Komorbiditäten begleitet. Diese wiederum werden oft zusätzlich von den körperlichen und geistigen Abbauerscheinungen des Alterns begleitet. Das klinische Urteil wird von epidemiologischen und statistischen Daten beherrscht. Aber wie ich bereits angemerkt habe: Ein statistisches Faktum ist nicht dasselbe wie die individuelle Wirklichkeit. Epidemiologische Daten – seien sie noch so umfassend und sei der Stichprobenumfang noch so groß – müssen für einen individuellen Patienten keine Relevanz besitzen. Jeder Mensch ist nicht nur grundsätzlich verschieden, sondern auch auf ganz einmalige Art und Weise verschieden. Die Wissenschaft informiert selten über die einmaligen Besonderheiten eines erkrankten Individuums. Die Praxis der klinischen Medizin umfasst jedoch nur Individuen.

Die Wissenschaft, die für unendlich unterschiedliche biologische Phänomene verantwortlich zeichnet, ignoriert die individuelle Einmaligkeit und konzentriert sich auf Gemeinsamkeiten. Ihre Stärke resultiert aus der Fähigkeit, die wesentlichsten Variablen innerhalb komplexer Systeme zu isolieren und zu untersuchen. Diese Art von Reduktionismus erlaubt die Abstraktion der zugrunde liegenden essenziellen Gesetze.

Die allgemeine Ansicht, dass – wenn nur genügend Informationen geliefert werden – alles vorhersagbar ist, stimmt nicht. Man kann niemals all die notwendigen Informationen haben. Selbst die traditionelle Wissenschaft vermag das Verhalten komplexer Systeme nicht vorauszusagen. Dies wurde vor nicht allzu langer Zeit durch die sogenannte Chaos-Theorie verdeutlicht. Edward Lorenz, ein Mathematiker und Meteorologe am Massachusetts Institute of Technology, löste eine Revolution im wissenschaftlichen Denken aus, als er zeigte, dass die Fähigkeit, langfristige Wettervorhersagen zu treffen, die individuellen Daten eines jeden Moleküls in der Erdatmosphäre erfordern würde.

In jedem komplexen System – so die Wortschöpfung von Lorenz – gibt es einen „Schmetterlingseffekt". (1) Er sinnierte, dass die Entstehung eines Hurrikans von einem weit entfernten Schmetterling, der Wochen zuvor seine Flügel hin und her bewegt hatte, abhängen könne. Die Endergebnisse in nicht-linearen Systemen hängen empfindlich von den initialen Bedingungen ab. In komplexen biologischen Systemen sind die initialen Bedingungen nicht erkennbar. Bei der Konfrontation mit klinischer Komplexität ist die Überzeugungskraft des wissenschaftlichen Reduktionismus ihre „Achillesferse".

Ungeachtet der Datenfülle agieren einige komplexe Systeme nicht vorhersagbar. Die Dichter verfügen seit Langem über einen viel klareren Scharfblick als Wissenschaftler, wenn sie suggerieren, dass das Fallen eines Blattes einen weit entfernten Stern zum Funkeln bringen könne. Die Medizin ist die asymptotische Wissenschaft von menschlichen Wesen, wobei die Asymptote die Kunst ist.

Ärztliches Tun als eine Kunst

Wenn die Medizin keine Wissenschaft ist und die Ärzte keine Wissenschaftler sind, wie weiß dann ein Arzt, was den Patienten wirklich quält? Diese Frage beinhaltet nun nicht, dass die Wissenschaft für das ärztliche Tun bedeutungslos sei. Ganz im Gegenteil: Wir können nicht genug Wissenschaft haben. Aber die Wissenschaft allein reicht nicht aus. Bei der Beschäftigung mit der extremen Komplexität menschlicher Wesen ergänzt die Kunst die Wissenschaft bei der Erklärung, welcher Natur das Krankmachende ist. Aristoteles erkannte diese Wahrheit bereits vor mehr als 2.000 Jahren, als er schrieb: „Das Ziel der Kunst ist nicht die Darstellung der äußeren Erscheinung von Dingen, sondern ihrer inneren Bedeutung." Der Arzt ist immer auf der Suche nach dieser inneren Bedeutung. Der Patient ist der alleinige Besitzer dessen, was der Arzt wissen muss. Dieses Wissen kann vor allen Dingen durch eine vertrauensvolle und innige Partnerschaft zwischen den beiden hergestellt werden.

Die Kunst der Kommunikation steht dabei an oberster Stelle. Ich bin überzeugt, dass die Partnerschaft beginnt, wenn dem Patienten intensiv zugehört wird. Das Zuhören ist die komplexeste, informativste und lohnendste Tätigkeit sowohl für den Arzt als auch für den Patienten. Der Arzt möchte nicht nur begreifen, *was* den Patienten quält, sondern auch, *weshalb* es ihn auf eine bestimmte Art und Weise quält. Ich bin mir durchaus der Unvollkommenheit der Sprache bei der Übermittlung komplexer und widersprüchlicher emotionaler Klangfarben bewusst. Der Zugang zu einem anderen menschlichen Wesen wird durch die große Bandbreite der Bedeutung von Worten behindert. Die zentrale Aussage eines Wortes, insbesondere eines Satzes, wird vom Alter geprägt, von der sozialen Stellung beeinflusst, durch den Bildungsstand verändert, durch Geschlecht, Rasse, ethnische Herkunft und selbst durch momentane Stimmungsschwankungen modifiziert. In ihrer einfachen und ungenauen Art erfassen die Worte nur selten die tiefere Absicht, die wir so gern mitteilen möchten. Die Evolution hat uns – zumindest teilweise – ausgestattet, diese Limitierungen zu umgehen. (2) Wir sind mit zusätzlichen Ausdrucksmöglichkeiten versehen, die das Fehlen von Worten wettmachen. Jeder von uns verfügt über ein mächtiges nicht-verbales Repertoire an Körpersprache und Gesichtsausdruck. Damit wird die Kommunikation durch eine Mannigfaltigkeit an Signalen subtil geregelt. Diese unmittelbaren Botschaftssysteme funktionieren quer durch die Kulturen und sind sogar bei Säuglingen und Kleinkindern erkennbar. Aber um die vielfältigen Quellen der Statik zu überwinden und sich auf die Wellenlänge eines speziellen Patienten einzustimmen, muss der Arzt das Gefühl unbedingter Aufmerksamkeit vermitteln. Am besten wird dies erreicht, indem man den Patienten auf die angemessene, ungestörte Zeit hinweist, die man für seine Visite angesetzt hat.

Die Zeit, die sich ein Arzt im Gespräch nimmt, braucht gar nicht sehr lang zu sein. Sie kann durch eine Reihe von Maßnahmen beeinflusst werden, zum Beispiel, indem der

Arzt dem Patienten auf Augenhöhe gegenübersitzt, das Eintreten von Sekretärinnen, Technikern oder Kollegen unterbindet und die Schilderungen eines Patienten nicht unterbricht. Diese einfachen Maßnahmen intensivieren die Zeit, ohne sie zu überdehnen. Ich erfuhr dies, nachdem ich an einer rupturierten Bandscheibe operiert worden war. Der Neurochirurg machte seine Visite am späten Nachmittag. Im Gegensatz zu den anderen Ärzten auf der Chirurgischen Station schien er mir unbegrenzt Zeit zu widmen. Als ich dann die Dauer seiner Visite maß, war ich erstaunt, dass sie nur knappe fünf Minuten betragen hatte, ungefähr die gleiche Zeit, die auch die anderen Ärzte aufwendeten. Der Unterschied lag darin, dass er sich in einem bequemen Sessel dicht neben meinem Bett niederließ, ohne Zeitdruck zu sein schien, mich nicht mit abgehackten, mechanischen Fragen bombardierte und offenbar erpicht darauf war, meine Erzählung ohne Unterbrechung dahinfließen zu lassen. Das war vor gut 40 Jahren. Noch immer genieße ich die Erinnerung an diese angenehme Plauderei.

Das Zuhören verlangt völlige Aufmerksamkeit für scheinbar bedeutungslose Hinweise. Diese bewegen die Kompassnadel der Diskussion mitunter in ganz unerwartete Richtungen. Der Arzt muss dem Patienten die Autorität eines Chefpiloten vermitteln. Dies führt ausnahmslos zu Informationen, die für den Patienten von Bedeutung sind und einen Arzt befähigen, den Sinn der dargebotenen Erzählung zu verstehen.

Ich erinnere mich an den Besuch von K. M., einer stämmigen irisch-amerikanischen Frau Ende Dreißig. Sie wollte eine zweite Meinung einholen, ob es nötig sei, sich wegen „hartnäckiger Angina pectoris" einer Koronararterien-Angiografie zu unterziehen. Diese medizinische Ansicht war ihr von Kardiologen in zwei der führenden Krankenhäuser von Boston vermittelt worden. K.M. erlebte fast täglich intensive linksseitige Brustschmerzen, wenn sie morgens in

Eile war. Sie hatte panische Angst, wegen eines Herzinfarkts tot umzufallen. Sie wusste viel über das Herz, da sie sowohl Krankenschwester als auch Zeuge war, wie dies ihrem übermäßig gestressten Vater ganz kurz vor seinem fünfzigsten Geburtstag widerfuhr. K.M. berichtete gerade, dass ein körperlicher Belastungstest bei ihr die Diagnose einer Herzkrankheit bestätigt habe, als ihre Stimme in ein hoffnungsloses Nichts dahinschwand. Sie wies jedoch keine Risikofaktoren einer kardiovaskulären Erkrankung auf. Ihr Blutdruck, Cholesterin und Blutzucker lagen vollkommen im Normbereich.

Ich fragte sie, an welchen Tagen sie frei von „Angina" sei. Sie entgegnete „an Wochenenden". Die Tatsache, dass ihre Beschwerden gleich in der Früh beim ersten Gehen, wahrscheinlich auf dem Weg zur Arbeit, auftraten, wies auf einen möglichen provozierenden Faktor hin. Meine nächste Frage lautete: „Haben Sie Ärger in Ihrem Job?" Ihre rasche Antwort war, dass sie ihre Arbeit liebe. Ihr Job helfe sogar, ihren Verstand zu bewahren. Ich bohrte weiter, was an den Wochenenden so anders sei. Sie deutete an, dass sie dann erheblich weniger belastet sei. Sie müsse ihre beiden Kinder nicht für die Schule fertig machen oder für ihren Ehemann das Mittagessen vorbereiten. Dann – wie ein nachträglicher Einfall – fügte sie hinzu, dass sie am Wochenende ihre Mutter am Nachmittag statt am Morgen auf ihrem Weg zur Arbeit besuche. Bis zu diesem Moment war die Unterhaltung leicht dahingeflossen. Nun schien ihr unbehaglich zumute zu werden und sie wandte ihr Gesicht ab.

Noch ehe ich der Sache nachgehen konnte, nahm sie das Gespräch wieder an sich. Sie begann zu jammern, was wohl aus ihrer Familie werden würde, wenn sie eine Koronararterien-Bypass-Chirurgie benötige. Da ihre Krankenversicherung unzureichend sei, würde die Familie Bankrott gehen. Sie sei die Haupternährerin. Wenn sie nicht zur Arbeit gehen könnte – und sei es nur für ein paar Wochen –, würde sie ihre Hypotheken nicht bezahlen können. Und dann fing diese stolze Frau beim Gedanken an die drohende Obdachlosigkeit zu weinen an.

Um dieses trostlose Terrain zu verlassen, bat ich sie, mir zu zeigen, wo der Schmerz saß. Sie bewegte ihren rechten Zeigefinger zu einer Stelle oberhalb ihrer linken Brust. Ich seufzte vor Erleichterung auf. Dies war eine absichtlich irreführende Aufforderung gewesen. Ein Patient, der an Angina pectoris leidet und gebeten wird, die Stelle anzuzeigen, wird die ganze Hand benutzen und beginnen, sie zur Faust zu ballen. Dann wird er sie stets auf das Brustbein legen. So weit, so gut.

Ich bahnte mir mit einer neutralen Frage den Weg in das sensible Gebiet: „Lebt Ihre Mutter in der Nähe?" Und in der Tat lebte ihre Mutter im selben Wohnblock. Es war nur ein ganz kurzer Weg. Dann – wie um meiner nächsten Frage zuvorzukommen – beteuerte sie: „Aber wissen Sie, Herr Doktor, ich beeile mich wirklich mit allem, was ich zu tun habe: meiner Mutter beim Ankleiden zu helfen, ihr Frühstück vorzubereiten, für sie verschiedene andere Aufgaben zu erledigen und sicherzustellen, dass ich nicht zu spät zur Arbeit komme."

Dann meine Frage, die wie aus dem Nichts kam: „Was machen Sie am allerliebsten?" Ihr Gesicht leuchtete auf, als sie zu sprechen begann, und ich verspürte ein inneres Glühen, als ich zuhörte. „Ich liebe es, in Maine an einem sehr kalten sonnigen Tag mit meiner Freundin auf den Langlaufskiern unterwegs zu sein. Wissen Sie, sie ist eine Olympia-reife Skiläuferin. Sie legt ein fast unmögliches Tempo vor. Selbst wenn die Temperatur unter null ist, bin ich in Schweiß gebadet."

„Verspüren Sie während des Skilaufens irgendwelche Brustschmerzen?", fragte ich unschuldig.

Sie schaute mich an, als sei ich der Dorftrottel.

„Natürlich nicht. Warum sollte ich?"

Ein weiteres entscheidendes Beweisstück war erforderlich, um die Diagnose endgültig zu bestätigen. Während der körperlichen Untersuchung drückte ich meinen Zeigefinger genau auf die Stelle, auf die sie zuvor gewiesen hatte. Sie ließ ein „Aua!" vernehmen. Es bestand nun kein Zweifel mehr, dass sie keine Angina pectoris hatte. Die Brustwand ist bei Patienten mit Angina pectoris nicht empfindlich. Wir waren nun soweit, K.M.s Beziehung zu ihrer verwitweten Mutter zu erörtern.

K.M. war neun Jahre alt, als ihr Vater plötzlich starb. Ihre Mutter, schon immer verzweifelt bemüht, den Bedürfnissen von fünf Kindern gerecht zu werden, funktionierte nun gar nicht mehr. K.M. war gezwungen, Verantwortungen wie die von Erwachsenen zu schultern. Sie heiratete jung, um dem zu entkommen, aber da sie die älteste Tochter war, wurde ihr aufs Neue eine Last aufgebürdet, als ihre Mutter einen Schlaganfall erlitt und gehandicapt blieb.

Ich überbrachte ihr in entschiedener Weise die guten Nachrichten: Die Brustbeschwerden rührten nicht vom Herzen her. Sie brauchte sich keiner Koronar-Angiografie zu unterziehen. Sie brauchte von keinem Kardiologen betreut zu werden. Sie könnte zu mir zurückkommen, wenn sie 60 Jahre alt wäre – in 21 Jahren –, wenn ich dann noch am Leben wäre. Ich sagte ihr, dass es nun an der Zeit sei, die Verantwortung für die Pflege ihrer Mutter mit ihren vier Geschwistern zu teilen. Als ich sie einen Monat später anrief, war sie vollkommen frei von „Angina", und selbst die Druckempfindlichkeit der Brustwand war verschwunden.

Es liegt ein Zauber im aufmerksamen Zuhören. Wir lernen, genau die richtige Formulierung zu wählen, die dem anderen vermittelt, dass wir uns auf seine inneren Schwingungen eingestimmt haben.

Ich erinnere mich an einen Patienten, einen Arzt, der in ständiger Panik wegen des plötzlichen Auftretens von unregelmäßigem Puls war. Sein Herzschlag war chaotisch mit Sprüngen und Mini-Perioden von Tachykardie. Er hatte vier Kardiologen konsultiert und eine Vielfalt von anti-arrhythmischen Medikamenten ausprobiert. Er gab den Sport auf, dem er fanatisch verfallen war. Er hatte keinen Sex mehr, hörte auf, Patienten zu sehen, mied Freunde, lebte immer zurückgezogener und war zunehmend besorgt, dass sein Herz ihn zum Selbstmord treiben würde. Er war faktisch in sein Herz gekrochen und kaute daran herum. Nachdem ich ihm fast eine Stunde zugehört hatte, platzte ich heraus, dass, wenn er den Respekt seines Herzens zurückgewinnen wolle, er freundlich zu seinem Herzen sein müsse. In dem Augenblick, in dem ich diese Beurteilung äußerte, klang sie tiefgründig. Eine Minute später aber war ich beschämt ob der pompösen Aufgeblasenheit meiner Worte.

Vier Jahre später suchte er mich wieder auf, nunmehr ohne jede Arrhythmie, ohne jegliche Medikamente und zu einem normalen Leben zurückgekehrt. Ich fragte ihn, wie er das zustande gebracht habe. Die Antwort war: „Sie haben das vollbracht, indem Sie mich lehrten, nett zu meinem eigenen Herzen zu sein."

Oder, nachdem ich einer iranischen Frau mit normalen Herzkranzgefäßen, die an Brustschmerzen litt, die kein Arzt zu lindern vermochte, zugehört hatte, erfuhr ich, dass ihr Ehemann in Teheran lebte und ihre beiden Kinder fern von Boston wohnten. Schließlich machte ich ihr Vorhaltungen: „Sie sind weder hier noch dort – wo sind Sie?" Diese wenigen Worte säten die Samen des Vertrauens. Ihr Verhalten änderte sich von Zurückhaltung, die an Feindseligkeit gegrenzt hatte, zu „Ich weiß, Herr Doktor, Sie werden mir helfen."

Von ausgedehnten Beobachtungen her und aus eigener Erfahrung als Patient bin ich bestürzt, dass die Anamnese-

Erhebung durch Checklisten ersetzt wird, die von schlecht ausgebildetem Gesundheitspersonal ausgefüllt werden. Die körperliche Untersuchung ist weitgehend aufgegeben worden. Wenn der Arzt ein Wissenschaftler ist, muss man seine Scheu vor den kreativen, den subjektiven, den kultischen, den wertenden informellen anekdotischen Daten, die durch Sprechen und Fühlen vermittelt werden, verstehen. Dieses Sich-Abwenden vom traditionellen ärztlichen Tun beginnt bereits an den Medizinischen Fakultäten und wird durch die Rotationen an den Kliniken tief verwurzelt. (3)

Medizinische Fakultäten – Zitadellen der Wissenschaft

Studenten der Medizinischen Fakultät stammen meist aus wohlhabenden Kreisen der Bevölkerung. Und dennoch sind sehr viele, vielleicht die Mehrzahl, bei der Immatrikulation für diesen anspruchsvollen Beruf von Idealismus erfüllt. Sie haben den Wunsch, Gutes zu tun, statt ihre Sache lediglich ordentlich zu machen. Man begegnet einem seltsamen Paradox: Statt dass die Medizinischen Fakultäten die innewohnende Humanität ihrer Studenten verfeinern, berauben sie sie ihrer Hingabe an die menschliche Fürsorge. Deren Einstellung ändert sich auf der Reise vom Anfänger zum Dr. med. beträchtlich. Ich hatte Gelegenheit, dieses Phänomen zu drei Zeitpunkten meiner ärztlichen Laufbahn in jeweils 20-jährigem Abstand zu beobachten.

Nach meinem Eintritt in die Johns Hopkins Medical School (JHMS) im Jahr 1942 bemühte ich mich sofort um ein soziales Engagement jenseits des anatomischen Seziertisches. Wir Studenten standen unter enormem Zeitdruck. Wegen des Krieges war der Lehrplan auf drei Jahre zusammengedrängt worden ohne Unterbrechungen oder Ferien.

Trotzdem investierte ich sehr viel Zeit für die Reaktivierung der JHMS-Gruppe der „Association of Interns and Medical Students" (AIMS). Diese galt damals als eine radikale Organisation, da sich AIMS für die Zulassung von Frauen und Juden an den Medizinischen Fakultäten einsetzte, darauf drängte, dass Pflichtassistenten und Assistenzärzte ein angemessenes Gehalt erhielten und weil sie einen individuellen nationalen Gesundheitsdienst befürwortete. Aus einer Gruppe von siebenundsechzig Studenten des ersten und zweiten Semesters rekrutierten wir dreißig Mitglieder. Unter den Studenten des zweiten Studienjahres ging die Zahl der Aktivisten bereits auf fünf zurück. Aus dem dritten Studienjahr gesellte sich nur eine einzige mutige Seele unseren Reihen hinzu, und unter den Studenten des vierten Studienjahrs hatten wir kein einziges Mitglied. Dieses Muster der Mitgliedschaft herrschte an den Medizinischen Fakultäten quer durchs ganze Land vor.

Im Jahr 1962 gründete eine kleine Gruppe von Bostons Ärzten die Organisation „Physicians for Social Responsibility" (Ärzte für Soziale Verantwortung), um der Bedrohung der nuklearen Vernichtung entgegenzutreten. Das Muster der Mitgliedschaft war an der Harvard Medical School in etwa das gleiche wie jenes an der Johns Hopkins Medical School 20 Jahre zuvor. Im Jahr 1981 organisierten wir zusammen mit sowjetischen Kollegen eine globale Bewegung, um die Öffentlichkeit auf die wachsende Gefahr eines nuklearen Armageddon aufmerksam zu machen. (4) Vier Jahre nach ihrer Gründung erhielt die Organisation „International Physicians for the Prevention of Nuclear War" (Internationale Ärzte zur Verhütung des Atomkriegs) den Friedensnobelpreis. Dies wäre nicht möglich gewesen ohne die Begeisterung und das unerschütterliche Engagement einer großen Gruppe von Harvard-Medizinstudenten des ersten Studienjahrs. Bemerkenswerterweise waren Studenten des dritten und vierten Studienjahrs nicht dabei.

50 Jahre lang machte ich an mehreren Tagen in der Woche klinische Visiten am Brigham and Women's Hospital. Dies schloss den Unterricht der Hausbelegschaft und der Harvard-Medizinstudenten ein. Während dieses halben Jahrhunderts nahm die Empathie bei den ehrgeizigen Ärzten sichtlich ab. Zur gleichen Zeit wiesen sie zunehmend eine Fixierung auf die neuen Technologien auf. Ich erinnere mich an eine Visite mit einer hoch intelligenten Harvard-Medizinstudentin im dritten Studienjahr. Wir untersuchten einen Patienten mit rheumatischer Herzerkrankung. Aufgeregt drängte ich sie, mit dem Stethoskop das Herz abzuhören, um das rumpelnde diastolische Murmeln der Mitralstenose zu vernehmen. Sie lauschte angestrengt und fragte dann mit einem bass erstaunten Blick: „Wie können Sie sicher sein, dass Sie ein Murmeln hören, wenn Sie das Echokardiogramm nicht gesehen haben?"

Medizinstudenten werden nicht über die Grenzen und Einschränkungen der Wissenschaft instruiert. Ihnen wird wenig – wenn überhaupt – beigebracht, wie für den sterbenden Patienten gesorgt werden kann. Der junge Arzt ist konditioniert, den Tod als ein Zeichen des Versagens anzusehen – er gilt als elementarer Frevel im Tempel der Wissenschaft. Die Folgen sind oft grauenhaft und teuer. Auf der Koronar-Intensivstation, der ich vorstand, traf ein Patient mit schwerer Herzinsuffizienz ein, seinem vierten dokumentierten Herzinfarkt. Es war nur sehr wenig vom Herzmuskel intakt geblieben. Das kardiale Auswurfvolumen schwankte um 10 %. (5) Als ich ankam, herrschte ein Tohuwabohu an Geschäftigkeit. Alle waren aufgeregt, als der Patient für eine Angiografie und Bypass-Chirurgie fertig gemacht wurde. Ärzte eilten hinein in sein Zimmer und wieder heraus. Nach Diskussion der Situation mit der Familie entschied ich, dass weitere medizinische Eingriffe ungerechtfertigt waren. Die Ärzteschaft schien daraufhin zu verstummen. In den nächsten beiden Stunden, in denen der Patient noch am Leben war, betrat nicht ein einziger Arzt sein Zimmer! Tod, der Feind, hatte einen schmählichen Sieg errungen. Diesen jungen Kriegern fehlte es an Mut, ihn anzuerkennen.

Viele vitale Themen werden nur flüchtig behandelt oder vollkommen vernachlässigt. Wenn man sich den Studienplan der Medizinstudenten anschaut, würde man folgern, dass die Ernährung kein bedeutsamer Faktor für die menschliche Gesundheit ist und auch bei vielen der vorherrschenden chronischen Krankheiten keine Rolle spielt. Nur wenige Studenten sind – wenn überhaupt – vertraut mit der Allgegenwart von Salz in den industriell verarbeiteten Lebensmitteln. Ich bin keinem einzigen Harvard-Medizinstudenten begegnet, der um den Salzgehalt einer Brotscheibe gewusst hätte. Die Armut ist von der Weltgesundheitsorganisation als der führende ursächliche Einzelfaktor sowohl für die akute als auch für die chronische Erkrankung proklamiert worden. Und dennoch sind die ökonomischen Aspekte der Gesundheitsfürsorge oder die sozial-bestimmenden Faktoren für die Krankheit im medizinischen Lehrplan kaum vertreten. Die Ärzte sind schlecht über die exorbitanten Kosten der Medikamente informiert und verschreiben nur selten Generika. Ihnen sind die Alternativkosten nicht bewusst, nämlich, dass das für teure Medikamente oder Prozeduren ausgegebene Geld den Patienten an Nahrung vorenthalten wird und ihnen Mittel für die Ausbildung der Kinder in ihren Gemeinden entzieht.

Der hervorragende indische Kardiologe Srinath Reddy hat über die fünf fehlenden E's in der ärztlichen Ausbildung geschrieben, nämlich „epidemiology" (Epidemiologie), „economics" (ökonomische Faktoren), „ethics" (ethische Aspekte), „empathy" (Empathie) und „engagement" (Engagement). (6) Die klaffendste Lücke ist meiner Ansicht nach das Fehlen kommunikativer Fertigkeiten. Das führt dazu, dass die Ärzte sich in der gemeinsamen Zeit mit dem

Patienten unbehaglich fühlen. Dies spiegelt sich wider in der fehlenden Geschicklichkeit, eine klinische Anamnese zu erheben oder eine einfache körperliche Untersuchung durchzuführen. (3) Die Metamorphose zu ärztlichen Technokraten fängt im dritten Studienjahr an, wenn die Studenten die klinischen Praktika in den Krankenhäusern beginnen. Warum soll man Zeit verschwenden mit der Befragung ungenauer, geschwätziger Patienten, wenn man die genaue Ursache ihres Krankseins bildlich darstellen kann? Statt den menschlichen Kern des ärztlichen Unterfangens zu bewahren, wird das Kind mit dem Bade ausgeschüttet.

Bereits vor einem Jahrhundert hat ein sehr kluger Arzt die ärztliche Gemeinde auf dieses besondere Problem aufmerksam gemacht. (7) Alfred Worcester aus Waltham, Massachusetts, schrieb im „Boston Medical and Surgical Journal" im Jahr 1912 ein Essay mit dem Titel „Vergangene und gegenwärtige Methoden in der Praxis der Medizin", welches dieses kaskadenförmige Tauschgeschäft beschreibt. Er behauptete, dass der Arzt von einst „mehr über die Patienten wusste, als viele heutige Medizinstudenten jemals wissen werden." Worcester fuhr fort: „In der modernen Medizinischen Hochschule sitzt die Wissenschaft auf dem Thron. Hingerissen von der Brillanz ätiologischer Erkenntnisse ist die gesamte Kraft der Fakultät dem Studium von Krankheiten gewidmet. Die Kunst des ärztlichen Tuns wird nicht gelehrt; selbst seine Existenz wird kaum wahrgenommen. Und demzufolge sind die heutigen Absolventen der Medizinischen Hochschulen für die Ausübung ihres Berufs nicht fachgerecht ausgerüstet ... Wenn der moderne Arzt mit den Geheimnissen des Lebens zu tun hat, lässt ihn seine Wissenschaft im Stich. Ihm ist der therapeutische Wert von Sympathie und Ermutigung nicht beigebracht worden ... Wann immer aber die Kenntnis um die Krankheit benötigt wird, zeichnet sich der moderne Doktor aus. Jedoch hat seine Ausbildung ihn nicht darauf vorbereitet, Arzt zu sein."

Die Medizinischen Hochschulen lehnen jeglichen Eingriff in ihre Domäne ab. Allerdings ist vieles von der Wissenschaft, das man in den ersten beiden Studienjahren an der Hochschule lernt, bald vergessen. Dies beruht weitgehend auf ihrer Bedeutungslosigkeit für die Anforderungen einer klinischen Praxis. Aus diesem Grund müsste der Studienplan umgestaltet werden, um die vernachlässigten Herausforderungen des Humanismus und der öffentlichen Gesundheitsprinzipien anzusprechen und die Studenten mit den kritischen sozialen Faktoren der Krankheit bekannt zu machen.

Gegenwärtig bereiten die Hochschulen und die Krankenhäuser die Ärzte darauf vor, Handwerksgesellen in der Wissenschaft und Manager komplexer Biotechnologien zu werden. Von der Heilkunst wird wenig vermittelt. Die Abkehr von einer auf den Patienten ausgerichteten Gesundheitsfürsorge war bereits vor einem Jahrhundert offenkundig. Heute werden „Hosiannas" angestimmt auf die bevorzugte Stellung des Patienten, selbst wenn sie bereits zur leeren Floskel geworden ist. Paradoxerweise beschleunigt sich die Distanzierung von den Patienten während der klinischen Jahre an der Medizinischen Hochschule. Dies ist gerade die Zeit, in der beeindruckbare Studenten ihre Praktika auf den Krankenhausstationen beginnen und bereits Verantwortung für das Wohlbefinden der Patienten übernehmen.

Krankenhäuser als Fabriken der Biotechnologie

Die Krankenhäuser schmälern die Menschlichkeit bei den beeindruckbaren Studenten, die bereits durch die Medizinische Hochschule negativ beeinflusst worden sind, noch weiter. Ihre Vorbilder sind die Chefs zahlreicher verschiedener Spezialgebiete, vor allem die ärztlichen Leiter der Inneren Medizin und der Chirurgie. Diese werden ausnahmslos gewählt aufgrund ihres Fachwissens als Forscher, das sich in umfangreichen Literaturangaben ihrer wissenschaftlichen Publikationen niederschlägt, sowie wegen einer Erfolgsbilanz bei der Beschaffung großer Forschungsmittel. Einige der Chefs haben sich hohes Ansehen als Grundlagenforscher erworben. Die meisten sind Experten in einigen hochmodernen Technologien. Meiner Erfahrung nach sind nur wenige dieser Chefs fähige oder weise Kliniker. Selten führen sie Unterrichtsstunden am Krankenbett durch, obgleich sie versiert sind, höchstgelehrte Vorlesungen, beladen mit PowerPoint-Grafiken großer Datenmengen, zu halten. Die Klinikbelegschaft ahmt das Verhalten der großen Bosse nach und hält Patientenvisiten in Konferenzräumen ab. Diese konzentrieren sich auf eine Flut von Labordaten und Bilddarstellungen von Organen, die auf allgegenwärtigen Laptop-Bildschirmen gezeigt werden. Wenn Gastärzte teilnehmen, konzentrieren diese sich auf ihre eigenen Forschungsergebnisse und halten kleinteilige wissenschaftliche Vorträge. Besuche an den Betten der Patienten finden in aller Eile statt. Viele Mitglieder des Teams betreten nicht einmal das Krankenzimmer. Es gibt keinen Unterricht am Krankenbett. Die Visite bei einem Patienten wird als Tribut an einen uralten Brauch ritualisiert, so relevant wie das allgegenwärtige Stethoskop, das die meisten bei sich tragen, aber nur wenige zu benutzen wissen.

Die Krankenhäuser sind von der sprießenden Bürokratie überwältigt, die notwendig ist, um die Maschinerie einer Mega-Institution funktionieren zu lassen, und stets darauf bedacht, die Gewinne zu maximieren. Ein wichtiges Ziel in dieser Hinsicht ist es, den Patienten auf eine rasche Entlassung hinzulenken. Die Diagnose eines jeden Patienten fällt in irgendeine, zuvor festgelegte krankheitsbezogene Kategorie mit jeweils fixer Vergütung der Kosten und einer fixen Dauer des Krankenhausaufenthalts. Wird die Zeit der Hospitalisierung abgekürzt, macht die Institution Gewinne – und verarmt, wenn die Zeit überschritten wird. Häufig sind die Patienten wieder draußen, noch ehe sie richtig drinnen sind. Die Klinikbelegschaft und erst recht die Medizinstudenten haben gar keine Gelegenheit, den Patienten als ein menschliches Wesen kennenzulernen, selbst wenn dies ihre Absicht ist. Dieses Manko wird noch unterstrichen, indem man sich bei einem Patienten nicht auf seinen Namen, sondern auf sein erkranktes Organ bezieht: der Herzpatient, der Nierenpatient oder der Leberpatient.

Eine sehr große Herausforderung für einen Medizinstudenten stellt das Verstehen der Flut von Daten seitens der verschiedenen Technologien des Hospitals dar. Etliche von ihnen zeigen auf wundersame Weise die intimsten Bereiche der menschlichen Anatomie. Weshalb soll man sich mit Geschwafel oder der Auskultation eines nicht richtig wahrgenommenen Herzmurmelns abgeben, wenn man die eindeutig erkrankte Herzklappe dreidimensional in voller Bewegung sehen kann? Der Student fühlt sich zusätzlich von diesen Technologien angezogen, da sie genau genommen Abkürzungen auf dem Weg zu klinischer Erfahrung sind, die man sich erst nach Jahren der Praxis aneignet. Darüber hinaus erkennt selbst ein Neuling unter den Medizinstudenten sehr rasch die reichlichen finanziellen Belohnungen, die Ärzte mit technologischem Fachwissen erhalten. Je komplizierter die Technologie, umso attraktiver die finanzielle Vergütung für den ärztlichen Spezialisten, häufig das Zehnfache oder mehr von dem, was die Bezahlung ausmacht, die man für die Zeit einer Anamnese-Erhebung oder einer körperlichen Untersuchung erhält. Ein Großteil der Studenten ist mit Schulden für das Medizinstudium belastet. Die Spezialisierung, nämlich die Aneignung von Fertigkeiten in einer hoch dotierten Technologie, vermindert nicht nur sehr rasch die Schuldenlast, sondern erlaubt es einem auch, gut zu leben und dabei scheinbar noch immer Gutes zu tun.

Für den Patienten ist das moderne Krankenhaus sowohl ein Segen als auch ein Fluch. Die Effizienz des modernen Operationssaals, die Minimierung von Beschwerden durch eine wissenschaftlich angewandte Anästhesie, die sorgfältige Überwachung von Patienten in der postoperativen Erholungsphase, die Kontrolle von Schmerzen und Unbehagen haben ihre Betreuung revolutioniert. Nicht unerwähnt sollen die vielen wunderbaren Heilungen von einstmals tödlichen Krankheiten bleiben. Ich bin alt genug, um mich an die fast 100%ige Mortalität zu erinnern, welche die subakute bakterielle Endokarditis begleitet hat. Solch eine Infektion einer Herzklappe ist heutzutage weitgehend heilbar.

Aber jene Patienten, die an einer chronischen Krankheit leiden und auch vielfältige Komorbiditäten aufweisen – so wie die meisten alten Menschen, die einen signifikanten Prozentsatz der Bettenbelegung ausmachen –, empfinden ganz allgemein ein Gefühl der Verlassenheit. Diese Patienten wissen selten, wer ihre Ärzte sind. Üblicherweise werden sie nicht von einem einzelnen Arzt, sondern von einem ganzen Team betreut. Ihr Hausarzt macht keine Klinikbesuche. Die Versorgung am Krankenbett ist eher eine Art Öffentlichkeitsarbeit als Realität. Die Krankenschwestern sind damit beschäftigt, die Ausgaben der Geldmittel zu kontrollieren und sicherzustellen, dass spezifische Algorithmen, Sicherheitscodes und zahlreiche Protokolle angemessen eingehalten werden. Vergessen sind das Rückenabreiben, das aufmunternde Wort, der begleitende Spaziergang, das Aufschütteln verschwitzter Kissen, die helfende Hand in einen bequemen Stuhl, das Herbeibringen von Eisstückchen oder von einem dringend benötigten Urinal.

Während eines kürzlichen Krankenhausaufenthalts wachte ich früh am Morgen auf und musste dringend Wasser lassen. Es gab kein Urinal in meiner Nähe. Eine intravenöse Vorrichtung, eine Nasen-Magen-Sonde und EKG-Monitor-Ableitungen verurteilten mich zur Unbeweglichkeit.

Der Klingelknopf war unter das Bett gefallen. Lautes Rufen konnte den Lärm von Monitor-Gepiepe, Alarmen, Funkrufen, Klingelzeichen, Telefonanrufen und dergleichen auf der Schwesternstation nicht durchdringen. Glücklicherweise war ein Handy in Reichweite. Ich weckte meine Frau. Die rief die Schwesternstation an, um mir das segensreiche Urinal bringen zu lassen. Viele Patienten haben mir anvertraut, dass sie nicht hospitalisiert werden wollen, ohne dass ein Familienmitglied mit einzieht.

Die Dringlichkeit einer medizinischen Renaissance

Mir ist Umberto Ecos Ausspruch sehr gegenwärtig: „Für jedes komplexe Problem gibt es eine einfache Lösung und die ist immer falsch." Aus diesem Grund ist meine Lösung ganz und gar nicht einfach: Es muss eine medizinische Renaissance stattfinden. Im Zentrum dieses Ziels steht die Wiederherstellung der Arzt-Patient-Beziehung. Zwei konzeptionelle Systeme müssen integriert werden, nämlich Kranksein und Krankheit – das erste ist, was den Patienten quält; das zweite ist die Fehlfunktion des Organismus. Die Fähigkeit, Kranksein und Krankheit zu integrieren, erfordert den Dialog zwischen zwei Experten: dem Arzt und dem Patienten. Der Arzt bringt Expertenwissen um die gestörte Biologie und eine Beurteilung der generellen Topografie der Krankheit mit; der Patient steuert das unerlässliche Wissen um das Problem bei, das von niemandem sonst in der großen weiten Welt erhältlich ist. In der Tat ist der Patient der einzige Aufbewahrungsort von ausschlaggebendem Beweismaterial, das zur korrekten Diagnose der Krankheit leiten kann sowie ein unerlässlicher Führer zur entsprechenden Behandlung des Krankseins.

Die Renaissance, die im 14. Jahrhundert in Florenz begann, setzte einen aufblühenden Humanismus aus einem

Kokon der unterdrückenden Religiosität frei, die das finstere Mittelalter kennzeichnete. Wir selbst müssen uns aus einem ähnlich unterdrückenden Glaubenssystem befreien – der alles durchdringenden Überzeugung, dass die Märkte jegliche menschliche Interaktionen regulieren können. Diese Überzeugungen sind in einem Mythos verankert und werden von Eigen-Interessen angetrieben. Sie haben aufgehört, der Öffentlichkeit Gutes zu tun. Im Mittelpunkt einer marktorientierten Gesellschaft steht die Stimulation von Wünschen und erdichteten Bedürfnissen. Das Ergebnis ist die Kommerzialisierung alles Sichtbaren, unsere intimsten Emotionen eingeschlossen. Das ärztliche Tun ist davon nicht verschont geblieben. In der Gesundheitsfürsorge hat der Unternehmensbereich die ideale Handelsware entdeckt: Im Gegensatz zu anderen Gütern kann der Verbraucher, also der Patient, niemals gesättigt werden. Jeder Aspekt im menschlichen Lebenszyklus, jede Drehung und Wendung im Alterungsprozess bis hin zur unausweichlichen Auflösung und zum Tod, jede unbequeme Emotion eignet sich für die Medikalisierung. Fehlsteuerungen der Gesundheitsfürsorge in den Vereinigten Staaten stehen zu einem nicht geringen Teil mit der Herrschaft der Märkte in Zusammenhang.

Darin besteht der Widerspruch. Lässt man den „Handelstreibenden" in der Gesundheitsindustrie die Zügel schießen, dann gibt die ganze Wirtschaft nach. Über die Jahrzehnte hindurch hat der Anstieg der Gesundheitskosten die Inflation von anderen Gütern und Dienstleistungen überflügelt. Er hat jetzt 18 % unseres Bruttosozialprodukts erreicht und lenkt Investitionen von zahlreichen vitalen Bereichen der Wirtschaft ab. Um den leckgeschlagenen Koloss eines zunehmend seeuntüchtigen Staatsschiffes zu retten, sollten die Industriekapitäne nunmehr bereit sein, einige angesehene Passagiere über Bord zu werfen, wobei die im Geschäft der Gesundheitsfürsorge Tätigen nicht auszuschließen sind. Dieser sich herauskristallisierende Zeitgeist kann eine tiefgreifende Veränderung ermöglichen. Ganz oben auf der Tagesordnung sollte die Humanisierung der Gesundheitsfürsorge stehen.

In diesem Zusammenhang erinnere ich mich an die Patientin M.K.: Hätte sie sich der Herz-Katheterisierung unterzogen, wäre wohl eine mäßige Einengung der Herzkranzgefäße entdeckt worden, die in der gängigen ärztlichen Kultur die Fehldiagnose „Angina pectoris" unterstützt hätte. Dies hätte einem Eingriff Vorschub geleistet. Die Kosten wären exorbitant gewesen und hätten mit dieser Prozedur nicht ihr Ende gefunden. Häufige Kontrollen bei den Kardiologen mit teuren jährlichen nuklear-medizinischen Untersuchungen des Herzens hätten über 40 Jahre ihrer wahrscheinlichen Lebenserwartung hindurch fortgedauert. Kann irgendjemand es wagen, die Kosten zu schätzen? Soziale Kosten wären ebenfalls hinzugekommen. Ohne Zweifel wäre M.K. nicht imstande gewesen, ihre Arztrechnungen zu bezahlen und hätte ihr Heim und vielleicht ihren Job verloren. Sie wäre dann zur Empfängerin von Medicaid (= ein US-Gesundheitsfürsorge-Programm für Personen mit geringem Einkommen, für Kinder, Arme, ältere bedürftige Menschen, Behinderte) geworden, das von Steuerzahlern finanziert wird. Noch immer bezahlt das gegenwärtige System einen Arzt für ein Gespräch mit einem Patienten kaum, vergütet hingegen großzügig den Weg, den M.K. nicht eingeschlagen hat. Wie paradox und korrupt kann ein System noch werden, bevor eine informierte Bürgerschaft es auf der Müllhalde der Geschichte deponiert? Zweifeln Sie noch daran, dass wir eine Renaissance in der Medizin brauchen?

Literatur und Anmerkungen

1. Auf den „Schmetterlingseffekt" war erstmals von Lorenz in einer Ansprache beim jährlichen Treffen der „American Association for the Advancement of Science" am 29. Dezember 1979 Bezug genommen worden.
2. Charles Darwins Pionierarbeit auf diesem Gebiet wird in seinem Buch „*The Expression of the Emotions in Man and Animals*", publiziert im Jahre 1872, dargelegt.
3. Lown, B. *Die verlorene Kunst des Heilens*. Stuttgart: Schattauer 2002 und 2004.
4. Lown, B. *Prescription for Survival: A Doctor's Journey to End Nuclear Madness*. Berrett-Koehler, San Francisco, 2008.
5. Auswurfvolumen bezieht sich auf das Volumen von Blut, das bei jedem Herzschlag ausgeworfen wird, verglichen mit der Kapazität der linken Herzkammer. Unter 50 % ist abnormal. Man begegnet nur selten Auswurfvolumina von weniger als 20 %.
6. Reddy S. "The missing 'E's of medical education." Opinion-Leader page. *The Hindu,* June 25, 2009.
7. Worcester A. Past and present methods in the practice of medicine. *Boston Medical and Surgical Journal*, February 1912.

Menschlichkeit

Zuhören, Berühren, Heilen

Der Arzt als Placebo

Wir leben in einem paradoxen Zeitalter. Von der Medizin erwarten wir Wunder; von den Doktoren die Worte „als geheilt entlassen". Ärzte werden nicht länger voller Ehrfurcht angesehen, sie kommunizieren immer weniger mit ihren Patienten. Das Erheben der Krankengeschichte erfolgt rasch und enttäuschend, und selbst diese kostbaren Minuten werden noch vertan. Statt sich auf den Patienten zu konzentrieren, durchforscht der Arzt elektronische Krankenunterlagen – häufig mit dem Blick auf den Computerbildschirm statt auf den Patienten. Die Szene erinnert an ein Robotergeschehen: Augen sehen sich nicht an, Stimmen vereinen sich nicht, Kommunikation findet nicht statt. Nach einer kurzen Sitzung werden die Patienten zu einer Reihe von Tests, zu bildgebenden Verfahren und zu Untersuchungen bei gleichgültigen Fachärzten geschickt.

Das gegenwärtige Auseinanderdriften von Menschlichkeit und Medizin resultiert aus einem marktorientierten Gesundheitssystem, in dem Ärzte ihre Dienste verkaufen, um ihren Profit zu erwirtschaften. Sie sehen sich selbst nicht als Heiler, sondern als medizinische Techniker und fast ausschließlich als Wissenschaftler. Damit haben sie sich dem eigentlichen ärztlichen Tun entfremdet.

Ich möchte gern dazu beitragen, die frühere Professionalität von Ärzten wieder herzustellen. Solch eine Wiederherstellung erfordert jedoch, dass Ärzte ihre Rolle als „Placeboisten" erneut akzeptieren. Einige werden davor zurückschrecken. Sind Placebos nicht eine „fromme Täuschung", wie Thomas Jefferson fast zwei Jahrhunderte zuvor suggeriert hat? Bei vielen ruft dieses Wort ein Bild von Pseudo-Behandlungen, von Scharlatanen, die Schlangenöl verordnen, hervor. Dieser Ansicht bin ich auch gewesen. Ich glaubte, dass die Gabe von unwirksamen Zuckerpillen dem Wesen der wissenschaftlichen Medizin gegen den Strich ging. 50 Jahre ärztlicher Praxis haben meine Ansichten verändert.

Klinische Erfahrung

Anlass zum Überdenken dieses Sachverhalts war eine Anekdote, die ich vor vielen Jahren über Mark Twain hörte. In einer brütend heißen Sommernacht logierte er in einem billigen Hotel in Mississippi. Schweißgebadet von der drückenden Hitze wälzte und drehte er sich in der stehenden, schalen Luft hin und her. Obgleich er todmüde war, fand er keinen Schlaf. In wachsender Verzweiflung schleuderte er einen Schuh gegen das verschlossene Fenster. Als das Glas zersplitterte, fühlte er eine kühle Brise vom Mississippi-Fluss hereinwehen. Sofort fiel er in den lange ersehnten tiefen Schlaf. Am nächsten Morgen fand er das zerborstene Glas eines Spiegels, das neben dem noch immer verschlossenen und unversehrten Fenster lag. Wer diese Erzählung hört, nickt gewöhnlich in wissender Zustimmung und schreibt die vermeintliche Brise der Kraft der Einbildung zu. In der Tat existieren wir nicht unabhängig von unserem uns leitenden Gehirn.

Was mir hauptsächlich Respekt vor dem Placebo einflößte, war die klinische Erfahrung. Je ausgedehnter meine Erfahrung, umso mehr beeindruckte mich die Macht des Placebo-Effekts.

Während meines „Fellowship-Trainings" bei jenem Meister seines Fachs, dem Kliniker Dr. Samuel A. Levine, wurde ich häufig durch seine überlegene Haltung Patienten mit schwer zu beeinflussenden Symptomen gegenüber provoziert. So kramte er zum Beispiel in einer Hosentasche und überreichte nur eine Pille, entweder ein Bromid, ein Barbiturat oder ein Vitamin. Ich hingegen kämmte, ehe ich ein Medikament verordnete, äußerst gewissenhaft die wissenschaftliche Literatur durch auf der Suche nach den neuesten, wissenschaftlich fundierten Heilmitteln. Der Unterschied im Ergebnis zwischen Levines Patienten und meinen Patienten war eklatant. Seine erholten sich prompt, meinen ging es nicht so gut. In späteren Jahren dämmerte es mir, dass es am Placebo-Effekt gelegen haben muss.

Je mehr Patienten ich sah, desto häufiger begegneten mir die Wunder des Placebos. Ich erinnere mich an einen Mann mittleren Alters, Herrn B., mit Angina pectoris. Dies war vor der Einführung einer Reihe wirksamer Medikamente gegen die Angina pectoris, vor koronarer Bypass-Chirurgie, Angioplastie oder Herzkranzgefäß-Stent-Einpflanzung. Nitroglycerin war damals das einzige Heilmittel. Angina-pectoris-Attacken immobilisierten Herrn B. völlig, da die kleinste Anstrengung die Schmerzen intensivierte. Glücklicherweise beseitigte eine Nitropille unter der Zunge stets und prompt die Beschwerden.

Als Herr B. eines Tages in der Badehose am Strand entlangwanderte, verspürte er pectanginöse Beschwerden (vgl. Kap. 33). Er geriet in Panik, weil er seine Pillendose, die er in einer Hosentasche gelassen hatte, nicht finden konnte. Zunehmende Angst verstärkte die Schmerzen, und er war unfähig, sich zu bewegen. Herr B. bat einen Vorübergehenden, die Pillen zu holen, und zeigte auf seine Hose, die unter einem Sonnenschirm etwa zwanzig Meter entfernt lag. Der Mann fand die Pillendose, und als er sie durch die Luft schwenkte, ließen Herrn B.s Schmerzen sofort nach, so, als ob das Nitroglycerin sich bereits unter seiner Zunge aufgelöst hätte. Er berichtete später, dass bei vielen Gelegenheiten die Angina verschwand, wenn er die Pillendose nur herausholte. Viele andere Patienten haben ebenfalls berichtet, dass allein schon das In-die-Hand-Nehmen der kleinen Nitroglycerin-Flasche ihre Beschwerden linderte. Die Flasche selbst agierte als ein Placebo.

Die Geschichte des Placebos

Das Placebo hat eine lange Tradition. In der Tat stand es während mehrerer Jahrtausende in der medikamentösen Behandlung an oberster Stelle. Bereits in der Römerzeit enthielt die berühmte Galen-Pharmakopoe 820 Placebo-Mittel. Galen beobachtete mit Scharfblick: „Derjenige heilt am erfolgreichsten, dem die Patienten am meisten vertrauen." Der Pionier unter den Placebo-Forschern, Arthur Shapiro, vertritt die Ansicht, dass fast alle der 16.842 seinerzeit eingetragenen Heilmittel mit nur geringen Ausnahmen Placebos waren. (1)

Der moderne Verstand ist unfähig, das Ausmaß der einst allgemein verbreiteten Leichtgläubigkeit zu begreifen. Viele Jahrhunderte hindurch unterzogen sich Menschen bizarren, unzuträglichen, krankmachenden und mitunter tödlich endenden pharmazeutischen Verabreichungen. Der Chemiker-Apotheker alter Zeiten zerrieb Staub von kostbaren Steinen zusammen mit einem widerwärtigen Gemisch aus Skorpionen, Würmern oder Holzläusen, den Gedärmen von Tieren und eventuell einem Stück menschlicher Placenta unter Hinzufügung von Speichel, von Geschlechtsorganen hingerichteter Verurteilter und aller Arten von Ausscheidungen. Diese Mittel, die man für Wundermittel hielt, wurden unterschiedslos für ein großes Spektrum an Krankheiten verschrieben.

Noch bemerkenswerter ist, dass sich Patienten Aderlass, Schwitzen, Abführen, Erbrechen, Blutegel-Ansetzen, Vergiften, Schneiden, Schröpfen, Blasenziehen, Eiseskälte, Verbrennen, Schlagen und einer Reihe anderer körperlicher Schädigungen unterwarfen und teilweise sogar noch heute unterwerfen. Während heutzutage Flüssigkeitszufuhr und Aufrechterhaltung des Blutvolumens Ziel der Therapie sind, wurde vor der Ankunft des wissenschaftlichen Zeitalters das genaue Gegenteil praktiziert. George Washington starb nicht an einem Tonsillar-Abszess – wie allgemein geglaubt wird –, sondern an einem Aderlass von mehr als zweieinhalb Litern Blut innerhalb von zwölf Stunden. Ein ähnliches Schicksal des Blutlassens bis zum tödlichen Ende ereilte Guiseppe Mazzini, den Gründer der modernen italienischen Republik. Man fragt sich, weshalb Menschen schädliche Methoden akzeptierten. Man wundert sich auch, warum Ärzte verehrt wurden, obgleich ihre Praktiken oftmals unsinnig waren und mitunter tödlich endeten.

Moderne klinische Erfahrung

In den frühen 1950er-Jahren stieß ich auf eine Krankengeschichte, die bei mir einen bleibenden Eindruck hinterließ. Einer schwangeren Frau, die an schwerer und hartnäckiger Übelkeit litt, wurde in ihrem Magen ein Ballon aufgeblasen, um die gastrischen Kontraktionen, welche die Übelkeit hervorriefen, zu messen. Es war beobachtet worden, dass die heftigen Kontraktionen mit ihren Klagen zusammenfielen. Man gab ihr Ipecac – ein Medikament, das Erbrechen erzeugt – und versicherte ihr, dass es Erleichterung bringen werde. Innerhalb von Minuten nach der Ipecac-Gabe hörten die intensiven Kontraktionen des Magens und damit die Übelkeit auf. (2)

Es waren die Untersuchungen von Dr. Henry Beecher, dem bekannten Anästhesisten des Massachusetts General Hospital, die die Placebos von ihrem Ruf befreiten, Humbug zu sein. Als Chirurg im Zweiten Weltkrieg beobachtete er, dass die Schmerzen von schwer verwundeten Soldaten durch kleine Dosen von Opiaten gelindert wurden. Dies stand im Gegensatz zu seiner alltäglichen Erfahrung. Manchmal waren selbst riesige Dosen von Narkotika nicht imstande, die Schmerzen junger Opfer, die in Autounfällen verletzt worden waren, zu mildern. Beecher schloss daraus, dass Schmerzfreiheit mehr beinhaltet als die pharmakologische Aktion von Medikamenten. Der verwundete Soldat war ein Held, der nicht länger den furchterregenden Schrecken der Schlacht und der Möglichkeit, getötet zu werden, ausgesetzt war. Das Opfer eines Autounfalls erwartete hingegen eine solche Erlösung nicht. Es sah sich vielmehr elterlichem Tadel und eventueller Bestrafung für die Zerstörung des Familienautos ausgesetzt.

Diese Beobachtungen faszinierten Beecher und veranlassten ihn zu einer ausgedehnten Erforschung der Rolle des Placebos. (3) Er untersuchte 1.082 Patienten mit Schmerzen unterschiedlicher Ursachen. Placebos bewirkten in 35 % der Fälle eine zufriedenstellende Schmerzlinderung (4) – ein Resultat, das seither regelmäßig bestätigt wurde. Beecher war überzeugt, dass Placebos physiologische und biochemische Mediatoren aktivieren, welche die Funktion des Gehirns verändern und die Wahrnehmung schädlicher Reize beeinflussen. Er regte an, dass einige der günstigen Effekte der Chirurgie auf Placebo-Mechanismen beruhen. Beecher folgerte, dass alle Medikamente doppelte Wirkungen ausüben: die eine beruhe auf den eigentlichen pharmakologischen Eigenschaften, und die andere sei von einer Placebo-Aktion nicht zu trennen.

Genau wie Medikamente erzielen Placebo-Pillen stärkere Wirkungen, wenn sie in größeren Dosen verschrieben werden. Der Effekt ist ausgeprägter, wenn die Kapseln größer sind. Schmerzlinderung ist stärker, wenn die Dosis verdoppelt wird und ausgeprägter, wenn das Placebo injiziert und nicht eingenommen wird. (5) Rote, gelbe oder orangefarbene Pillen stimulieren eher, wohingegen blaue oder grüne Pillen eher beruhigend wirken. (6, 7)

Allein schon das Wissen um den angeblichen Nutzen eines Heilmittels kann die Wirksamkeit eines Placebos erhöhen. Die Versicherung eines Arztes, dass eine verordnete Maßnahme von Wert sei, wird einen positiven Placebo-

Effekt in Gang setzen, insbesondere dann, wenn der Kliniker sehr angesehen ist und ihn eine Aura von langer Erfahrung und Autorität umgibt.

Das Vertrauen des Patienten in die Placebo-Behandlung verstärkt ihre heilende Wirkung. Seit Langem ist bekannt, dass es Patienten, die sich streng an die Verordnungen der Tabletteneinnahme halten, besser geht als jenen, die es nicht tun. Und jene, die Vertrauen zu einer Behandlung haben, sind eher geneigt, sie zu befolgen. Bezeichnend ist auch, dass es Patienten, die sich gewissenhaft an eine Placebo-Behandlung halten, besser geht als jenen, die nur gelegentlich die Mittel einnehmen. In einer großen randomisierten Placebo-kontrollierten Studie mit Cholesterin-senkenden Substanzen an Patienten mit koronarer Herzkrankheit wiesen diejenigen, welche die Placebo-Pillen regelmäßig einnahmen, eine niedrigere Mortalität auf als jene, die es nicht taten. (8) Noch eindrucksvoller ist, dass die vermeintlichen Wirkungen einer Substanz deren tatsächlich vorhandene Pharmakologie gelegentlich direkt ins Gegenteil verkehren können. Wird zum Beispiel ein stimulierendes Mittel gegeben, dem Patienten jedoch mitgeteilt, dass es sich um ein Beruhigungsmittel handele, so wird die Reaktion eher in Entspannung und Schlaf bestehen als in Unruhe und Wachheit.

Trotz der unzweifelhaften Macht wie auch der potenziellen Vorteile von Placebos hegen viele Ärzte Misstrauen gegenüber Placebos und verachten Patienten mehr oder weniger insgeheim, die sich durch sie „zum Narren halten" lassen – so, als ob die Reaktion auf ein Scheinpräparat von einem Charakterfehler herrühre. Ein weit verbreitetes Vorurteil ist, dass die wenig Gebildeten, die weniger Intelligenten und die Fügsamen empfänglich für Placebo seien. Psychologische Studien unterstützen diese Annahme aber nicht. Die Reaktion auf ein Placebo scheint viel eher mit unmittelbaren situativen und zwischenmenschlichen Faktoren in Zusammenhang zu stehen, wie etwa die Qualität der Arzt-Patient-Beziehung, die Schwere und Art der Erkrankung, der Schweregrad der Symptome und eine Reihe anderer Faktoren. (9)

Worte als Placebos

Ich bin heute davon überzeugt, dass der Placebo-Effekt nicht auf Medikamente oder chirurgische Prozeduren beschränkt ist, sondern dass er ein weitaus universelleres Phänomen darstellt. Die Worte von Ärzten und anderen Berufsgruppen des Gesundheitswesens sind die wirksamsten Placebos überhaupt. Ob ein ärztliches Wort entweder heilend oder schädigend wirkt, hängt vom Verhalten des Arztes ab, von der Bestimmtheit, mit der die Information vermittelt wird, vom Grad der gezeigten Empathie und vor allen Dingen von seiner Bereitschaft, dem Patienten zuzuhören.

Die Placebo-ähnliche Macht von Worten wurde mir von einem Patienten in kritischem Zustand nahegebracht. Die Leser meines Buchs „Die verlorene Kunst des Heilens" erinnern sich vielleicht noch an ihn. (10) Zwei Wochen nach einem Herzinfarkt befand er sich noch immer auf der kardiologischen Intensivstation. Er hatte nahezu jede Komplikation, wie sie im Buche steht, durchgemacht. Das Problem ließ sich leicht ermitteln: Mehr als die Hälfte seines Herzmuskels war infarziert. Er litt an hochgradiger Herzinsuffizienz. Eine schwere Hypotension spiegelte eine beträchtlich reduzierte ventrikuläre Auswurfleistung wider. Wegen Schwindel und drohender Ohnmacht konnte er sich nicht aufsetzen. Von Atemnot und Schwäche gequält, hatte er nicht die Kraft zu essen. Er hatte auch gar keinen Appetit, da der Geruch von Essen ihm Übelkeit bereitete. Sein Schlaf war unruhig und gestört. Er war zyanotisch und schnappte immer wieder nach Luft, so, als ertrinke er.

Jeden Morgen glichen die ärztlichen Visiten den Besuchen einer grämlichen Gruppe von Leichenbestattern. Wir hatten alle unsere aufmunternden Plattitüden aufgebraucht. Im Übrigen glaubte ich, dass jede Ermutigung die Intelligenz des Patienten beleidigen und sein Vertrauen weiterhin unterminieren würde. Wir beschleunigten die morgendlichen Visiten, um seinem verängstigten, fragenden Blick zu entgehen. Täglich verschlimmerte sich die Situation. Seine Familie stimmte zu, eventuelle Wiederbelebungsversuche zu unterlassen.

Eines Morgens sah er besser aus, zumindest meinte er, es gehe ihm besser – und in der Tat hatten sich seine vitalen Zeichen gebessert. Ich hatte keine Erklärung für diese Veränderung. Die Prognose war dennoch, ungeachtet der vorübergehenden Besserung, düster. Da ich glaubte, dass eine weniger turbulente Umgebung als die der kardiologischen Intensivstation weniger belastend wäre und ihn nachts schlafen lassen würde, ließ ich ihn auf eine reguläre Überwachungsstation verlegen. Ich verlor die Spur des Patienten aus den Augen, als er eine Woche später entlassen wurde.

Etwa sechs Monate später erschien er in meiner Praxis. Er hatte keine Lungenstauung mehr, war weitgehend symptomfrei und sah bemerkenswert fit aus. Ich war erstaunt und verwirrt.

„Ein Wunder, ein Wunder!", rief ich aus.

„Zum Teufel, nein, das war kein Wunder", entgegnete er.

Ich war wie vor den Kopf gestoßen ob seiner Gewissheit, dass göttliche Einmischung keine Rolle bei dieser wundersamen Genesung gespielt habe.

„Was ist dann geschehen?", fragte ich schüchtern.

Er erklärte mit Nachdruck, dass er genau wisse, wann sich das sogenannte Wunder ereignet habe.

Er habe bemerkt, dass wir am Ende unserer Weisheit angelangt waren, umhertastend und konfus, und anscheinend nicht wussten, wie ihm noch zu helfen sei. Wir hätten ihn überzeugt, dass wir die Hoffnung aufgegeben haben und dass „seine Gans gebraten" sei.

Er fuhr fort: „An einem Donnerstagmorgen, am 25. April, erscheinen Sie mit Ihrem Tross, umgeben mein Bett und schauen drein, als liege ich bereits im Sarg. Sie setzen Ihr Stethoskop auf meine Brust und drängen jeden, sich den „gesunden Galopp" anzuhören. Ich dachte bei mir, dass ich nicht im Sterben liegen könne, wenn mein Herz noch zu einem gesunden Galopp imstande sei – und deshalb wurde ich gesund. Sie sehen also, Doc, es war kein Wunder. Der Verstand hat über den Körper gesiegt."

Der Patient wusste natürlich nicht, dass ein Herzgalopp ein schlechtes Zeichen ist. Ein gesunder Galopp des Herzens stellt einen Widerspruch in sich dar.

Worte sind das mächtigste Hilfsmittel, das ein Arzt besitzt. Patienten sehnen sich nach Zuwendung, die weitgehend durch Worte vermittelt wird. Ein Gespräch kann Therapie sein. Es ist eines der am meisten unterschätzten Werkzeuge in der Ausrüstung des Arztes. Die medizinische Erfahrung bestätigt ständig die heilende Kraft von Worten. Ich kenne nur wenige Heilmittel, die wirksamer sind als ein sorgfältig gewähltes Wort. (10)

Die Möglichkeit des Arztes, als Placebo zu agieren, ist jedoch nicht allein auf Worte beschränkt. Mit der Verkürzung der Wartezeit auf ein Minimum beginnt der Prozess. Das Begrüßen eines Patienten mit einem warmen Händedruck, gefolgt von einer ruhigen, nicht unterbrochenen Unterredung, verstärkt den Placebo-Effekt zusätzlich. Eine sorgfältige Anamnese, die ohne den Patienten zu unterbrechen erhoben wird, fördert Vertrauen. Ein zustimmendes Verhalten, ein bereitwilliges Lächeln, ein positives Wort, eine Sprache, die eindeutig, nicht zweideutig ist, helfen dem Arzt, mit einem anderen menschlichen Wesen in Verbindung zu treten und eine dauerhafte Beziehung herzustellen.

Selbst in der undurchsichtigsten Situation kann man noch einen Silberstreif am Horizont entdecken. Dies hat wenig mit richtig oder falsch zu tun. Es rührt von dem innigsten Wunsch des Arztes her, einem Patienten zu helfen, mit seiner Situation zurechtzukommen. Selbst wenn eine Genesung nicht möglich ist, bedeutet das nicht, dass Heilen unmöglich ist. Die Schwerkranken werden nicht durch vorgetäuschten Optimismus gewonnen, sondern sie sehnen sich nach einer menschlichen Berührung und Anteilnahme. Das Wissen der Medizin hat Grenzen – die Hoffnung aber keine! Ich glaube an die Maxime, die der Arzt Edward Trudeau vor etwa einem Jahrhundert präsentiert hat: „Manchmal zu heilen, oftmals zu lindern, immer zu trösten." Wunder geschehen durch die Fähigkeit zu trösten und zu heilen.

Ärzte können erneut medizinische Professionalität gewinnen, wenn sie die Rolle eines „Placeboisten" wieder annehmen.

Literatur

1. Shapiro AK, Shapiro E. The placebo: Is it much ado about nothing? In The Placebo Effect, edited by Anne Harrington. Cambridge, Mass.: Harvard University Press, 1997: 12.
2. Wolf S. Effects of suggestions and conditioning on the action of chemical agents in human subjects: the pharmacology of placebos. J. Clin. Inv. 1950; 29: 100–109.
3. Beecher HK. The powerful placebo. JAMA. 1955; 159: 1602.
4. Beecher HK. Surgery as placebo. JAMA 1961; 176: 1102.
5. Blackwell B, et al. Demonstration to medical students of placebo responses and non-drug factors. Lancet. 1972; I; 12: 79–82.
6. Buckalew LW, et al. An investigation of drug expectancy as a function of capsule color, size and preparation form. J Clin Psychopharmacol. 1982; 2: 245–48.
7. de Craen AJM, et al. Effect of colour of drugs: systematic review of perceived effect of drugs and of their effectiveness. BMJ. 1996; 313: 1624.

8. Coronary drug project research group. Influence of adherence to treatment and response of cholesterol on mortality in the coronary drug project. NEJM. 1980; 303: 1038–41.

9. Frank J and Frank JB. Persuasion and Healing. 3rd ed. Baltimore, Md.: Johns Hopkins University Press; 1991.

10. Lown B. *Die verlorene Kunst des Heilens*. Stuttgart: Schattauer 2002 und 2004.

Anmerkung des Herausgebers

Bernard Lown hat sich stets nicht nur an Staatsmänner, Gesundheitspolitiker und an seine ärztlichen Kollegen gewandt, sondern immer wieder auch engagiert und eindringlich an die junge Generation. Von wem, wenn nicht von ihr, sind Impulse und Taten zu erwarten, wenn unsere Welt friedlicher und die Heilkunst menschlicher werden sollen? Die Gründung der IPPNW hat sich nachhaltig auf Abrüstung und Friedenspolitik ausgewirkt und Lowns Buch „Die verlorene Kunst des Heilens" gehört an einigen medizinischen Universitäten zur Pflichtlektüre für Erstsemester. Im hohen Alter von Mitte 90 nutzt er die modernen digitalen Medien, um seine Lebenserfahrung, seine Mahnungen und seine „Anstiftung zum Umdenken" (so der Untertitel des erwähnten Buches) zu verbreiten. Ähnlich wie die „Metaloge", die Gregory Bateson in seinem bedeutenden Werk „Ökologie des Geistes" mit seiner Tochter führte, hat er mit seiner Enkelin Melanie Lown, die auf dem Gebiet der professionellen Kommunikation im Gesundheitswesen tätig ist, einen lebhaften Gedankenaustausch begonnen. Diese Konversation zwischen einer modernen jungen Frau, die wie wir alle immer wieder auch mal selber Patientin ist, und ihrem Großvater, einem der weltweit anerkanntesten Ärzte, wurde – zeitgemäß – als Blog ins Netz gestellt und wird auf diese Weise öffentlich. Es geht – wie könnte es anders sein? – um die Krise des Gesundheitssystems, die Werte des Arztberufs und um die Zukunft der Heilkunst.

Wulf Bertram

13 „Witwen-Macher" und andere unglückselige Dinge, die Ärzte sagen

Melanie: In deinem Buch „Die verlorene Kunst des Heilens" widmest du ein Kapitel den „Worten, die vernichtend sein können". (1) Glaubst du noch immer, dass dies auch heute zutrifft – dass die Worte, welche Ärzte wählen, wenn sie mit Patienten reden, tatsächlich Schaden zufügen können?

Bernard: Ich glaube nicht nur, dass Worte verletzen können, ich habe auch erlebt, dass sie tödlich sein können. Sei du der Richter …

Es war zu Beginn meiner ärztlichen Ausbildung, und ich machte die Visiten zusammen mit einem Gastarzt, der einen Patienten mit einem kürzlich erlittenen Herzinfarkt betreute. Der Patient, ein Mann mittleren Alters, musste strikte Bettruhe einhalten, das war damals die Norm. Er war ruhelos, litt an zahlreichen Beschwerden und war recht depressiv nach mehreren Wochen im Krankenhaus. Verzagt fragte er seinen Arzt: „Werde ich zu Thanksgiving zu Hause sein?" Der Arzt entgegnete forsch, dass er „sich glücklich schätzen könne, zu Weihnachten zu Hause zu sein." Gerade waren diese Worte ausgesprochen, als der Patient das Bewusstsein verlor und einen Herzstillstand erlitt. Er wurde reanimiert, verstarb jedoch am nächsten Tag. (Vgl. Kap. 9)

Melanie: Ich bin schockiert! Ich weiß ja, dass man Ärzten beibringt, realistisch (und hoffentlich mitfühlend) zu sein, wenn sie eine Meinung äußern, aber dies hier scheint geradezu gedankenlos. Ich kann mir vorstellen, dass ein Ereignis wie dieses heutzutage selten ist angesichts der allgemeinen Neigung, sogleich vor Gericht zu ziehen.

Bernard: Oh, wäre dem nur so! Als kardiovaskulären Facharzt haben mich zahlreiche Patienten konsultiert, die zweite Meinungen über die Zweckmäßigkeit von Eingriffen und chirurgischen Operationen haben wollten. Diese Patienten erschienen immer von Angst erfüllt. Es wurde sehr rasch klar, dass ihre Besorgnis und Furcht die Resultate der von ihrem Arzt schlecht gewählten Worte und Formulierungen waren. Routinierte Kliniker und nicht etwa unerfahrene Ärzte äußerten oftmals diese Worte. Ich muss gestehen, dies ließ mich häufig sprachlos und sogar voller Ärger über meine Kollegen zurück.

Melanie: Unsicherheit und Furcht einzuflößen, scheint nicht gerade dem Heilungsprozess zuträglich zu sein. Sollte man den Medizinstudenten nicht die fundamentalen Regeln einer erfolgreichen Kommunikation beibringen?

Bernard: Natürlich hast du Recht. Unglücklicherweise mangelt es der ärztlichen Ausbildung an der Förderung der Kunst der Kommunikation und der Vermittlung von Empathie. Es gibt eine ganze Reihe von Gründen, weshalb aus Ärzten Bangemacher werden.

Melanie: Bevor wir dazu kommen – nennst du mir einige Beispiele für „schlecht gewählte" Formulierungen, die du von Ärzten gehört hast?

Bernard: Hier ist eine Auswahl:
„Sie leben mit geborgter Zeit."
„Der nächste Herzschlag kann Ihr letzter sein."
„Ich bekomme es mit der Angst zu tun, wenn ich nur an Ihre anatomischen Verhältnisse denke."
„Sie haben eine Zeitbombe in Ihrer Brust" oder „Sie sind eine wandelnde Zeitbombe" oder noch schlimmer „Ihr Herz ist eine Zeitbombe, die jede Sekunde explodieren kann."

„Dieses Problem mit Ihrem Herzen ist ein Witwen-Macher."

„Ich kann nicht garantieren, dass diese Herzattacke nicht Ihre letzte sein wird."

„Es sollte unverzüglich eine Operation stattfinden, möglichst schon gestern."

Melanie: Hast du außer in deinem Buch noch an anderer Stelle darüber geschrieben?

Bernard: Obwohl medizinische und wissenschaftliche Zeitschriften mir im Allgemeinen wohlgesonnen sind, haben dennoch mindestens sechs führende medizinische Zeitschriften mein Manuskript zu diesem Thema abgelehnt. Ein Herausgeber versicherte mir, dass er voller Sympathie für meinen „sehr zeitgemäßen Artikel" sei, um dann fortzufahren: „Aber der ärztliche Stand ist noch nicht bereit und in der Lage, diesem Thema die Stirn zu bieten."

Literatur

1. Lown B. *Die verlorene Kunst des Heilens*. Stuttgart: Schattauer 2002 und 2004.

14 Wenn Worte töten können

Melanie: Wir haben einige großartige Rückmeldungen zu unserem letzten Beitrag im Internet über die unglückseligen Formulierungen, welche Ärzte bei Patienten anwenden, erhalten. Die Leserin Mary Beth schrieb: „Mein ehemaliger Arzt sagte mir, dass ich kein Toaster sei … Er könne nicht neue Teile bestellen und mich reparieren. Ich habe aber niemals gedacht, dass ich ein Haushaltsgerät bin!"

Bernard: Diese Erfahrung spricht Bände. Es ist wichtig, dass der Arzt seine Worte mit Bedacht wählt, vor allem während der Anamnese-Erhebung und der körperlichen Untersuchung, den beiden wichtigsten Aspekten ärztlichen Tuns. Die dafür erforderliche Zeit ist nur eine kleine Kraftanstrengung auf dem Weg zum Behandeln und Heilen. Eigentlich wirkt allein schon eine genaue und gründliche Anamnese therapeutisch. Ich bin überzeugt, dass Worte zu den wichtigsten Werkzeugen gehören, die ein Arzt besitzt. Worte können sowohl verletzen als auch heilen.

Melanie: Ich bin nicht sicher, ob Ärzte sich immer bewusst sind, wie sie auf Patienten wirken. Zum Beispiel erinnere ich mich, wie meine Ärztin mir zu einer Überweisung riet, aber statt zu einem Facharzt sagte sie, dass ich einen „Chirurgen" aufsuchen solle. Ich wusste, sie beabsichtigte, mich mit einem beratenden Arzt zusammenzubringen, aber alles, was ich vernahm, war „meine Ärztin denkt, ich brauche einen chirurgischen Eingriff!" – und ich geriet in Panik.

Bernard: Deine Erfahrung ist ganz alltäglich. Weshalb entwerfen viele Ärzte düstere Szenarien? Die elementare Psychologie lehrt doch, dass Angst nicht zu konstruktivem Verhalten motiviert. Sie unterminiert rationales Entscheiden. Schlimmer noch, sie weckt negative Emotionen, verschlimmert Symptome, beeinflusst den Heilungsverlauf ungünstig und beeinträchtigt die Prognose. Krankheit demütigt und zerstört das Selbstbewusstsein und macht die Patienten besonders verwundbar den Worten eines Arztes gegenüber, von dem ihre Heilung und selbst ihr Weiterleben abhängig sind.

Melanie: Ich habe kürzlich an einem Workshop zur Übermittlung von Botschaften (für die PR-Arbeit) teilgenommen und habe dauernd an die Parallelen zur Gesundheitsfürsorge und an die Art und Weise gedacht, in der Ärzte mit Patienten kommunizieren. Der Veranstaltungsleiter begann die Sitzung mit folgenden Worten: „Wir kommunizieren ständig miteinander, aber wir realisieren es meist nicht." Ich möchte hoffen, dass die Ärzte sich genau dieser Realität bewusst sind. Wenn ihre Worte einen unmittelbaren und potenziell negativen Effekt haben – warum gehen sie dann nicht sorgfältiger zu Werke?

Bernard: Zum Teil, so glaube ich, ist dies bedingt durch die Überzeugung, sich hierdurch gegen Klagen wegen ärztlichen Fehlverhaltens schützen zu können. Aber das Gegenteil ist richtig. Wenn der Arzt eine schlimme gesundheitliche Bedrohung schildert, ohne sie in sanfte Sprache einzubetten, schließt der Patient daraus auf ein Fehlen von Mitgefühl. Dies wird für einen Mangel an Anteilnahme gehalten und trägt zur Entprofessionalisierung einer Beziehung bei, die, soll sie wirksam sein, auf gegenseitigem Respekt und auf Vertrauen basieren muss. Während der 55 Jahre meines ärztlichen Tuns hatte ich nur eine einzige Klage wegen ärztlichen Fehlverhaltens. Dies war während des ersten Jahres, als ich ein frisch gebackener Arzt war – und traurigerweise war sie berechtigt.

Melanie: Manchmal können Worte harmlos sein, aber Ärzte sollten auch den medizinischen Jargon erklären, denn sonst dürfte ein Missverständnis nicht lange auf sich warten lassen.

Bernard: Dies gilt in der Tat für alle Berufe. Die medizinische Fachsprache beruht auf einem speziellen Vokabular, das weitgehend aus dem Lateinischen stammt und das mit Akronymen überfrachtet ist und voller Wortabkürzungen und unbeholfener Redewendungen steckt. Wenn ein Arzt SOB sagt, ist dies keine Beleidigung,[3] es bezeichnet lediglich „shortness of breath" (Kurzatmigkeit)! Der Patient kann jedoch ein solches medizinisches Kauderwelsch als rüde, beunruhigend oder sogar als Todesurteil interpretieren.

Melanie: Hast du Beispiele, wie dieses „medizinische Kauderwelsch" Schaden zufügen kann?

Bernard: Leider allzu viele. Eine Episode während meiner kardiologischen Ausbildung als Mitarbeiter von Dr. Samuel A. Levine hat sich dauerhaft meinem Gedächtnis eingeprägt. Sie trug sich an der allwöchentlich für mittellose Patienten zugänglichen kardiologischen Klinik am Peter Bent Brigham Hospital (heute Brigham and Women's Hospital) in Boston zu. Levine wurde im Allgemeinen von einem Schwarm visitierender Gastärzte begleitet. Er stellte ein paar Fragen, untersuchte das Herz, machte einige kluge Bemerkungen und ging weiter zum nächsten Patienten.

Meine Patientin an jenem Tag, Frau S., eine Frau Anfang 40, war seit 30 Jahren Patientin der Klinik. Levine

---

3   Im amerikanischen Slang ist SOB auch ein Akronym für „son of a bitch" („Hurensohn").

hatte sie als Kind behandelt, als sie an rheumatischem Fieber erkrankt war, das eine übel vernarbte, verengte Trikuspidalklappe zurückgelassen hatte. Solch eine verengte Herzklappe im Bereich des rechten Herzens kann eine massive Anschwellung von Leber, Abdomen und Beinen verursachen. Aber da die Lungen von der Flüssigkeitsansammlung verschont bleiben, können diese Patienten, trotz der Ödeme, ein langes Leben haben. Frau S. betete Dr. Levine an, und er bewunderte seinerseits ihren starken Charakter. Sie gestand mir, dass seine Ermutigungen sie zum Durchhalten befähigt hatten.

Frau S. litt an massiven Ödemen, die allen Medikamenten trotzten. Und dennoch war sie voller Optimismus und erwartete abermals von Levine, dass er ein therapeutisches Kaninchen aus seinem Zauberhut ziehen würde. An jenem Morgen wurde er jedoch von Patienten und mehr Gastärzten als üblich heimgesucht. Er war in Eile, weniger aufmerksam und verkündete gerade einmal: „Dies ist ein Fall von TS", welches ein medizinischer Jargon für Trikuspidal-Stenose ist, und begab sich zum nächsten Patienten.

Frau S. wurde immer angsterfüllter und erregter. Schließlich, als wir wieder allein waren, murmelte sie: „Das ist das Ende." Als ich nach dem Grund ihrer Angst forschte, antwortete sie mit Entsetzen im Gesicht: „Der Doktor hat gesagt, dass ich TS habe." „Ja, natürlich, das haben Sie", bestätigte ich. Frau S. begann zu weinen, scheinbar jeglicher Hoffnung beraubt. „Was denken Sie denn, was TS bedeutet?", fragte ich. Bei ihrer Antwort brach ich fast in Lachen aus: „Es bedeutet terminale Situation."

Ich erklärte ihr, dass die Ärzte den Begriff als eine Abkürzung für Trikuspidal-Stenose oder eine verengte Herzklappe benutzen. Aber sie hörte mir nicht länger zu. Meine Beruhigungsversuche waren unwirksam.

Ich bemerkte mit wachsendem Alarm, dass ihre Atmung angestrengt und rasch wurde. Als ich sie abermals untersuchte, war ich bestürzt, eine schwere Anschoppung der Lungen zu entdecken. Noch wenige Minuten zuvor waren ihre Lungen vollständig frei gewesen. Eine Röntgenaufnahme bestätigte, dass die Lungen massiv mit Flüssigkeit angefüllt waren, und Frau S. wurde sofort stationär aufgenommen.

Patienten mit „TS" siechen langsam dahin. Eine Anschoppung der Lungen bleibt ihnen erspart. Frau S. jedoch ertrank in ihrer eigenen Flüssigkeit, so, als ob ihre linke Herzkammer zu einer adäquaten Pumpleistung nicht mehr fähig war. Keine Worte und keine heroischen ärztlichen Maßnahmen vermochten zu helfen. Innerhalb weniger Stunden verstarb Frau S. Ich stand verzweifelt, wie gelähmt, hilflos und fassungslos daneben.

15 Die Wurzeln der „ärztlichen Schikane"

Melanie: Ich kann verstehen, dass Patienten es falsch interpretieren können, wenn Ärzte medizinischen Jargon benutzen. Aber warum muss man überhaupt die schrecklichsten nur möglichen Szenarien ausmalen, wenn sie gar nicht eintreten? Es scheint fast eine ärztliche Schikane zu sein.

Bernard: Ich würde es nicht als Schikane bezeichnen. Wie jede weit verbreitete soziale Praxis hat der Gebrauch von Worten, die verletzen, mehrere Erklärungen. Wir leben in ungemütlichen Zeiten. Das Dasein ist erfüllt von Bedrohungen, wie zum Beispiel einer hereinbrechenden Klimakatastrophe oder gar Terrorismus, wohin man auch blickt. Der Arzt ist Teil unserer Kultur, in der das Prophezeien eines schlimmen Endes in der Gesellschaft tief verankert ist. Selbst das tägliche Wetter wird oft mit einer angsterzeugenden Rhetorik berichtet. Um gehört zu werden, lernt man die Notwendigkeit, schrill und laut zu sein. Dies gilt sowohl für die Wettervorhersagen als auch für die ärztlichen Prognosestellungen. Was dabei herauskommt ist, dass Ärzte ihre schlechten Handlungen mit ihren guten Absichten rechtfertigen.

Melanie: Aber die Ärzte leisten doch einen Eid, die Kranken zu heilen (in der Theorie). Sollten sie nicht ihr professionelles Urteilsvermögen walten lassen, statt der Herde zu folgen? Eid oder nicht Eid – es scheint doch nicht allzu schwierig zu sein, Äußerungen wie „Sie sind eine wandelnde Zeitbombe" zu unterlassen.

Bernard: Ich bewundere deinen Enthusiasmus. Es ist noch nicht zu spät, eine ärztliche Laufbahn einzuschlagen!
Unglücklicherweise sind viele Ärzte lausige Kommunikatoren. Es beginnt schon im Medizinstudium. Der Studi-

enplan ist überfrachtet mit Wissenschaft, wohingegen die Heilkunst nicht sonderlich berücksichtigt wird. Als Ergebnis konzentrieren sich die Medizinstudenten eher auf die Krankheit als auf den ganzen Patienten. Es wird nur wenig Zeit und Mühe aufgewendet, um die Fähigkeiten zur Herstellung zwischenmenschlicher Beziehungen zu verfeinern oder die Kunst der Patientenbetreuung zu kultivieren. Der Effekt ist, dass Ärzte nicht zuhören, dass Vertrauen untergraben wird und dass die Patienten weniger gewillt sind, ärztlichem Rat zu folgen.

Mit dem Ausmalen eines finsteren Szenarios erreichen sie auch das wichtige Ziel, dass der Patient fügsam mitmacht, ohne dafür einleuchtende und zeitraubende Erklärungen liefern zu müssen. In unserem Gesundheitsfürsorgesystem herrscht heutzutage ein konstanter Druck, die Zeit mit den Patienten zu minimieren. Je weniger Zeit ein Arzt mit einem Patienten verbringt, umso lukrativer ist die Begegnung. Das Einflößen von Angst macht einen Kunden bereit zu kaufen, in unserem Falle sich jedem Test oder jeder Prozedur zu unterziehen.

Ein zusätzlicher Faktor ist meiner Ansicht nach, dass Ärzte sich nur selten des Bodens unter ihren Füßen sicher sind. Die Medizin ist keine wissenschaftliche Disziplin, obgleich sie entscheidend von der Wissenschaft und den modernsten Technologien abhängig ist. Aber die Probleme eines Patienten entziehen sich gewöhnlich der Wissenschaft, und der Arzt ist gezwungen, sich auf seine Erfahrung und auf intelligente Vermutungen zu stützen. Der Patient steckt voller Fragen. Man hat ihn glauben gemacht, dass der gute Doktor all die Antworten weiß.

Melanie: Grandpa, soeben hast du mich überzeugt, eine ärztliche Laufbahn *nicht* einzuschlagen. Sie klingt stressig – ich meine, abgesehen vom Versuch, Menschen zu retten. Deinen Worten nach müssen selbst die besten Ärzte manchmal Kompromisse aufgrund ihrer Überzeugungen eingehen.

Bernard: Das ist in der Tat richtig. Die Medizin ist eine sehr belastende Verpflichtung. Aber nichts sonst reicht dem ärztlichen Tun das Wasser im Hinblick auf die Fähigkeit, einem menschlichen Wesen in Not zu helfen. Letztlich ist die Medizin für mich der Beruf, der die meiste Erfüllung mit sich bringt. Sollte ich durch irgendein Wunder die Möglichkeit erhalten, mein Leben noch einmal zu leben, dann würde ich ohne jedes Zögern abermals den Arztberuf wählen.

16 Wie ich unter Verdacht geriet, meinen Patienten Marihuana zu verabreichen

Melanie: Kürzlich sprachen wir über deine Erfahrung mit Worten, die einen Patienten buchstäblich genesen ließen. Ich weiß, Ärzte können durch ihre positive Art das Befinden von Patienten bessern, aber die Begegnung, die du beschrieben hast, ist doch offenbar selten. Was ist mit den herzkranken Patienten, die in großer Angst leben?

Bernard: Unsere Kultur der Medikalisierung vergrößert eine solche Angst. Unsicherheit über die persönliche Gesundheit ist erbarmungslos, von den Jungen und Gesunden bis hin zu den leidenden Alten. Ich glaube, ich habe es dir schon erzählt, aber es ist der Wiederholung wert. Der große amerikanische Essayist, Norman Cousins, schrieb: „Die Amerikaner glauben, dass sie ewig leben werden – bis sie eine Erkältung bekommen. Dann sind sie überzeugt, dass sie innerhalb einer Stunde tot sein werden." Dies ist eine Übertreibung, die jedoch eine hässliche Wahrheit offenbart.

Melanie: Meiner Ansicht nach scheint es schwieriger zu sein, magische Worte herbeizuzaubern, die heilen oder die sogar Patienten mit chronischer Herzkrankheit positiv begleiten können. Was kann man sagen, um ihnen zu helfen, ihre Ängste zu lindern?

Bernard: Wir haben schon erörtert, was *nicht* zu sagen ist, wie zum Beispiel „Sie tragen eine Zeitbombe in Ihrer Brust." Die viel wichtigere Frage ist: Wie vermindert ein Arzt sowohl wirksam als auch aufrichtig die Angst? Ich glaube, indem man in erster Linie die Dinge umfänglich und geradeheraus diskutiert.

Melanie: Sogar die Bedrohung durch einen plötzlichen Tod?

Bernard: Ganz besonders die Bedrohung durch einen plötzlichen Tod!

Melanie: Wenn ich ein Herzpatient wäre, würde ich lieber nichts davon hören wollen.

Bernard: Nichtwahrhabenwollen nützt nichts, insbesondere dann nicht, wenn man mitten in der Nacht aufwacht, schweißgebadet und voller Entsetzen, dass der nächste Atemzug der letzte sein kann. Erörterung ist bei Weitem besser als Selbsttäuschung. Ich hatte vor etwa 40 Jahren eine ähnliche Diskussion mit Kollegen in meiner Gruppe. Ich drang darauf, dass wir beginnen sollten, das Thema des plötzlichen Todes mit all unseren herzkranken Patienten zu erörtern. Ein Großteil der Ärzte war dagegen. Einer beschuldigte mich sogar, den lieben Gott zu spielen. Zu jener Zeit hatten wir aber bereits bedeutsame Daten darüber, wie jene Patienten mit dem Risiko eines plötzlichen Todes zu identifizieren seien. Tatsächlich war die Zahl der Bedrohten nur äußerst gering. Weshalb sollte man dann dem Großteil der Patienten die Versicherung vorenthalten, dass sie nicht bedroht seien?

Melanie: Aber wie kann man da so sicher und beruhigend sein?

Bernard: Lass mich berichten, was üblicherweise geschah. Wenn erst einmal die Untersuchung eines Patienten mit schwerer koronarer Herzkrankheit vorbei war, erklärte ich die Risiken und möglichen Verlaufsformen. Ich schloss in etwa folgendermaßen: „Ich möchte die Bedrohung des plötzlichen Todes, die Ihnen sicher gewärtig ist, erörtern." An dieser Stelle verspannten sich sowohl der Ehemann als auch die Ehefrau, die stets anwesend war, und brachten kein Wort mehr hervor. „Ich schneide diesen Sachverhalt an, da absolut nicht die geringste Chance besteht, dass Sie plötzlich sterben, solange die Resultate der verschiedenen Untersuchungen so gut bleiben wie die heute von uns erhobenen. Diese erfreulichen Befunde sind die Basis für mein Vertrauen, Ihnen eine gute Prognose zu stellen." Selbstverständlich habe ich das Thema des plötzlichen Todes nicht zur Sprache gebracht, wenn dies nicht zur Diskussion stand oder wenn ich nicht ganz entschieden beruhigend sein konnte.

Melanie: Dies klingt nicht nach irgendeinem Arzt, den ich kenne! Wenn ein Arzt das zu einem Patienten sagt, könnte die Familie klagen, wenn dann doch etwas passiert.

Bernard: Prozessklagen wegen ärztlichen Fehlverhaltens haben mich niemals gekümmert, wenn ich mich einem Patienten gegenübersah, ich vermute größtenteils deswegen, weil ich niemals eine Klage am Hals hatte. Der Unterschied im Verhalten des Patienten, nachdem ich das außerordentlich niedrige Risiko des plötzlichen Todes erklärt hatte, war beeindruckend. Ich konnte eine Lösung der Anspannung fast greifbar spüren. Vor vielen Jahren hatte ich einmal eine junge und sehr gescheite Sprechstundenhilfe. Nach der Visite eines solchen Patienten platzte Mary Jane heraus, als ob die Angelegenheit sie schon seit Langem beschäftigt hätte: „Doktor Lown, geben Sie Ihren Patienten ‚Pot'?"

„Was?!", rief ich bass erstaunt aus.

„Marihuana, Pot", wiederholte Mary Jane.

Verdattert fragte ich sie: „Was soll diese verrückte Frage?"

„Einige Ihrer Patienten, wenn sie Ihr Büro verlassen, sehen irgendwie bekifft aus, so, als schwebten sie in der Luft. Wenn sie von außerhalb sind, fragen sie mich nach dem Namen des besten Restaurants in Boston. Sie erzählen mir, sie wollen feiern."

Melanie: Okay, du erfindest das nicht etwa?

Bernard: Was ich den Patienten sage?

Melanie: Nein, dass der Name deiner Sprechstundenhilfe tatsächlich Mary Jane war!

Bernard: Ich verstehe nicht …

Melanie: Grandpa! Mary Jane ist ein anderer Name für ‚Pot', er steckt auch im Wort ‚Marihuana'.

Bernard: Wie kann ich mit jungen Leuten mithalten, wenn sie, ohne mich zu fragen, Marihuana nach meinen Mitarbeitern benennen?

Zeit für den Patienten als kritischer Faktor in der Krise des nationalen Gesundheitssystems

Es ist heute weithin anerkannt, dass wir ein schlecht funktionierendes Gesundheitssystem haben. Kaum einer behauptet mehr, dass die Amerikaner die beste medizinische Versorgung der Welt haben. Vielmehr ist das US-Gesundheitssystem wegen seiner himmelschreienden Widersprüchlichkeit beachtenswert. Obgleich wir gewaltige Summen in unser Gesundheitssystem investieren, ist ein Drittel der Bevölkerung nur unzureichend gegen unvorhergesehene Erkrankungen geschützt. Die Zahl der nicht versicherten Menschen hat fantastische 47 Millionen erreicht mit zusätzlichen 30 Millionen, die lediglich gegen Katastrophenkrankheiten versichert sind. In keiner anderen Industrienation wird nur annähernd so viel ausgegeben wie die Summe von 7.000 US-Dollar, die jährlich von jedem Amerikaner für die medizinische Versorgung aufgebracht wird. Steigende Gesundheitskosten beschäftigen Ökonomen und Politiker. Der Anstieg wird einer immer älter werdenden Bevölkerung mit ihren größeren medizinischen Ansprüchen wie auch den teuren wissenschaftlichen und technologischen Fortschritten zugeschrieben. Weitgehend ignoriert wird hingegen die Kommerzialisierung der Krankheit, die durch Amerikas marktorientiertes Gesundheitssystem begünstigt wird. Wie in einem echten Unternehmen ist auch hier das zugrunde liegende Ziel, eher den Profit zu maximieren als das Wohlbefinden des Patienten zu fördern. So werden Patienten zu unnötigen Tests und Prozeduren ermutigt. Ein marktorientiertes Gesundheitssystem bringt auch beträchtliche Vorab-Investitionskosten und unausweichliche Schlampereien im System mit sich.

Eine andere Konsequenz dieses Systems trägt zu seinen steigenden Kosten und dem schlechten Funktionieren bei: Marktpreise sind der unsichtbare „Elefant" in der Arztpraxis, das heißt jeder kennt sie, aber niemand redet darüber. Sie unterdrücken die Menschlichkeit im Gesundheitssystem und korrumpieren die Arzt-Patient-Beziehung. Als Erstes fällt das Zuhören zum Opfer. Da das Zuhören viel Zeit kostet und nur geringfügig vergütet wird, geschieht es zumeist auf eine oberflächliche, hastige Art und Weise, die den Patienten frustriert und den Arzt uninformiert zurücklässt.

Meine These ist ganz einfach: Wenn Ärzte kurzen Prozess mit dem Zuhören und dem Umgang mit Patienten machen, steigen die Gesundheitskosten. Über 80 % der Probleme, die jemanden zu einem Arzt führen, sind geringfügiger Natur. Sie rühren von den Belastungen des alltäglichen Lebens her. In der Mehrzahl der Fälle kündigen die Symptome weder einen Schlaganfall noch einen tödlichen Herzinfarkt oder eine Krebserkrankung an. In vergangenen Zeiten, in denen es Großfamilien gab, hielten sich ältere Verwandte an einfache, vernünftige Heilmittel, welche die Aufregung linderten, die durch unerklärliche Symptome hervorgerufen worden war. Harmlose Erkrankungen, wirkliche oder eingebildete, wurden durch die Zeit geheilt. Diese Tatsache, die die alten Griechen begriffen hatten, erklärt auch die Dominanz der Hippokratischen Medizin über zwei Jahrtausende. Hippokrates vertrat die Ansicht, dass sich der Körper bei ausreichender Zeit und behutsamer Zuwendung selbst heile.

Die medizinische Behandlung in den USA ist mehr und mehr zu einem lukrativen Geschäft geworden. Zahlreiche Händler, zu denen auch Krankenhäuser, Spezialkliniken, pharmazeutische Unternehmen und Hersteller medizinischer Geräte zählen, veranstalten medienwirksame Kampagnen, um Unsicherheit über möglicherweise ernste Erkrankungen zu verbreiten. Dies führt dazu, dass die Menschen völlig von Gesundheitsbelangen in Anspruch genommen werden, die häufige Arztbesuche erfordern.

Selbst ein erfahrener Arzt braucht Zeit, um ernste von trivialen Symptomen zu unterscheiden. Und dennoch ist eine sorgfältige Anamnese-Erhebung nicht länger die Norm. Patienten beklagen sich ganz allgemein, dass „Doktoren nicht zuhören". In der Regel werden Patienten nach wenigen Sätzen unterbrochen.

Die Hauptklage ist nicht immer die wichtigste Klage

Wie können Ärzte, ohne zuzuhören, zu einer Diagnose gelangen, die therapeutisches Vorgehen rechtfertigt? Im Allgemeinen konzentrieren sie sich ausschließlich auf die im Vordergrund stehende Klage. Langjährige klinische Erfahrung hat mich überzeugt, dass die Hauptklage nicht geeignet ist, eine sachgerechte medizinische Durchuntersuchung zu lenken. Klagt zum Beispiel ein Patient über Brustschmerzen, so können diese durch eine Herz- oder Lungenerkrankung, durch einen Reflux in der Speiseröhre, ein peptisches Ulcus, eine Rippen-Knorpel-Arthritis bedingt sein oder lediglich einen sogenannten Herzkummer bei einer ungezügelten Lebensweise bedeuten. Ist ein Patient mit solch einer Klage bereits über das mittlere Alter hinaus, wird sich der unter Zeitdruck stehende Arzt weniger mit einer sorgfältigen Befragung aufhalten als vielmehr gleich eine teure Herzuntersuchung anordnen.

Noch ein anderer Grund spricht dagegen, sich ausschließlich auf die Hauptklage zu konzentrieren. Gewöhnlich ist sie nur eine Art „Eintrittskarte", ein Ruf nach Hilfe. Ein Theaterkritiker wäre töricht, schriebe er allein aufgrund der sehr spärlichen Informationen auf der Eintrittskarte einen Kommentar über das Theaterstück. Das Ticket schweigt sich über Handlung, Charaktere, Inszenierung oder die Absicht des Autors oder des Regisseurs aus. Und dennoch diagnostizieren, therapieren und behandeln Ärzte häufig allein die Hauptklage – diese lausige Eintrittskarte. Oft habe ich beobachtet, dass die im Vordergrund stehende Klage, obgleich sie zu Beginn bedrohlich schien, am Ende der Visite vom Patienten weitgehend ignoriert wurde.

Ein Patient schärfte meinen Blick für die begrenzte Bedeutung der Hauptklage. Es handelte sich um einen orthodoxen Juden mittleren Alters aus New York, den ich fünf Jahre lang wegen hartnäckiger Angina pectoris behandelt hatte. Verschiedene Heilmittel, einschließlich einer Vielzahl von Arzneien, das Stent-Legen in den erkrankten Koronargefäßen sowie Herzkranzgefäß-Bypass-Chirurgie hatten nur vorübergehend Linderung gebracht. Ich wunderte mich, weshalb er weiterhin nach Boston kam, obwohl keine meiner Maßnahmen geholfen hatte. Jedes Mal wies er meine Bitte, seine Frau möge ihn doch bei seinen halbjährlichen ärztlichen Besuchen begleiten, zurück. Als ich ihm schließlich drohte, ihn nicht länger sehen zu wollen, gestattete er ihr, mitzukommen. Als ich sie befragte, kamen wir auf die Ursache für die Hartnäckigkeit seiner Brustschmerzen. Vor fünf Jahren hatte der Patient erfahren, dass sein Sohn homosexuell ist. Er versank in Trauer, brach alle Kontakte zu ihm ab und benahm sich, als sei der Sohn gestorben. Auf mein nachdrückliches Betreiben und das seiner Frau hin nahm er die Verbindung zu seinem Sohn wieder auf. Nachdem sich die beiden versöhnt hatten, hörte die Angina pectoris auf.

Einige Jahre zuvor war die Bedeutung der Anamnese-Erhebung für eine korrekte Diagnosestellung in einer objektiven Studie untersucht worden. Eine sorgfältig erhobene Krankengeschichte lieferte 75 % der für eine Diagnose notwendigen Informationen. Als Nächstes folgte die körperliche Untersuchung, die bei 10 % der Patienten die entscheidenden Hinweise erbrachte. Alle umfangreichen und teuren Technologien waren nur in 5 % der Fälle hilfreich. Dieses letztgenannte Ergebnis entsprach demjenigen, das von so einfachen Tests wie der Untersuchung einer Urin- oder Blutprobe geliefert wurde. In 5 % ließ sich die Erkrankung des Patienten nicht diagnostizieren.

Mein wesentliches Argument ist, dass das Anhören eines Patienten die Anordnung teurer Tests oftmals ersetzen kann. Heutige Technologien liefern zwar ein genaues Bild innerer Körperorgane. Keines dieser bildgebenden Verfahren kann jedoch die Ursache für ein schmerzendes Herz liefern. Viel schlimmer noch: Sie öffnen eine wahre Büchse der Pandora durch die Darstellung bis dato unvermuteter Abnormitäten. Jeder gesunde Mensch trägt verschiedene Anomalien mit sich herum. Wahrscheinlich existieren diese bereits seit der Geburt und können ein Leben lang beste-hen bleiben, ohne Unheil anzurichten. Sie finden sich so weit verbreitet, dass sie sich den medizinischen Namen „Incidentaloma"[4] erworben haben. Aber sobald ein möglicher Krankheitswert eruiert wird, fühlen sich die Ärzte zu weiteren Untersuchungen veranlasst. Die Suche nach der wahren Natur des „Incidentalomas" hat die Überweisung zu ärztlichen Spezialisten sowie invasive Biopsien zur Folge. Dies führt zu Beschwerden, möglichen Komplikationen und steigenden Gesundheitskosten.

---

4   Damit wird ein Tumor bezeichnet, der bei bildgebenden Verfahren zufällig gefunden wird, ohne dass klinische Symptome oder ein Anfangsverdacht vorliegen.

Zu viele Verordnungen und zu viele Arzneimittel

Die Zeit für den Patienten zu beschränken und sich allein auf die Hauptklage zu stützen, schafft zusätzliche Probleme. Wenn die anfangs beschriebenen Symptome keine Beziehung zu dem haben, was den Patienten wirklich plagt, dann werden sich die verordneten Medikamente als unwirksam erweisen. Andere Medikamente werden hinzugefügt. Die daraus folgende Vielzahl an Arzneimitteln führt zu neuen Klagen, die mit weiteren Medikamenten attackiert werden.

Dies wurde mir auf eindrucksvolle Weise durch eine 85-jährige Frau illustriert. Sie hatte bei einer Nachbarin über Brustbeschwerden geklagt. Die bot ihr einige Nitroglycerin-Pillen an. Da das Nitroglycerin nichts half, konsultierte sie einen Kardiologen, der andere Medikamente gegen Angina pectoris hinzufügte. Unsicherheit und Händezittern zwangen sie, das Klavierspielen aufzugeben – die einzige Aktivität, die ihre Brustbeschwerden linderte. Über ein Jahr war sie wegen schwerer Schwindelanfälle bettlägerig, weshalb ihr von einem Neurologen weitere Medikamente verordnet wurden. Als sie mich konsultierte, war sie verzweifelt und depressiv. Ich fragte sie nach der vermeintlichen Ursache der Brustbeschwerden; sie kam auf ihre Verlassenheit und Einsamkeit zu sprechen. Also ließen wir jegliche Medikation weg, was alle ihre Beschwerden linderte. Sie konnte wieder Klavier spielen und gewann ihren ausgeprägten Sinn für Humor zurück. Vor kurzem hat sie ihren hundertsten Geburtstag gefeiert.

Die Vielfalt an Arzneimitteln stellt ein gewaltiges Gesundheitsproblem in den USA dar. 1991 berichtete die „Harvard Medical Practice Study", dass medikamentös bedingte Nebenwirkungen bei 4 % der hospitalisierten Patienten auftraten. In 14 % dieser Fälle führten sie zum Tode. Eine derartige Katastrophe entspricht dem Absturz von drei Jumbo-Jets mit je 350 Passagieren an Bord, der sich jeden dritten bis vierten Tag im Verlauf eines Jahres ereignet (vgl. S. 194).

Schädliche Arzneimittelreaktionen sind ein noch viel größeres Problem bei nicht-hospitalisierten Patienten. Einer von fünf Patienten, die mich wegen kardialer Probleme konsultierten, wies Symptome auf, die auf unsachgemäße Medikamentenverschreibungen zurückzuführen waren.

Die Kunst, Vertrauen zu gewinnen

Die Anamnese-Erhebung bewirkt viel mehr, als den Ärzten nur Informationen für eine richtige Diagnose zu liefern. Nimmt man sich Zeit, den Patienten kennenzulernen, wird Vertrauen hergestellt und damit die Basis für den wesentlichen Aspekt ärztlichen Handelns geschaffen. Fehlt das Vertrauen, werden Anweisungen sehr wahrscheinlich ignoriert, Arzneien nicht eingenommen, Diäten nicht eingehalten. Stattdessen surft der Patient im Internet und sucht nach alternativen Diagnosen und anderweitigen Heilmitteln, um schließlich beim Einkauf für Spezialisten zu landen. Ohne Vertrauen erscheint der Arzt als ein aufdringlicher Außenseiter. Das Fehlen von Vertrauen kann auch schwerer wiegende Konsequenzen haben. Die Patienten neigen dazu, sich gekränkt zu fühlen und Klage wegen ärztlichen Fehlverhaltens zu erheben. Diese Klagebedrohung heizt ein anderes Hexengebräu an. Es bringt nämlich die Ärzte dazu, eine sogenannte Defensiv-Medizin zu betreiben, die unnötige und teure Überweisungen und Interventionen um ein Vielfaches vermehrt.

Nimmt sich der Arzt nicht die angemessene Zeit für den Patienten, so belastet dies die Gesundheitsfürsorge noch mit einem anderen Problem. Beim Fehlen eines ausführlichen Gesprächs ist der Arzt genötigt, sich auf das Akute und Dringliche zu konzentrieren. Obgleich die vorbeugende Medizin die am stärksten kostensparende Maßnahme ist, so wird sie doch – da zeitraubend – weitestgehend vernachlässigt. Eine sorgfältige Prävention spielt stets nur die zweite Geige im Vergleich zu heroischen Heilmaßnahmen.

Zusammenfassend ist zu sagen: Je mehr Zeit vom Arzt zu Beginn einer Visite investiert wird, desto kostensparender ist die Begegnung und umso zufriedener der Patient. Die Anamnese-Erhebung ist der kritischste Teil einer jeden Begegnung zwischen Arzt und Patient.

Von allem Wissen, das ein Arzt sich aneignet, von allen Kunstfertigkeiten, über die er verfügt, ist das Zuhören bei Weitem am schwierigsten. Dieser scheinbar einfache Akt erfordert vollendetes künstlerisches Können. Das Zuhören verlangt intensive Übung, vergleichbar musikalischer Virtuosität. Man lernt, dem zuckenden Lid, dem unhörbaren Seufzer, der nicht vergossenen Träne Aufmerksamkeit zu schenken. Für die alten Sumerer war das Wort für *Ohr* und für *Weisheit* dasselbe. Gutes Zuhören befähigt einen, den in seiner Beschaffenheit einzigartigen Bericht eines anderen menschlichen Wesens zu verstehen. Selbst die beste wissenschaftliche Medizin ist abhängig von der sehr persönlichen Geschichte. Für die Ärzte stellt sie einen aufregenden Akt der Entdeckung dar; für die Patienten wird der Heiler erkennbar.

Die Schlussfolgerung ist eindeutig: Wir müssen viele Fachärzte hintanstellen und einen riesigen Stamm an Hausärzten ausbilden. Und wie auch immer deren ärztliches Tun beschaffen sein möge – sie müssen zum Grundlegenden zurückkehren. Die Medizin ist letztendlich eine soziale Angelegenheit. Sie beginnt mit der einzigartigen Geschichte eines Mitmenschen, der sich nach Hilfe sehnt.

18 Die Hauptklage ist nur selten das Problem

Melanie: Ich höre so viele Geschichten von Freunden über die Schwierigkeiten, Termine bei Ärzten zu erhalten, und über das stundenlange Warten, ehe man in der Klinik oder im Krankenhaus angeschaut wird – nur, um dann eine unbefriedigende und eilige Visite zu erleben, die ihren Bedürfnissen nicht gerecht wird. Und um dann später mit einer Überraschungsrechnung bombardiert zu werden für Dienstleistungen, die von der Krankenkasse nicht vergütet werden – eine weitere Beleidigung zur bereits erlittenen Kränkung. Mir stellt sich immer wieder dieselbe Frage: Wie können Ärzte wissen, was einen Patienten quält, ohne sorgfältige Anamnese-Erhebungen oder entsprechende körperliche Untersuchungen?

Bernard: Sie konzentrieren sich ausschließlich auf die sogenannte Hauptklage. Mit anderen Worten: Die kurze Antwort des Patienten auf die erste Frage „Was quält Sie?" diktiert oftmals den gesamten weiteren Verlauf der Aktionen eines Arztes – angefangen mit der Anordnung von Tests und Eingriffen, hin zur Wahl von Fachärzten, die konsultiert werden sollten, hin zur Entscheidung, welche Medikamente zu verschreiben sind, zur Empfehlung von Operationen und selbst bis hin zur Prognose über die Endergebnisse.

Melanie: Ich finde auch, dass die Ärzte alle ihre wesentlichen Dinge tun und den Patienten dabei reichlich Zeit widmen sollten. Aber sollten Ärzte nicht auch den Patienten vertrauen, dass sie ihnen mitteilen, was los ist? Wissen Patienten denn nicht, welcher Teil ihres Körpers wehtut oder wenn etwas nicht in Ordnung ist? Weshalb würde ein

Arzt nicht ganz selbstverständlich die Dinge auf dieser Grundlage weiterverfolgen?

Bernard: Sehr früh in den Tagen meines Medizinstudiums – während des Zweiten Weltkriegs – war ich mit einem Professor gesegnet, der sehr überzeugend das Problem mit der Hauptklage demonstrierte. Niemand ist dauerhafter meinem Gedächtnis verhaftet geblieben als Dr. Leo Kanner, ein Kinderpsychiater an der Medizinischen Fakultät von Johns Hopkins. (Kanner war der erste Arzt, der jemals als Kinderpsychiater anerkannt worden war. Er veröffentlichte das erste Lehrbuch über dieses Gebiet, entdeckte den Autismus und war ein faszinierender Lehrer.)

Lass mich eine kurze Geschichte zum Besten geben, die meinen Standpunkt illustriert. Kanner berichtete meinem ersten Studienjahrgang eine Geschichte von zwei Frauen. Während einer Visite in seiner Praxis erklärte die erste Frau, dass ihr achtjähriger Sohn Dickey sehr ernste Verhaltensprobleme habe. Ihre Begründung war, dass er an jedem Sonntagmorgen seine Spielsachen ignoriere und stattdessen Zeitungscomics über den gesamten Fußboden ausbreite. Obgleich dieser Umstand keine besondere Bedeutung hatte, war sie überzeugt, dass Dickey der psychiatrischen Hilfe bedürfe.

In derselben Nacht nach dem Besuch dieser nervösen Mutter nahm Kanner an einem Bankett zur Förderung des Ankaufs von Kriegsanleihen des Zweiten Weltkriegs teil. Neben ihm saß eine vornehm aussehende Frau mittleren Alters. Während des Dinners stellte sie recht unerwartet eine merkwürdige Frage: „Doktor Kanner, vielleicht können Sie als Psychiater die seltsame psychische Macht trivialer Ereignisse erklären? Wenn ich zurückdenke, so ist die vergnüglichste Erinnerung diejenige an Sonntagvormittage, an denen mein Sohn Bobby die Zeitungscomics über den Fußboden des Wohnzimmers ausbreitete."

Was hatte es so Absonderliches an sich, dass zwei Frauen übereinstimmend Geschichten über die Vorliebe ihrer Söhne für Zeitungscomics (und dazu noch am selben Tag!) erzählten? Worin bestand die Verbindung? Kanner erklärte uns, er habe erfahren, dass die erste Frau entdeckt habe, dass ihr Mann eine Affäre hatte. Sie habe sich verzweifelt, hilflos und verlassen gefühlt und ihre Ängste auf ihren Sohn übertragen. Die zweite Frau erzählte ihm, dass ihr Sohn Marinesoldat und im Kampfeinsatz im Pazifik sei. Sie war voller Sorge, dass er bei der Erstürmung irgendwelcher weit entfernter, von den Japanern besetzter Inseln gefallen sein könnte.

Die gleiche Erfahrung rief bei der einen Frau Schmerzen hervor und ließ sie die Hilfe eines Arztes in Anspruch nehmen. Bei der anderen weckte sie heitere Erinnerungen. Dieses Ereignis bzw. „die Hauptklage" erwies sich als eine Ablenkung von weitaus komplexeren Problemen. Ich begriff, dass ein Arzt immer den Detektiv spielen muss, um Zusammenhänge herzustellen und die Quelle des Problems zu entdecken – handele es sich um psychischen Stress oder um andere, scheinbar in keiner Beziehung stehende körperliche Erkrankungen. Eine Hauptklage, die nicht in eine umfassende Krankengeschichte fest eingebunden ist, gleicht einem Segelboot ohne Mast.

19 Weshalb die Zuwendung des Dr. House nur auf dem Bildschirm wirkt

Melanie: Ich weiß noch immer nicht, was du mit „Hauptklage" genau meinst. Wir suchen einen Arzt auf, weil uns etwas quält. Zum Beispiel leide ich manchmal an Migräne. In allererster Linie möchte ich ein wirksames Medikament haben, damit die Schmerzen aufhören. Wenn der Arzt mir helfen kann – was tut es dann noch zur Sache, wenn ich nicht untersucht oder nach meiner Familienanamnese befragt worden bin?

Bernard: Du möchtest nicht nur Heilung, du möchtest auch dem Wiederauftreten der Migräneanfälle vorbeugen. Zuletzt haben wir über Dr. Kanner, einen meiner Professoren an der Medizinischen Hochschule, gesprochen. Mit einer einzigen pointierten Geschichte hat er die Unzulänglichkeit einer Hauptklage illustriert – oder der zunächst geäußerten Erklärung darüber, „was nicht stimmt" –, um verständlich zu machen, weshalb ein Patient ärztlichen Rat sucht.

Er sagte: „Nehmen Sie an, Sie seien Theaterkritiker. Könnten Sie nur anhand einer Eintrittskarte ein intelligentes Essay über ein Theaterstück schreiben, das Sie gar nicht gesehen haben? Alles, was Sie berichten könnten, ist, dass ein Stück mit einem bestimmten Titel an einem spezifischen Datum gespielt wurde. Sie kennen eventuell den Bühnenautor, aber ansonsten kaum etwas anderes Interessantes. Das Gleiche trifft auf die Hauptklage zu. Sie vermittelt zwar, dass irgendetwas den Patienten so erheblich quält, dass er ärztliche Hilfe in Anspruch nimmt – das ist aber auch schon alles. Die Hauptklage bezieht sich häufig noch nicht einmal auf das richtige Organ."

Es ist nicht möglich, dass ein Arzt allein aufgrund der Hauptklage sowohl behandeln als auch heilen kann.

Melanie: In der Tat, wenn ich es mir recht überlege, konnte ich vor einigen Jahren eine Migräne überhaupt nicht loswerden. Sie dauerte schließlich etwa sechs Wochen an. Mein Arzt versuchte alles, einschließlich Magnet-Resonanz-Tomografien und Tonnen von teuren Medikamenten, um herauszufinden, welches seinen Zweck erfüllte. (Das war nicht leicht bei einhundert Dollar pro Verschreibung!) Die Migräne hörte schließlich auf, aber ich fing an, zwei und zwei zusammenzuzählen und realisierte, dass meine Arbeitsbelastung den größten Teil des Jahres weit über das Normale hinausgegangen war. Dies hatte ich total ignoriert. Ich hätte rechtzeitig mehr tun müssen, um damit zurechtzukommen. Im Endergebnis war es eine lange (und schmerzhafte) Quälerei geworden.

Bernard: Genau das meine ich. Ich habe oftmals einen Patienten über ein erheblich beeinträchtigendes Symptom klagen hören. Dann, nach einer gründlichen Anamnese-Erhebung mit Identifizierung eines ganzen Netzes komplexer sozialer, beruflicher oder familiärer Probleme, tut der Patient die Hauptklage als bedeutungslos ab: „Herr Doktor, es lohnt sich wirklich nicht, darüber zu sprechen."

Während der 55 Jahre meiner ärztlichen Tätigkeit habe ich immer wieder festgestellt, dass die Hauptklage nur eines von vielen Elementen davon ist, was einen Patienten quält. Die Erhebung einer Anamnese erweist sich als ein üppig blühender Garten. Obgleich die Hauptklage Aufmerksamkeit verdient, kann sie sich jedoch auch als ein irritierendes Unkraut erweisen. So wie in deinem Fall besteht der einzige Weg, dies in Erfahrung zu bringen, darin, weiterzusuchen und die ursächlichen Faktoren anzusprechen.

Falls den Menschen ihr alter Hausarzt abgeht, dann muss er oder sie etwas ganz richtig gemacht haben, zum Beispiel ihnen zugehört zu haben. Die Zeit, die fürs Zuhören aufgewendet wird, ist Zeit, die der Heilung dient. Und Zeit, die man einem Patienten widmet, ist die wirksamste Investition.

Melanie: Ich begreife die Logik. Warum also hören Ärzte dann nicht zu?

Bernard: Die Ärzte konzentrieren sich auf die Hauptklage vor allen Dingen deshalb, da die Medizinischen Hochschulen die Studenten nicht in der Kunst des Zuhörens unterrichten. Die Erhebung einer sorgfältigen Anamnese – obgleich als bedeutsam betont – wird nicht eigentlich beigebracht. Ich habe Ärzte sich zynisch äußern hören: „Wenn alles andere versagt, sprich mit dem Patienten."

Melanie: Das klingt ganz nach *Dr. House*! Er ist die Hauptfigur einer beliebten Fernsehserie, Grandpa.

Bernard: Ach ja, das Fernsehen, in dem alle Probleme in sechzig Minuten oder weniger gelöst werden. In der Tat ist ein sehr wesentlicher Grund für die Popularität der Hauptklage, dass sie scheinbar zeitsparend ist. Innerhalb weniger Minuten überzeugen sich die Ärzte selbst, dass sie herausgefunden haben, was einen Patienten wirklich quält. Statt sich mit den einfachen Daten zu beschäftigen, die eine Anamnese-Erhebung erbringt, wenden sie sich lieber den handfesten Resultaten zu, welche die Technologie liefert. Unerwähnt bleibt, dass die Zeit, die man für die Patienten aufbringt, nur minimal vergütet wird, wohingegen die Anwendung der Technologie finanziell reichlich belohnt wird. Kurzum: Die Technologie dient als lukrativer Ersatz für die Zeit, die in einen Patienten investiert wird. Die moderne Medizin entwächst somit ungezügelt ihrer humanitären Verankerung und wird statt einer Berufung zu einem industriellen Prozess der Geldschinderei transformiert.

Melanie: Die Behandlung einer Hauptklage mag nicht alles lösen, aber sie ist zu diesem Zeitpunkt die dringlichste Angelegenheit für den Patienten. Wie kann es eine schlechte Sache sein, sich ihrer anzunehmen?

Bernard: Statt zu theoretisieren, lass dir von einem der vielen Patienten berichten, denen ich begegnet bin und denen Schaden zugefügt wurde, bloß weil ein Arzt sich ausschließlich auf die Hauptklage konzentriert hat.

Ich erinnere mich an Frau Smith, die mit ihren über 80 Jahren jeden Tag mit der überschwänglichen Freude eines jungen Menschen begrüßte und die vor Dankbarkeit für kleine Gefälligkeiten übersprudelte. Dies war jedoch nicht ihr Verhalten, als wir uns zum ersten Mal vor mehr als 20 Jahren begegneten. Obgleich eine Angina pectoris der Anlass für die Konsultation war, war es ihr Schwindel, der sie in Wirklichkeit sehr beeinträchtigte. Wenn sie saß oder aufstand oder auch nur den Kopf umwandte, begann sich die ganze Welt zu drehen, und sie wurde von Übelkeit überwältigt. Als Folge war sie bettlägerig und nicht imstande, auf ihrem geliebten Piano zu spielen. Sie war eine vollkommene Invalidin und untröstlich, eine Last für ihre berufstätige Tochter zu sein. Während der letzten fünf Jahre war sie ärztlich von einem führenden Kardiologen in einem der Harvard-Hospitäler von Boston betreut worden.

Als ich sie fragte, wer denn als Erster ihren Zustand als Angina pectoris diagnostiziert habe, lautete ihre erstaunliche Antwort, ihre unmittelbare Nachbarin. Offenbar äußerte eine Nachbarin, als sie sich eines Tages über Brustschmerzen beklagte, die Ansicht, dass sie beide das gleiche Leiden hätten, nämlich Angina pectoris. Einem guten nachbarlichen Verhältnis entsprechend teilte sie dann ihr Nitroglycerin mit Frau Smith. Als diese später von einem Kardiologen angesehen wurde, fragte der sie nach ihrer Hauptklage. Ihre Entgegnung lautete: Angina. Ohne groß weiter zu fragen, überwies er sie zu zahlreichen Tests und verschrieb eine Fülle von Medikamenten. Diese Arzneien verschlimmerten ihren Schwindel.

Nach einer detaillierten Anamnese-Erhebung war ich überzeugt, dass diese alte, vollkommen gesunde Frau niemals Angina pectoris hatte. Ich drängte sie, alle ihre Medikamente abzusetzen. Bei der nächsten Visite strahlte sie über das ganze Gesicht und litt nicht länger an dem beeinträchtigenden Schwindel. Sie nahm sogar das Klavierspiel wieder auf und erlebte noch die Feier ihres hundertsten Geburtstags.

Melanie: Grandpa, ist das ein alltägliches Problem oder hast du dir einen krassen oder außergewöhnlichen Fall herausgepickt?

Bernard: Im Gegenteil, ich bin überzeugt, dass die Fixierung ausschließlich auf die Hauptklage das allergrößte Gesundheitsproblem in den USA darstellt.

Melanie: Das klingt etwas weit hergeholt. Wie kann das sein?

Bernard: Es hängt mit dem Gebrauch von Medikamenten zusammen. Wenn die Hauptklage sich nicht auf das bezieht, was den Patienten quält, dann ist jegliche verschriebene Arznei unwirksam. Oftmals werden dann die Dosen gesteigert, und noch mehr Medikamente werden hinzugefügt. Im Jahr 1991 hat die „Harvard Medical Practice Study" berichtet, dass medikamentös bedingte Nebenwirkungen bei 4 % der hospitalisierten Patienten auftreten. Davon enden 14 % der Fälle tödlich. Noch weitaus größer ist das

Problem bei nicht-hospitalisierten Patienten. Es fordert heutzutage mehr Leben als noch vor 20 Jahren, als die Studie publiziert worden war. Gegenwärtig sterben etwa 100.000 Amerikaner jährlich an solch unsachgemäßen Medikamentenverschreibungen. Wie gesagt: Jedes Jahr sterben etwa so viele Menschen, als wenn alle drei bis vier Tage je drei Jumbo-Jets mit je 350 Passagieren an Bord abstürzen würden. (Vgl. S. 183 f.)

Melanie: Na toll!

Bernard: Das kannst du laut sagen! Eine andere Nebenwirkung der Einengung eines Arzt-Patienten-Gesprächs lediglich auf die Hauptklage besteht in der Unterminierung des allgemeinen Vertrauens in die Ärzte. Der Patient, dessen eigentliches Problem nicht angesprochen wird, bleibt auf der Suche nach einer Antwort und geht „Medizin einkaufen". In ihrer Verzweiflung stimmen viele Patienten teuren und invasiven Prozeduren zu.

Die Behandlung der Hauptklage verlagert die medizinische Praxis auf das Akute und Dringliche. Die Präventionsmedizin ist zwar die kostengünstigste Methode für den Umgang mit der Krankheit, aber sie ist zeitraubend und wird deshalb weitgehend vernachlässigt. Eine sorgfältige Prävention spielt gegenüber heroischen Heilmaßnahmen stets die zweite Geige.

Ich werde nicht müde, die zentrale Bedeutung des Zuhörens für die ärztliche Kunst zu betonen. Es ist aufschlussreich, dass die alten Sumerer, eine Zivilisation, die ihre Blütezeit 4.000 v.Chr. hatte, dasselbe Wort für „Ohr" und „Weisheit" verwendeten. (Vgl. Kap. 17)

Kann ein Händedruck gesundheitliche Probleme enthüllen?

Melanie: Wir sind übereingekommen, dass die erste Sache, die ein Patient einem Arzt sagt (was du als „Hauptklage" bezeichnest), in die Irre führen kann. Aber wie sonst – wenn nicht damit – stellst du fest, was nicht stimmt?

Bernard: Es beginnt mit einem Händedruck. Viele Informationen über die Persönlichkeit und selbst die genaue Diagnose können von einem Händedruck hergeleitet werden.

Melanie: Das nehme ich dir nicht ab. Ich glaube, du willst dich nur wichtigmachen.

Bernard: Das auch! Und dennoch entspricht meine Bemerkung eher der Realität als einer Angeberei. Ein Händedruck kann furchtsam oder forsch, schlaff oder fest zupackend, flüchtig oder klammernd sein, eine feuchte oder trockene Handfläche aufweisen usw. usf. Er vermittelt Gefühlszustände oder sogar den Charakter. Gelegentlich kann der Händedruck von diagnostischer Bedeutung für das zugrunde liegende Leiden sein.

Melanie: Habe ich dich richtig verstanden, dass du mittels eines Händedrucks zu einer Diagnose gelangen kannst? Schwer zu glauben!

Bernard: Ich erinnere mich an einen Patienten, bei dem ein Händedruck die Diagnose, Therapie und Prognose geliefert hat. Es war ein eiskalter Morgen Mitte Januar in Boston, als ein kräftiger Mann mittleren Alters bei mir erschien. Da er der erste Patient des Tages war, sah ich ihn unmittelbar nach seiner Ankunft. Als wir uns mit Handschlag begrüßten, fühlte sich seine Hand warm und feucht an. „Tragen Sie warme Handschuhe?", fragte ich. Er entgegnete: „Ich trage niemals Handschuhe." Nach ein paar weiteren Fragen diagnostizierte ich noch an Ort und Stelle eine hyperaktive Schilddrüse. Eine Blutuntersuchung bestätigte die Diagnose, für die er erfolgreich behandelt wurde. Ich kann mich sogar an eine Patientin erinnern, für die der Händedruck die Therapie war!

Melanie: Das klingt ein klein bisschen nach Übertreibung …

Bernard: Du entscheidest, nachdem du dir folgenden Fall angehört hast: Patricia, eine junge Frau Ende Zwanzig, erschien auf meiner Klinikstation. Der Kern des Problems war, dass Patricia seit der Geburt ihres ersten Kindes vor acht Monaten durch beeinträchtigendes Herzklopfen beunruhigt wurde. Ihr Arzt hatte ihr bedeutet, dass sie an einem „Mitralklappen-Prolaps" leide, an einem Zustand, der zu plötzlichem Herztod führen könne, und ein starkes antiarrhythmisches Medikament verschrieben. Er riet Patricia, sich eine Hilfe ins Haus zu nehmen, sodass, „falls ihr etwas zustieße, wenigstens das Baby überleben würde." (Kannst du dir vorstellen, so etwas von deinem Arzt zu hören?!) Aber Patricias Ehemann hatte einen nur gering bezahlten Job, und sie konnten sich eine Nanny nicht leisten. Der emotionale Aufruhr ließ sie wie betäubt und völlig durcheinander zurück. Patricia konnte nicht aufhören zu schluchzen und wünschte sich immer wieder, „schon tot zu sein".

Diese Geschichte beunruhigte und bestürzte mich. Der Mitralklappen-Prolaps ist außerordentlich verbreitet unter jungen Frauen. In der Regel ist er gutartig und beeinträchtigt das Überleben nicht. Patricias EKG wies einige Extra-Herzschläge auf, was etwas Alltägliches und fast immer ohne Bedeutung ist. Ich hatte keine Ahnung, wie ich den psychischen Schaden reparieren oder diese traumatisierte Patientin heilen konnte.

Als ich den Raum betrat, sah ich mich einer Frau gegenüber, die viel jünger aussah als es ihrem Alter entsprach und die zerbrechlich, angstvoll und kindlich wirkte. Als wir uns die Hände reichten, bemerkte ich, dass Patricia meine Handfläche mit ihrer schlaffen, scheinbar feuchten Hand kaum berührte und sie dann rasch zurückzog, als sei sie mit elektrischem Strom in Berührung gekommen. Ohne zu begreifen, was ich tat, sagte ich ihr, dass wir über einen richtigen Händedruck diskutieren sollten, und bat meine Mitarbeiter, den Raum zu verlassen.

Als wir allein im Zimmer waren, fragte ich Patricia, weshalb sie ihre Hand so rasch zurückgezogen habe. Sie schien sich unbehaglich und beschämt zu fühlen. Nach einer Weile gab sie zu, dass dies ein lebenslanges Problem sei. Sie leide an sehr schweißfeuchten Händen und vermeide es, wenn möglich, die Hand zu geben. Wenn es unumgänglich sei, mache sie es kurz und bündig, in der Hoffnung, dass ihre Schweißneigung nicht bemerkt werde.

Wir verbrachten etwa fünfzehn Minuten mit einem Gespräch über das Händeschütteln. Als ihr mit plötzlichem Erschrecken bewusst wurde, dass ich vermied, über ihre „lebensbedrohliche" Herzrhythmusstörung zu sprechen, fragte sie: „Herr Doktor, reden Sie über meinen Händedruck, weil mein Herzproblem hoffnungslos ist?"

Ich sagte ihr: „Ganz im Gegenteil. Ich diskutiere Ihren Händedruck, weil es eine irritierende Angelegenheit ist. Sie haben ein normales Herz – weshalb sollten wir also darüber sprechen? Viel wichtiger als über ein nicht-existierendes Problem zu reden, ist es, Ihnen beizubringen, wie Sie ein existierendes lösen können." Daraufhin erklärte ich ihr, wie sie jemandes Hand auf eine Art und Weise schütteln könne, die eine schweißfeuchte Handfläche verberge. (Wenn eine Hand über eine andere gleitet, entdecken die

Fingerspitzen – exquisite Sensoren für Feuchtigkeit – sofort schweißige Handflächen. Wenn man jedoch rasch und sehr fest die Hand schüttelt und dabei fast das Handgelenk ergreift, haben die Finger keine Zeit, ihre Fühler auszustrecken.)

Wir übten dann das Händeschütteln. Je länger wir dies taten, umso entspannter wurde Patricia. Daraufhin rief ich meine Mitarbeiter zurück und ließ Patricia jedem die Hand schütteln. Nach einer Weile begann sie über diese Übung zu lachen.

Sie wurde noch am selben Tag entlassen, ohne jegliche Medikamente. Als wir eine Woche später miteinander sprachen, waren die Herzpalpationen weniger häufig. Wichtiger noch: Sie wurde nicht besorgt und verängstigt, wenn sie auftraten. Als wir uns einen Monat später unterhielten, bemerkte Patricia keine Extra-Herzschläge mehr. Es lag ihr jetzt viel mehr daran, mich mit Geschichten über ihre „wunderschöne Tochter" zu erfreuen, als sich über ein sogenanntes Herzproblem zu beklagen.

22 „Oh, Herr Doktor, nur noch eine Sache …"

Melanie: Ich möchte Carolyn Thomas danken, einer Anwältin für Herzgesundheit sowie der kreative Dynamo hinter dem Blog „Heart Sisters", für ihre Inspiration zu diesem Artikel. In einem kürzlich veröffentlichten Kommentar über unseren Blog schrieb Carolyn: „Ich vermute, dass diese unangebrachte Fokussierung auf die ‚Hauptklage' auch für Ärzte eine wesentliche Quelle der Frustration ist. Wenn zum Beispiel der Patient zuwartet, bis die Hand des Arztes nach der Türklinke greift, um am Ende einer Visite den Raum zu verlassen, und er ihn dann erst bittet: ‚Oh, Herr Doktor, nur noch eine Sache …'"

Grandpa, ich denke, Carolyn spricht da einen wichtigen Punkt an! Wir haben über die Konsequenzen für die Patienten gesprochen, wenn Ärzte nicht zuhören. Aber was geschieht, wenn die Patienten nicht bereit sind, sich mitzuteilen oder eine kritische Information nur flüchtig am Ende einer Visite andeuten?

Bernard: Solche Andeutungen von Patienten signalisieren, dass hier noch etwas offen ist. Auf diese Stichworte sollten Ärzte empfindsam reagieren. Aber kein Stichwort ist bedeutsam, wenn der Arzt nicht mit dem Patienten vertraut ist. Empfindsamkeit gegenüber einem unausgesprochenen Wort wird durch Intimität verstärkt, nicht nur mit „dem Patienten", sondern auch mit dem menschlichen Wesen, das dem Patienten innewohnt.

Melanie: Weshalb würden Patienten bis zum Ende einer Visite warten, um über etwas Kritisches zu sprechen?

Bernard: Dafür gibt es viele Gründe. Ein Patient kann sich schämen, ein Scheitern preiszugeben oder einen tief sitzenden Schmerz oder einen unerwarteten Verrat, oder wegen einer unendlichen Fülle von anderen Gründen. Es kann mangelndes Vertrauen widerspiegeln. Letztlich liegt das Versagen beim Arzt. Die Patienten fühlen sich gedrängt, weil sie wissen, dass der Arzt nur begrenzt Zeit hat. Als Ergebnis können sie die Probleme nur unzureichend nach Prioritäten ordnen. Bei alten Menschen hängt es mit der Vergesslichkeit zusammen. Wird plötzlich realisiert, dass die Visite vorüber ist, erfolgt ein jähes Erinnern an das, was einen wirklich quält.

Melanie: Ärzte können sensibel sein, jedoch sind sie nicht hellsichtiger als jeder andere auch. Vielleicht erwartest du zu viel vom ärztlichen Stand.

Bernard: Ich sehe das nicht unter solchen Gesichtspunkten. Die Gesellschaft gewährt den Ärzten eine Machtfülle, die sie anderen nicht zugesteht. Ihr habt euch gerade einmal getroffen, und schon ergründet der Arzt nicht nur intime Bereiche deines Lebens, sondern berührt auch intime Bereiche deines Körpers. Dir wird Unbehagen bereitet durch Herumstochern, Hineinstechen, Pieken und was sonst noch. Dir werden Gifte verschrieben – alle Medikamente sind potenziell giftig. Dir wird Unsicherheit eingeflößt über Diagnosen lebensbedrohlicher Leiden. Alles in allem ist es keine angenehme Begegnung. Eine derartige Zudringlichkeit seitens eines Fremden würde als krimineller Akt gelten, der Gefängnisstrafe verdient. (Vgl. Kap. 29) Diese Ehrfurcht gebietenden Rechte eines Arztes sind mit Pflichten verknüpft, ganz zuvorderst mit der Aufgabe zu heilen. Das Wort „heilen" ist von tiefer Bedeutung erfüllt und bedarf weiterer Erörterungen.

Wenn man Ärzte fragen würde, was das fundamentale Prinzip der Medizin sei, so wäre die übereinstimmende Antwort: „In erster Linie keinen Schaden zufügen." Ich habe da eine andere Auffassung. Was immer das Problem sein möge – ernst oder trivial –, das oberste Prinzip ist, eine Wohltat zu vollbringen, nämlich zu heilen. Schaden zu vermeiden ist das zweite Prinzip.

Melanie: Wir scheinen abgekommen zu sein von dem, was Carolyn Thomas gesagt hat. Hast du es einmal erlebt, dass jemand sich umdrehte und eine kritische Bemerkung an der Tür machte, gerade, als er gehen wollte?

Bernard: Ja, in der Tat. Ich halte es für ein Versagen auf meiner Seite, da ich nicht aufmerksam war und nicht richtig zugehört und damit den Patienten auch nicht verstanden hatte. Eine solche Erfahrung trug sich vor mehr als 20 Jahren zu. Frau S. war 92 Jahre alt, noch immer lebhaft und geistig rege. Sie war die Witwe eines berühmten Arztes in Boston. Als sie mich zum ersten Mal um meinen Rat bat, war sie depressiv und hager, da sie etwa viereinhalb Kilogramm an Gewicht verloren hatte. Sie war sich sicher, dass sie an irgendeiner bösartigen Krankheit im Endstadium leide. Verschiedene Spezialisten hatten sich eingeschaltet und ihr geraten, auf Süßigkeiten und Fette zu verzichten. Da sie sehr diszipliniert war, hielt sie sich an eine fett- und kohlenhydratarme Diät und büßte rasch an Gewicht ein. Sie fühlte sich erschöpft, verlor jegliche Energie und gab zu, sich depressiv zu fühlen. Ich schlug vor, dass sie ihren Cholesterin-Spiegel vergesse und zu einer normalen Ernährung zurückkehre. Kurz darauf gewann sie sowohl Gewicht als auch Selbstvertrauen zurück (und ich wurde ihr Lieblingsarzt).

Ich hatte sie drei Jahre lang betreut. Es ging ihr gut. Die letzte Visite unterschied sich nicht von den vorangegangenen. Als sie aber an der Tür stand, bereits am Hinausgehen, den Stock fest in der Hand, drehte sie sich um und sagte: „Ich vergaß zu erwähnen, dass Frau Murphy für zwei Wochen in die Ferien verreist."

Dies war eine völlig zusammenhanglose Bemerkung. Wer war Frau Murphy? Weshalb war es relevant, dass sie eine Reise machte? Ich stand vor einem Rätsel. Ich holte Frau S. in die Praxis zurück. Ich wurde mir meiner Unaufmerksamkeit gegenüber der Tatsache bewusst, dass sie zögerlich herumgetrödelt hatte und sich vor etwas fürchtete. Warum war ich der Sache nicht nachgegangen? Weshalb war ich so unentschuldbar gleichgültig gewesen? Es stellte sich heraus, dass Frau Murphy eine Etage über ihrem Apartment wohnte. Sie verfügten über ein gemeinsames Wasserrohr. Jeden Morgen schlugen beide Frauen mit ihren Stöcken an das Wasserrohr und signalisierten sich gegenseitig, dass sie am Leben und bei Wohlbefinden seien. Frau S. sagte: „Doktor Lown, es ist nicht die Angst vorm Sterben, es ist die Angst, hilflos mit einem Schlaganfall am Boden zu liegen, zu leiden und erst Tage später entdeckt zu werden." Ich entgegnete, dass die Lösung ganz einfach sei und versicherte ihr, dass während der Ferienreise von Frau Murphy meine Mitarbeiter sie jeden Morgen anrufen würden und dass an Wochenenden ich dies tun würde. Plötzlich erstrahlte ein zutiefst belohnendes Lächeln auf ihrem Gesicht. Diese kleine Vignette demonstriert die Magie des Heilens.

Die Überschrift ist – zugegeben – ziemlich irreführend. Handelt es sich dabei um eine Art von umgekehrtem Sexismus oder eine aus dem Ruder gelaufene politische Korrektheit? Tatsächlich spiegelt sie eine grundlegende klinische Wahrheit wider. Es dauerte Jahre, bis ich diese begriff. Ehefrauen wissen mehr über die Gesundheitsprobleme ihrer Ehemänner als Ehemänner über diejenigen ihrer Frauen oder selbst über ihre eigenen.

Vor vielen Jahren begann ich, Ehemänner zu ermuntern, ihre Frauen zu den ärztlichen Besuchen mitzubringen. Manchmal bestand ich sehr darauf, dass die Ehefrau mitkomme, und gelegentlich deutete ich sogar an, einen Termin zu verschieben, falls sie nicht anwesend sein könne. Jedoch kann ich mich nicht erinnern, jemals eine verheiratete Frau gebeten zu haben, ihren Ehemann mitzubringen. Ich muss gestehen, dass ich zu der Zeit, als ich mit dieser Strategie begann, den Grund für mein Beharren auf der Anwesenheit von Ehefrauen nicht so ganz verstand.

Heutzutage glauben Patienten, dass die moderne Medizin durch eine wissenschaftliche Klarheit verkörpert wird, die ihr den direkten Zugang zu einer korrekten Diagnose mit anschließender wirksamer Therapie verschafft. Solch eine Unmittelbarkeit zwischen Einschätzung, Beurteilung, Aktion und Erfolg mag in physikalischen Systemen, die sich deutlich von biologischen Systemen unterscheiden, möglich sein. Jedoch der Sprung von der ersten Information bis zur Heilung eines Patienten gelingt kaum, wenn man sich einer großen Fülle von Variablen in einem dichten Geflecht gegenüber sieht. Nichts ist komplexer als ein menschliches Individuum.

Um mit dieser Komplexität fertigzuwerden, benötigt man vielfältige Informationen aus unterschiedlichen Richtungen. Wie oft habe ich eine vollständige Kehrtwende von meinem ersten Eindruck gemacht, der auf anfänglichen Informationen beruhte! Unzählige Male, nachdem ich einer Ehefrau eines Patienten zugehört hatte, sah ich mich gezwungen, die bereits gestellte Prognose zu revidieren oder die entsprechende Diagnose oder die Verschreibung der Medikamente zu ändern. Mit „Zuhören" meine ich nicht nur die verbale Information. „Jeder von uns verfügt über ein mächtiges nicht-verbales Repertoire an Körpersprache und Gesichtsausdruck ... Ein Gespräch schließt – außer Worten – eine komplexe unbewusste Feinabstimmung ein, die sich ständig einer Reihe von Signalen anpasst. Dies kann eine winzige Verengung der Lider, ein Starren oder ein Abwenden des Blicks, ein Herabziehen der Mundwinkel, ein Achselzucken, ein Anspannen oder Entfalten der Hände, ein Füße-Scharren oder ein Ausstrecken der Gliedmaßen sein." (1) (Vgl. Kap. 26)

Eine falsche Prognose

Einer meiner allerersten Patienten lehrte mich schmerzhaft, dass seine Ehefrau mehr über den sehr ernsten Zustand seiner Herzerkrankung wusste als ich – selbst nach einer gründlichen Untersuchung. Es war im Jahr 1957 ganz zu Beginn meiner ärztlichen Laufbahn. Meine kardiologische Sprechstunde hatte bisher nur eine Handvoll Patienten angezogen. Es war ein einsames Herumsitzen in einer leeren Praxis, tagein-tagaus auf Patienten wartend, die nicht erschienen.

Eines Morgens tauchte endlich ein Patient auf, ein Geschäftsmann Ende Fünfzig, der dringend Dr. Samuel A. Levine zu sehen wünschte, einen in Boston führenden Kardiologen. Da keine Termine frei waren, hatte man ihn zu mir geschickt. Der Patient, Herr G., erschien mit großen

Vorbehalten. Er setzte viel Erfahrung voraus, die ich nicht anbieten konnte. Die Visite verlief jedoch weitaus besser als sowohl der Patient als auch ich es erwartet hatten. Ich konnte mehr als zwei Stunden der Konsultation widmen. Dies war nicht Ausdruck einer übermäßigen Tugend; es lag vielmehr daran, dass kein anderer Patient mich in jener Woche zu sehen wünschte.

Herr G. stellte nur eine einzige Frage: Könnte er zur Hochzeit seiner Tochter in Chicago in zwei Wochen fahren? Die Reise sollte über Nacht in einem Schlafwagen unternommen werden. Es war klar, dass er an einer ausgeprägten Herzkranzgefäß-Erkrankung litt, im Zustand nach einem vor zwei Monaten durchgemachten massiven Herzinfarkt.

Nach einer sorgfältigen Untersuchung, die sein Herz in einem stabilen Zustand zeigte, befürwortete ich die Reise, die so viel Freude ins Leben von Herrn G. bringen würde. Mein Zuraten verstörte seine Frau sichtlich. Sie schien bedrückt, ja verängstigt zu sein und flehte mich an, diese Reise nicht zu erlauben. Ihre deutlichen Worte waren: „Jack wird sie nicht überleben!" Ihre Befürchtung war verständlich, hatte er doch gerade erst einen Herzinfarkt überstanden. Zur hellen Freude ihres Ehemannes strahlte ich Gewissheit und Ermutigung aus. Als er das Büro verließ, waren seine letzten Worte: „Ich bin froh, dass Doktor Levine zu sehr beschäftigt war und ich stattdessen Sie sehen konnte."

Etwa drei Wochen später bat seine Frau um einen Termin für sich persönlich. Ich bildete mir etwas auf mein Glück als Anfänger ein, was Erfolg für den Aufbau meiner Praxis verhieß.

Sie betrat das Sprechzimmer und sank auf einem Stuhl nieder, ohne ein einziges Mal in meine Richtung zu schauen. Mein Herz begann zu rasen. Etwas Schreckliches war geschehen. Warum war sie schwarz gekleidet? Nein, das konnte nicht sein!

Sie begann mit einer klagenden monotonen Stimme: „Wir fuhren im Zug nach Chicago, so, wie Sie uns zugeredet hatten. Aber wir kamen dort nicht an. Mein Mann hat Chicago niemals erreicht. Auf dem Weg dorthin verstarb er an einer weiteren Herzattacke." Diese Worte stieß sie mit einer Stimme hervor, die bar jeder Emotion war.

„Am Hochzeitstag unserer einzigen Tochter brachte ich ihres Vaters Leichnam zur Chupah. (2) Was wir beide uns unser ganzes Leben hindurch als den glücklichsten Tag vorgestellt hatten, wurde zu einem Tag der Schmerzen, wie ich sie meinem ärgsten Feind nicht wünschen würde. Ich ruinierte die Hochzeit meiner Tochter. Dies wird sie für den Rest ihres Lebens verfolgen." Frau G. sprach ruhig, an niemanden im Speziellen gerichtet, dieses bittere Selbstgespräch des Schmerzes herauslassend.

Dann plötzlich drehte sie sich um, sah mich mit unverhüllter Wut an und begann zu schreien: „Welches Recht haben Sie, Medizin zu praktizieren? Sie sind vollkommen inkompetent! Sie haben meinen Mann ermordet! Die Reise und der rüttelnde Zug waren zu viel für ihn. Sie hätten nicht zur Universität zu gehen brauchen, um das zu wissen." Ich war schweißgebadet. Jedes ihrer Worte, die sich wie ein immer enger werdender Stahlring um meine Brust schlossen, nahm mir den Atem. Scheinbar endlos, als sei die Zeit stehen geblieben, fuhr sie fort, mich zu attackieren. Keine Entgegnung hätte sie erreicht. Was immer ich vorgebracht hätte, hätte ihren Schmerz nur noch vermehrt.

Diese qualvolle, demütigende Erfahrung ließ mich danach vor Prognosestellungen zurückschrecken. Wenn ich genötigt war, eine Voraussage zu treffen, suchte ich die Mithilfe naher Familienangehöriger.

Unvermutete Diagnosen

Die Ehefrauen von Patienten haben mir in hohem Maße bei der Diagnosestellung geholfen. Manchmal bot sich durch ihre klugen Kommentare eine neue Richtung an, oder auch durch das Enthüllen von Informationen, die der Patient verschwiegen hatte, oder durch irgendeinen wortlosen Fingerzeig. Ich erinnere mich an einen Mann Mitte Fünfzig, der mich wegen Brustschmerzen aufsuchte, die sein Hausarzt als Angina pectoris bei koronarer Herzkrankheit diagnostiziert hatte. Es war ihm geraten worden, sich die Meinung eines Kardiologen hinsichtlich einer Bypass-Chirurgie einzuholen. Dies war in den Tagen, bevor Stent-Einpflanzungen populär wurden.

Die Schwere der Schmerzen, ihre Lokalisation und Ausstrahlung entsprachen einer Herzkranzarterienerkrankung, obwohl andere Zeichen so gar nicht zur Diagnose passen wollten. Angina pectoris, der Schmerz, der von blockierten Koronararterien herrührt, spielt sich vorhersagbar ab. Eher vorübergehend als lang anhaltend wird er durch körperliche Anstrengung oder emotionalen Stress provoziert, tritt wahrscheinlicher am Morgen als am Abend und häufiger draußen als drinnen auf. Von all diesen Gegebenheiten wich das Schmerzmuster des Patienten ab. Sein Schmerz trat stets dann auf, wenn er an seinem Schreibtisch saß, und niemals während körperlicher Anstrengungen. Er führte ein gutes Familienleben mit drei wohlerzogenen Kindern und leitete erfolgreich ein Ingenieurbüro. Er war psychisch im Lot und suchte nur selten einen Arzt auf.

Ich war ratlos, was da vor sich ging. Seine Schmerzen waren so intensiv und beeinträchtigend, dass es nicht unvernünftig schien, eine teure invasive Herzkranzgefäß-Untersuchung in Erwägung zu ziehen.

Ich hatte bemerkt, dass seine Ehefrau zusammengezuckt war, als ihr Mann von ihren drei Kindern sprach. Ich bat sie dazubleiben, nachdem ihr Mann zum Untersuchungsbereich gebracht worden war. Als ich sie nach ihrer Familie fragte, antwortete sie traurig, dass sie vier Kinder gehabt hätten. Der Älteste, Tommy, ihr 17-jähriger Sohn, hatte vor sechs Monaten Selbstmord begangen. Tommy hatte gerade die Oberschule abgeschlossen und dort die Abschiedsrede gehalten. Er war am MIT (Massachusetts Institute of Technology), der Alma Mater seines Vaters, angenommen worden. Tommy war das Lieblingskind seines Vaters. Zwischen den beiden bestand eine enge Beziehung.

An einem Wochenende im Sommer entdeckte der Vater den erhängten Tommy auf dem Dachboden. Sie hörte ein schreckliches tierisches Geheul. Als sie ihren Mann erreichte, fand sie ihn, wie ein Hund auf allen Vieren kriechend, neben dem Leichnam seines Sohnes vor. Dieser Laut verfolgte sie unablässig. Es war wie das Geheul eines tödlich verwundeten Tieres, nicht das klagende Wimmern eines trauernden menschlichen Wesens. Sie gab mir zu verstehen, dass die Herzschmerzen ihres Mannes nicht von seinem Herzen verursacht würden. Und in der Tat: Sie hatte Recht. Ihr Mann brauchte keine gründliche Durchuntersuchung.

Mit psychologischer Trauerarbeit und dem Vergehen der Zeit kehrten die Schmerzen nicht mehr zurück.

Bei der Erinnerung an diese klinischen Erfahrungen schießen mir zahlreiche andere Patienten durch den Kopf, bei denen die Hinweise der Ehefrauen mich auf die richtige diagnostische Spur brachten. Einst hatte ein chinesischer Patient, den ich seit nahezu zehn Jahren betreute, mich nicht informiert, dass sein Zustand sich erheblich verschlechtert habe. Schlimmer noch, er log mich an über das, was da passierte. Er hatte eine krankhafte Angst vor der Herzchirurgie. Glücklicherweise war seine Frau anwesend. Während der vergangenen Visiten hatte sie mich jeweils unerschütterlich angeschaut, jedoch kein einziges Wort gesagt. Diesmal war ihr Blick an die Decke geheftet. (3) Beunruhigt durch ihr verändertes Verhalten drängte ich sie, mir zu erzählen, was los sei. Zunächst weigerte sie sich und beharrte: „Chinesische Ehefrau soll nicht hinter Ehemanns Rücken sprechen." Nach einigem Insistieren berichtete sie, dass ihr Mann wegen der Häufigkeit und Schwere seiner Angina pectoris gezwungen worden sei, mit körperlichen Aktivitäten aufzuhören und seinen Job aufzugeben.

Eine sofortige gründliche Durchuntersuchung ergab, dass er sich kurz vor einem Herzstillstand befand. Noch am selben Tag hatte er eine Herzoperation und erholte sich rasch und ohne Zwischenfälle. Hätte seine Frau ihn nicht begleitet und hätte ich nicht mit meinen Augen „zugehört", wäre mir die tiefgreifende Veränderung seines Zustands entgangen. Vermutlich hätte er eine derartige Fehleinschätzung nicht überlebt.

Die Therapie-Änderung

Es besteht kein Zweifel, dass Charles Sanborn (ein fiktiver Name) sein Leben seiner Ehefrau Peggy verdankte. Führende Kardiologen in Chicago waren übereingekommen, dass er an einer fortgeschrittenen Form der Kardiomyopathie, einer angeborenen Herzmuskelerkrankung mit finsterer Prognose, leide. Eine Herz-Katheterisierung hatte die Diagnose bestätigt. Mehrere Herzspezialisten waren der Ansicht, dass er sich glücklich schätzen könne, wenn er bis zu seinem 50. Lebensjahr am Leben bliebe, also weniger als acht Jahre.

Auf Drängen Peggys fragte er seinen Kardiologen, ob er eine zweite Meinung bei Dr. Bernard Lown in Boston einholen solle. Der Doktor antwortete: „Ich kenne Bernie gut. Ihr Geld wäre besser angelegt, wenn Sie die Kosten der Konsultation einem verdienstvollen Wohltätigkeitsverein spenden würden."

Charles akzeptierte das Urteil seines Arztes, wurde aber von Peggy überstimmt – und so erschienen beide zur Konsultation. Der Chicagoer Kardiologe hatte eindeutig Recht. Charles litt an schwerer Kardiomyopathie mit einem Auswurfvolumen von nur 30 % (3) und an chronischem Vorhofflimmern. (4) Er erhielt die entsprechenden Arzneimittel, einschließlich Digitalis und einen Beta-Blocker, zur Kontrolle seiner Pulsfrequenz. Auch wurde er mit Antikoagulanzien zur Vermeidung eines thrombo-embolischen Ereignisses (5) und mit Diuretika zur Ausschwemmung übermäßiger Flüssigkeitsansammlung im Körper behandelt. Traurigerweise hatte ich nichts anzubieten. Charles hätte den klugen Rat seines Chicagoer Arztes befolgen und die Kosten für die Visite einem wohltätigen Zweck spenden sollen.

Aber bevor ich solch eine unerfreuliche Beurteilung abgab, unterhielt ich mich ausführlich mit Peggy. Ich erfuhr, dass sie Lehrerin war, eine beredte, intelligente, sehr lebhafte, Spaß liebende Frau italienischer Abstammung. Sie hatte viel mitzuteilen und zögerte nicht, mich über ihre Meinung zum Gesundheitszustand ihres Ehemannes zu informieren.

Peggy beklagte sich, dass Charlie, obgleich erst 42 Jahre alt, bereits ein alter Mann sei. Wegen seiner geringen Energien hätten sie kaum noch Sex miteinander. Sie schien sowohl frustriert als auch besorgt zu sein. Ich spitzte die Ohren, als Peggy berichtete, dass im Jahr zuvor, als er immer wieder Vorhofflimmern (6) hatte, sie genau gewusst habe, wie es um seinen Herzrhythmus stand. Bei normalem Rhythmus wäre er die Treppen hinaufgejagt; ein paar Minuten später habe er den „Alter-Mann-Akt" gespielt. Sie erklärte, dass bei ihnen der Haussegen schief hing, weil ihre 17-jährige Tochter sie beide unbedingt zum Wahnsinn treiben wolle.

Aus Gründen, die mir damals nicht klar waren, fragte ich: „Wie geht es Charles, wenn er nicht zu Hause ist, zum Beispiel in den Ferien?"

„Interessant, dass Sie fragen", sagte sie, während ihre Augen aufleuchteten.

Dann platzte es aus Peggy heraus: „In diesem letzten Sommer war die ganze Familie für einen Ferienmonat in die Toskana gereist. Es war meine Idee. Als wir dort ankamen, dachte ich, dass ich wohl den geheimen Wunsch gehabt hätte, meinen Mann zu töten. Charlie schleppte seinen Körper durch das bergige Terrain im vergeblichen Bemühen, mit den beiden Mädchen und mir Schritt zu halten. Er war dauernd außer Atem und blieb alle paar Minuten stehen, als wir bergauf und bergab durch die wunderschöne Landschaft wanderten. Interessant war, dass es Charlie von Tag zu Tag besser ging – und als wir dann nach Hause zurückkehrten, war er wieder sein jugendliches Selbst."

Während sie sprach, wurde ich ganz aufgeregt. Meine Gedankensprünge waren fast hörbar. „Dem Mann kann geholfen werden!", rumpelte es durch mein Gehirn.

Peggys Informationen waren aufschlussreich. Der „Alte-Mann-Akt" könnte durch eine unstatthaft rasche Herzaktion, ausgelöst durch körperliche Anstrengungen, bedingt sein. Obwohl Charles die richtigen Medikamente erhielt, könnten die Dosierungen seinen verschiedenen Ansprüchen nicht entsprechend angepasst sein. Körperliches Training verstärkt den Vagotonus. Der Vagus-Nerv ist Teil des autonomen Nervensystems, das den Herzschlag moderiert und dadurch fortlaufend die Herzarbeit den jeweils sich ändernden körperlichen Ansprüchen anpasst. Peggys lebhafte Schilderung der Ereignisse in der Toskana entsprach dieser Analyse. Sie lieferte zugleich eine leicht überprüfbare Hypothese. Ich ließ Charles hyperventilieren, das heißt so tief und schnell atmen, wie er konnte, und dies dreißig Sekunden lang. Bei jemandem, dessen Vorhofflimmern durch geeignete Medikamente gut kontrolliert ist, erhöht sich die Pulsfrequenz kaum. Aber Charles' Puls stieg auf 110 Schläge pro Minute an. Diese außergewöhnliche

Beschleunigung bestätigte meine These. Wahrscheinlich würde eine bessere Regulierung seiner Pulsfrequenz seine Symptome verbessern.

Es war eindeutig, was zu tun war. Ich verdoppelte die Digitalis-Dosis, erhöhte die Dosis des Beta-Blockers und fügte ein drittes Medikament hinzu, um die Pulsfrequenz zu senken. Bei einer nächsten Visite einige Monate später blickten beide, Charles und Peggy, voller Ehrfurcht auf ihr gutes Schicksal. Er war symptomfrei und imstande, ein normales, unbeschwertes Leben zu führen. Ohne Zweifel wäre „dieses Wunder", wie sie es nannten, ohne Peggys Beobachtungen nicht eingetreten. Auch hätte Charles nicht all die Jahre überlebt.

Diese klinischen Erfahrungen sprechen für die Wichtigkeit einer eingehenden Anamnese-Erhebung, die vitale Einblicke liefert. Das Fehlen derartiger Informationen kann einen Arzt in die Irre führen, sehr zum Schaden des Patienten. Soviel ich weiß, hat die medizinische Literatur nicht bemerkt, welch kostbaren Fund an unschätzbaren Informationen Ehefrauen liefern können. Deren Mitteilungen stellen wertvolle Hinweise dar und helfen dem Arzt oftmals, sich auf seiner ungewissen Reise zurechtzufinden.

Die Beobachtungen in diesem Kapitel können im Wesentlichen als eine historische Fußnote gelten. Da Frauen zunehmend in die Arbeitswelt vordringen und Männer von Job zu Job hasten, sind Ehefrauen weniger über den Gesundheitszustand ihrer Ehemänner im Bilde und weniger geneigt, sie zu den ärztlichen Visiten zu begleiten. Das Problem ist jedoch noch weitaus beunruhigender. Die Ärzte besitzen keine ausreichende Fähigkeit zur Kommunikation mehr. Schlimmer noch, viele Ärzte denken, dass die Zeit nutzbringender angewendet ist, wenn die Patienten bildgebenden Verfahren oder anderen technologischen Tests unterzogen werden. Das mangelnde Geschick zu kommunizieren ist jedoch nicht auf die ärztliche Berufsgruppe beschränkt. Die Menschen entfremden sich immer mehr voneinander und sogar von ihrem eigenen inneren Selbst. Eine fröstelnde Einsamkeit ist allgegenwärtig. Diese Veränderungen rühren zum Teil von der digitalen Revolution und der ständig zunehmenden Kommerzialisierung der Werte her.

Anmerkungen

1. Lown B. *Die verlorene Kunst des Heilens*. Stuttgart: Schattauer 2002 und 2004.
2. „*Chupah*" ist das jüdische Wort für einen Baldachin, unter dem eine Hochzeit zelebriert wird.
3. *Auswurfvolumen* bezieht sich auf die Blutmenge, die bei jedem Herzschlag aus der linken Herzkammer ausgeworfen wird. Normale Werte sind 50 % und mehr. 30 % zeigt eine sehr ernste Fehlfunktion des Herzens an.
4. *Vorhofflimmern* bezieht sich auf ein rasches, unregelmäßiges, chaotisches Schlagen der Vorhöfe des Herzens. Die dadurch bedingte Tachykardie kann zur Herzinsuffizienz führen.
5. Thrombo-embolische Ereignisse sind durch Blutgerinnsel bedingt, die häufig von den Vorhöfen des Herzens stammen. Sie können zu jedem Teil des Körpers geschwemmt werden. In der Regel wandern sie jedoch zum Gehirn und verursachen Schlaganfälle. Vorhofflimmern prädisponiert zu Thrombo-Embolismus.
6. Bevor Vorhofflimmern zum etablierten Herzrhythmus wird, kann es episodisch auftreten. Es wird dann als paroxysmales Vorhofflimmern bezeichnet, bei dem ein pathologischer mit einem normalen Puls wechselt.

24 Power to the people: Der Patient führt das Kommando!

Dieses Kapitel ist den vielen Ärzten gewidmet, die ihr ganzes Leben hindurch dafür kämpfen, dass die Medizin über das starre Niveau eines Business hinausgehoben wird und die es vermeiden, ihre Patienten sinnlos mit Technologien zu attackieren.

Lobpreisungen für die Patientenorientierung, die Privatsphäre des Patienten, die Autonomie des Patienten, das „Alles-für-den-Patienten"-Gerede fließen nur so aus der stets gegenwärtigen Öffentlichkeitsarbeit des Gesundheitsestablishments hervor. Je häufiger ich dieses Wortgeklingel vernehme, umso öfter setzt mein Herz einen Schlag aus. In meinem Alter kann ich mir aber keine Herzrhythmusstörungen leisten. Meine Erfahrung als Kardiologe raunt mir zu, dass solche Extrasystolen die Vorboten des Jenseits sein könnten.

Ich habe gelernt, dass man in unserer marktorientierten Kultur – wann immer eine Botschaft oft genug wiederholt wird – eine Verkaufsmasche vermuten kann. In der Tat spielt der Patient eine große Rolle als Handelsware. Er wird durch die Medikalisierung verführt, mit Medikamenten überhäuft, endlosen Tests unterzogen, bildgebenden Verfahren ausgesetzt, um die verborgensten Winkel der Anatomie darzustellen. Er wird mit magischen genetischen Analysen nach dem Ur-Selbst untersucht und durch sogenannte lebensrettende Interventionen am Leben gehalten. Zur gleichen Zeit ist der Patient immer mehr zum Liliputaner geworden. Als Patient oder Patientin mit einer wirklichen oder eingebildeten, schlecht funktionierenden biologischen Maschinerie sind Sie in hohem Maße präsent; aber als fühlendes menschliches Wesen sind Sie weitgehend gar nicht vorhanden. Dieser Widerspruch liegt jenseits der Hegel'schen Dialektik.

Zeit und Patientenorientierung

Was ist die Bedeutung einer menschlichen, unverfälschten Präsenz? Was bedeutet echte Patientenorientierung, wenn der Arztberuf eher eine Berufung als ein Geschäftsvorgang wäre? Zuallererst gewährt ein Arzt einem Patienten ausreichend Zeit. Es gibt keinen Ersatz für Zeit. Mannigfache, immer wieder unterbrochene kurze Visiten, Arzthelfer, die – nur selten angeschaute – Formulare ausfüllen, ersetzen eine festgefügte Zeit keineswegs. Ein Arzt, der seine Informationen in die Katakomben eines Computers hineintippt, verbringt keine qualitative Zeit mit dem Patienten. Alle diese Faktoren machen die viel gerühmten Erklärungen über die Vorrangstellung des Patienten, statt sie zu bestätigen, zum Gespött.

Zeit ist unser wertvollster Besitz. Wird sie großzügig geteilt, ist sie ein kostbares Geschenk. Zeit ist der Mörtel, der die Vertrauensverhältnisse zementiert.

In der Herstellung von Waren gilt die Zeiteinsparung bei der Produktion eines Konsumartikels als Zeichen der Effizienz. So jedoch nicht in der inneren Medizin! Je kürzer die Begegnung zwischen Arzt und Patient, umso unwirksamer ist der Prozess – und desto höher die Kosten. Je mehr Zeit ein Arzt für das Zuhören und die eingehende körperliche Untersuchung aufwendet, vor allen Dingen bei einer ersten Visite, umso mehr profitieren der Patient und das Gesundheitswesen davon. Die Zeit befähigt den berufenen Mediziner, über die machtvollen Diktate des Marktes zu siegen.

Wenn wir über Kosten in unserer marktorientierten Gesellschaft sprechen, ist bei den Zahlen ausschließlich von den Kosten für die Anbieter die Rede. Ignoriert wird bei diesen uferlosen Erörterungen das Ausmaß an Zeit, das von den Patienten investiert wird. Das Surfen im Internet und das Suchen nach einer zweiten Meinung verschlingt eine riesige Menge an Zeit. Die Zeit, die damit verbracht

wird, ärztliche Termine zu vereinbaren und zwischen robo-
terhaften Telefonauskünften hin- und herzupendeln, die
Zeit für Fahrten in die Kliniken, die Wartezeiten in den
ärztlichen Praxen – das alles bürdet dem Patienten Kosten
auf. Und was ist mit der Zeit fern der Arbeit oder mit den
Ausgaben für Babysitter? Was ist mit der ungeheuren Investition an Zeit seitens der Familien-Pflegepersonen, die
sich um vorzeitig aus dem Hospital entlassene Familienangehörige kümmern, die medizinische und krankenpflegeri-
sche Aufgaben schultern? All dies erlegt sowohl den Einzelnen als auch unserer Wirtschaft finanzielle Bürden auf. Die
beträchtlichen psychischen Stressbelastungen, die mit solch
einer unproduktiven Investition an Zeit einhergehen, setzen gerade derjenigen Gesundheit zu, die vom medizinischen Betreuungssystem eigentlich erhalten werden sollte.

Meine These lautet, dass ein echtes, unverfälschtes Interesse am Patienten die Gesundheitskosten drastisch reduzieren und eine größere Zahl an geheilten Patienten und
zufriedeneren Ärzten zur Folge haben würde.

Was also ist echtes, unverfälschtes Interesse am Patienten?

Wir müssen zum zentralen Problem zurückkehren. Die Zeit
weist noch andere Dimensionen auf als nur die Dauer. Sie
besitzt Kontinuität, Tiefe und Intensität. Die Kontinuität
ist gestört, wenn der Patient nach einem oder nach zwei
Sätzen unterbrochen oder der Arzt abgelenkt wird, zum
Beispiel durch einen Funkruf oder einen Telefonanruf.
Oder wenn der Arzt gleichzeitig mehrere Patienten sieht
oder die Anamnese des Patienten erhebt und dabei in einen
Computer hineintippt. Ein derartiges Verhalten kappt
mögliche vitale Dialoge und stellt negative Zeit dar. Es
übermittelt einen Mangel an Zuwendung. Es schmälert die

Fähigkeit eines Arztes, Vertrauen zu fördern, Diskretion herzustellen und dadurch leichter zu erkennen, was den Patienten wirklich quält.

Wenn der Arzt einem Patienten auf Augenhöhe gegenübersitzt, vermittelt die körperliche Nähe auch psychische Nähe. Die Interaktion wird dadurch intensiviert. Der Arzt erwirbt das Privileg, versteckte Inhalte zu vernehmen, möglicherweise auch von einem Patienten, dem nicht ganz bewusst ist, was ihn wirklich beunruhigt. Das Heilen stellt dabei einen Akt der Entdeckung dar.

Das Interviewen eines Patienten ist niemals nur eine stereotype Befragung. Es ist eine dynamische Interaktion. Der Arzt bietet ständig Hypothesen an. Der Patient drückt Abscheu gegen etwas, eine Affinität zu etwas anderem aus oder weicht der Antwort auf eine Frage aus und erweckt damit neue Mutmaßungen, die der Aufklärung bedürfen. (1) Patientenorientierung erfordert die Kultivierung der außergewöhnlich komplexen Kunst des Zuhörens. Man muss imstande sein, sich auf das Erkennen der Bedeutung zu konzentrieren, die in Pausen verborgen ist, auf das Herleiten von Botschaften aus der Modulation der Stimme, auf die Zwischenräume zwischen Worten, oder auf Worte, die stockend hervorgebracht werden. Schweigen kann enthüllen, wo sich Probleme verbergen. Ein Arzt strebt danach, die Gestalt des unverwechselbaren menschlichen Wesens, das nach Hilfe sucht, zu erkennen.

Echte Patientenorientierung kennzeichnet die Sensibilität gegenüber den Gebrechen des hohen Alters, sich empathischer auf die Verlangsamten, die Weitschweifigen, die Vergesslichen und die Konfusen einzustimmen. Je stärker ein Patient psychisch beeinträchtigt ist, umso mehr Freundlichkeit muss man ihm entgegenbringen: weniger Unterbrechung, weniger Antreiben und Fordern, weniger Hast. Wie oft habe ich den Satz vernommen: „Herr Doktor, ich habe schon allzu viel von Ihrer kostbaren Zeit beansprucht."

Das Weglassen der körperlichen Untersuchung

Das, was ich als Patient selbst erlebt, und das, was ich in einer langen Laufbahn des ärztlichen Tuns wahrgenommen habe, ist recht unterschiedlich. Viele Ärzte sehen als Erstes einen teilweise entkleideten Patienten in einem Untersuchungszimmer. (Da kommt mir ein alter Witz in den Sinn: Zwei junge Leute, vollständig entkleidet bis auf die kurzen, am Rücken offenen Untersuchungshemden, warten in einem für viele Patienten vorgesehenen Untersuchungsbereich auf einen Arzt. Der eine wendet sich an den anderen und fragt: „Warum musste ich mich eigentlich ausziehen? Ich habe doch nur einen ausgerenkten Daumen." Der andere, der sich noch viel stärker wundert, sagt: „Und ich bin nur gekommen, um ein Paket abzuliefern.")

Der Arzt steht bei der Untersuchung, das heißt er schaut herab auf den vor ihm liegenden Patienten, während er zugleich auf Informationen schielt, die von einer Hilfsperson gesammelt wurden. Er stellt ein paar routinemäßige Fragen, die sich auf die Hauptklage beziehen, welche oftmals nur wenig mit dem zu tun hat, was den Patienten tatsächlich quält (vgl. Kap. 18 ff. und Kap. 22 f.). Bei den zwanzig Krankenhausaufenthalten, die ich in den vergangenen fünf Jahren erlebt habe, führte das Klinikpersonal keine andere körperliche Untersuchung durch als das Abtasten meines Bauches an der Stelle, an der es mir wehtat. Hin und wieder wurde zuvor ein Stethoskop auf meinen Brustkorb gesetzt, vermutlich, um festzustellen, ob mein Herz noch schlägt. Das Hospital, in dem sich dies zutrug, rühmt sich der uneingeschränkten Hingabe an die Vorrangstellung der Patienten.

Anstelle der Manipulation an einer schmerzenden Schulter oder der Abtastung eines sehr schmerzhaften Bauchs verlangt die Orientierung am Patienten eine umfassende körperliche Untersuchung. Nur wenige andere Bemühungen eines Arztes finden bei einem Patienten ein schöneres Echo. Oftmals ist der Patient nach einer solchen Untersuchung bereit mitzuteilen, was ihn tatsächlich quält.

Die Erinnerung versetzt mich 60 Jahre zurück. Diese große Zeitspanne vermindert nicht den Schauer des Unbehagens, den diese Erfahrung in mir hervorruft. Ich erinnere mich lebhaft an die 85-jährige Frau. Obgleich elegant gekleidet, schien sie Trauer zu tragen. Eine eingehende Anamnese-Erhebung vermochte nicht zu klären, weshalb sie an derartigen Schmerzen litt. Kein einziger Körperteil war von irgendeiner Klage ausgenommen. Warum war sie ledig geblieben? Weshalb wich sie Fragen nach ihrer Familie aus? Dies war selten der Fall bei Bostons aristokratischer Oberschicht. Warum die zahlreichen Wohltätigkeitsvereine, denen sie angehörte?

Nach einer gründlichen körperlichen Durchuntersuchung fragte ich, indem ich sanft ihren Unterarm drückte. in einer plötzlichen Eingebung: „Wenn Sie meine Hilfe wollen, warum sind Sie dann so verschwiegen?" Noch während mir diese Worte entschlüpften, bedauerte ich bereits meine unverschämte Aufdringlichkeit. Ihr ganzer Körper erzitterte. Sie sah wie eine in die Ecke getriebene Beute aus. ihr Kopf bewegte sich hin und her. Mit kaum vernehmbarem Murmeln wiederholte sie mehrmals wie einen Grabgesang: „Nein, oh nein!" Nach einer endlos langen Pause fragte sie: „Sie wissen es also?" Ich schwieg, da mir nicht klar war, was ich wissen sollte und da ich nicht auf das Kommende vorbereitet war. Sie schaute stur geradeaus, konzentrierte sich auf irgendeinen weit entfernten Ort des Kummers und erzählte eine Geschichte, die sie fast ihr ganzes Leben lang verschwiegen hatte.

Aufgewachsen in einer gut situierten Bostoner Familie der Oberschicht wurde sie mit 19 Jahren die Geliebte eines Mannes in seinen Mittdreißigern. Ihre Eltern widersetzten sich dieser Beziehung vehement und warnten sie, dass es ein böses Ende mit ihr nehmen werde. Als sie realisierte, dass sie schwanger war, nahm sie eine Stelle auf einer Farm in Vermont an. Dort brachte sie mutterseelenallein das Baby zur Welt und warf dann das Neugeborene in einen alten Ziehbrunnen. Sie blieb eine freundliche, schattenhafte alte Jungfer. Bis zu diesem Augenblick hatte sie niemals preisgegeben, dass sie ihr eigenes Kind umgebracht hatte. Keine noch so intensive Selbstgeißelung minderte den Schmerz, erleichterte die schlaflosen Nächte oder nahm etwas von dem erdrückenden Gewicht der Schuld. In diesem schicksalhaften Untersuchungszimmer war ihre lebenslange Suche nach Absolution nun in Reichweite gerückt. (2)

Medikamentenverschreibung und Patientenorientierung

Patientenorientierung geht weit über die initialen diagnostischen Untersuchungen hinaus. Sie durchdringt alle Winkel der Arzt-Patienten-Interaktion. Genau darum geht es bei der Berufung des Arztes. Die Zentrierung auf den Patienten schließt ein Minimum an Medikamentenverschreibung ein. Ich bin überzeugt, dass der Arzt, wenn er nur ein Medikament verschreibt, weiß, was zu erwarten ist. Werden zwei Medikamente verschrieben, herrscht Unsicherheit vor. Bei der Verschreibung von drei Medikamenten hat ein Arzt nicht die geringste Ahnung, wie ein Patient reagieren wird. Werden vier Medikamente verordnet, weiß selbst Gott nicht, was sich daraus ergeben wird.

Während meiner Zusammenarbeit in der kardiovaskulären Abteilung mit Dr. Samuel A. Levine am Peter Bent Brigham Hospital in Boston war ich beeindruckt von dem Ausmaß medikamentöser Nebenwirkungen. Wenn Dr. Levine eine neue Klinikaufnahme hatte, setzte er erst einmal alle Medikamente ab. Zunächst war ich entsetzt und erwartete eine Reihe nachteiliger Auswirkungen. Aber ganz im Gegenteil: Der weitaus größten Zahl der Patienten ging es rasch besser.

Heutzutage ist die Vielfach-Verordnung von Medikamenten das Schicksal alter Menschen. In einem Alter von 65 Jahren ist die Multimorbidität bzw. Mehrfacherkrankung die neue Normalität, so wie es auch die Visiten bei zahlreichen Fachärzten sind. Dies führt unweigerlich zu einer Anhäufung von Medikamenten. Meiner Erfahrung nach sind zehn oder mehr Medikamente die Regel. Wenn ein Patient neue Symptome aufweist, gerät der Arzt in eine Zwickmühle. Falls die Symptome in Beziehung zu den Medikamenten stehen, ist es nicht leicht herauszufinden, um welches der vielen Mittel es sich handelt. Das Rätsel wird verkompliziert durch die Tatsache, dass das gleiche Medikament in seiner generischen Zusammensetzung und Namensgebung in Größe, Beschaffenheit, Farbe und Bezeichnung unterschiedlich sein kann. Falls der Patient zwischen verschiedenen Fachärzten hin- und herpendelt, können identische Medikamente verordnet werden. Das Aussortieren, worum es sich dabei handelt, kann Detektivarbeit und unendliche Geduld erfordern.

Ich selbst erfuhr auf schmerzliche und hautnahe Weise den Schaden, den sogenannte harmlose Medikamente anrichten können. Mein Vater erkrankte an Schwindel, musste sich aus dem Berufsleben zurückziehen und das Autofahren aufgeben. Er konsultierte erfolglos zahlreiche Fachärzte in Boston und wurde zutiefst depressiv. Es war erschütternd, einen dynamischen und sehr intelligenten Mann so beeinträchtigt und verzweifelt zu sehen. Er verneinte, irgendwelche Medikamente oder sonstige Zusatzmittel zur Nahrung einzunehmen. Da fragte meine Mutter: „Was ist mit den Augentropfen?" In der Tat hatte vor fünf Jahren ein Augenarzt Tetracyclin-Augentropfen für eine Lidentzündung verschrieben. Kurz nachdem die Tropfen abgesetzt worden waren, verschwand zwar der körperlich behindernde Schwindel, aber der psychische Schaden konnte nicht wieder gutgemacht werden.

Seit dieser Erfahrung bestand ich darauf, dass Patienten mit neuen Symptomen alle ihre Medikamente, seien es Handelspräparate oder Generika, sowie Zusatzmittel, Vitamine, Mineralien, Augentropfen, Salben und Lotionen, mitbrachten. Manchmal fand ich sowohl Duplikate als auch Medikamente, über die ich niemals informiert worden war. Sehr oft versetzte mich dies in die Lage, die bis dahin schwer fassbaren Ursachen für unerklärliche bizarre Symptome zu identifizieren.

Eine verblüffende Erkenntnis meiner jahrzehntelangen ärztlichen Praxis war das überaus häufige Vorkommen medikamentös bedingter Nebenwirkungen. Seltsam, dass ich selbst mehrere Jahre hindurch ein Opfer war. Ich entwickelte eine Neuropathie, die in einschießenden, scharfen Stichen bestand, welche von den Pobacken bis zu den Zehen ausstrahlten und mich fast jede Nacht aus dem Schlaf rissen. Visiten zu Internisten und Neurologen blieben ergebnislos. Ich nahm keine neuen Medikamente ein und hatte die gleichen Pillen seit über einem Jahrzehnt. Ich begann zu glauben, dass Medikamente eine Rolle spielten. Am wahrscheinlichsten war ein Statin-Medikament, das allseits bekannte Lipitor. Entsprechend meinem Cholesterin-Spiegel hatte ich es auf nur drei Mal pro Woche reduziert. Jeder Arzt, den ich aufgesucht hatte, wies meine Vermutung zurück. Die Statine hatten ein niedriges Risiko-Profil und induzierten fast niemals Neuropathie-Schmerzen. Ich hatte Lipitor viele Jahre hindurch ohne Symptome und in einer winzigen Dosierung genommen. (3) Obgleich „irrational", hörte ich mit Lipitor auf. Innerhalb von drei Tagen verschwanden die Symptome. Zum ersten Mal seit mehreren Jahren schlief ich die Nacht hindurch ohne Beschwerden. Es erschien mir wie ein Wunder. Jedoch als stets skeptischer Wissenschaftler begann ich erneut mit

Lipitor. Innerhalb von drei Tagen traten genau die gleichen Symptome wieder auf, um nach Absetzen des Medikaments abermals zu verschwinden.

Es sollte nicht überraschen, dass medikamentös bedingte Nebenwirkungen ein ernstes Problem bei alten Menschen darstellen, die ganz allgemein eine Unzahl an Pillen, Vitaminen und verschiedenen anderen Zusatzmitteln zur Nahrung einnehmen. Letzten Endes ist jedes Medikament ein potenzielles Gift. Dies wurde bereits in der Antike erkannt. Im Mittelalter vermerkte der Alchemist, Astrologe und Arzt Paracelsus: „Alle Substanzen (Medikamente) sind Gifte; es gibt kein einziges, das nicht ein Gift ist." Die richtige Dosierung unterscheidet ein Gift von einem Heilmittel. Shakespeare drückt das Gleiche in „Romeo und Julia" poetischer aus. Der Franziskanermönch, Bruder Lorenzo, sucht nach einem Trank, um Julia in einen todesähnlichen Schlaf zu versetzen. Als er eine Blume mit medizinischen Eigenschaften findet, sinniert er: „Die kleine Blume hier beherbergt gift'ge Säfte in ihrer zarten Höhl' und milde Heilungskräfte." (Deutsch von August Wilhelm Schlegel, Akt II, Szene 3.)

Bei der Behandlung von Patienten mit multiplen kardiovaskulären Risikofaktoren setzte ich niemals schon zu Beginn mehrere Medikamente gleichzeitig ein, sondern verteilte sie über viele Wochen. Das wichtigste Medikament wurde als Erstes gegeben. Einige Wochen später musste dann das nächste Medikament eingenommen werden usw. Dies gestattete die unmittelbare Erkenntnis, welche Substanz oder welche Kombination die Ursache einer Nebenwirkung war. Patientenorientierung bedeutet, sich die Zeit zu nehmen, um sofort medikamentös bedingte Nebenwirkungen zu entdecken – besser noch: sie zu minimieren.

Patientenorientierung beinhaltet, die Patienten zu ermächtigen, selbstständig die Verabreichung einiger Medikamente für oftmals wiederkehrende Symptome in die Hand zu nehmen. Die Patienten kennen sich mit ihren eigenen körperlichen und emotionalen Zuständen sehr viel besser aus als die gescheitesten Kliniker. Zum Beispiel wissen Patienten mit Angina pectoris, wann das magische Nitroglycerin einzunehmen ist, um Brustbeschwerden abzuwenden. Nicht einmal ein Arzt, der mit salomonischer Weisheit ausgestattet ist, wäre in der Lage, diese nicht-kartografierten Gewässer zu befahren. Ein Patient, Geschäftsführer eines großen Unternehmens, litt an lang anhaltenden Brustbeschwerden und brach manchmal während der Vorstandssitzungen in Schweiß aus. Er berichtete, dass er, wenn er zwei Nitroglycerin-Pillen unter der Zunge zu Beginn der Vorstandssitzung und ein weiteres Nitroglycerin nahm, sobald ein Vorstandsmitglied, das er ganz und gar nicht mochte, zu reden begann, frei von Angina-pectoris-Attacken blieb.

Ein anderes Beispiel für Patienten in Kontrolle ihrer Medikamenteneinnahme bezieht sich auf den Gebrauch von Diuretika. Ich habe niemals verstanden, weshalb Ärzte so erpicht darauf sind, Patienten zu quälen, die Ödeme entwickeln. Stets wird ein stark wirksames Diuretikum wie Lasix oder Torasemid für täglich verschrieben. Bei vielen alten Menschen mit Harninkontinenz führt dies zu erheblichen Störungen im Alltagsleben. Wenn sie das Diuretikum morgens einnehmen, sind sie wegen häufigen Wasserlassens ans Haus gebunden. Nehmen sie es am Abend ein, wird der ohnehin schlechte Schlaf noch weiter gestört. Tägliche Diuretika-Gaben führen bei vielen zur Dehydrierung und begünstigen die Reduzierung des Blutvolumens und das Auftreten eines niedrigen orthostatischen Blutdrucks. Diese Veränderungen machen die alten Menschen anfällig für die am meisten gefürchteten Komplikationen, nämlich Stürze und Brüche der dünn gewordenen Knochen. Zusätzlich kann exzessiver Diuretikum-Gebrauch dem Körper Kalium und Magnesium entziehen und dadurch die Wahrscheinlichkeit lebensbedrohlicher Herzrhythmusstörungen erhöhen.

Ich beginne stets mit der Verschreibung eines Diuretikums einmal pro Woche. Der Patient führt tägliche Gewichtsaufzeichnungen durch. Ein Diuretikum wird nur dann eingenommen, wenn das Körpergewicht um drei Pfund angestiegen ist. Der Patient kontrolliert die Diuretikum-Gaben selbst. Ausnahmslos wird der Diuretikum-Gebrauch erheblich eingeschränkt. Ich habe Patienten gehabt, die vom täglichen auf monatlichen Gebrauch übergegangen sind. Die Kontrollen ihres Körpergewichts unterrichten die Patienten über salzreiche Nahrungsmittel, die ein Hauptfaktor für die Flüssigkeitsretention sind. Sie lernen auch, dass häufiges auswärtiges Essen zu vermehrtem Diuretika-Gebrauch nötigt. Eine zunehmende Kontrolle über die Launen des eigenen Körpers fördert ein sichereres Leben. Nach einer Fülle von medizinischem Beweismaterial, das in erster Linie aus Großbritannien stammt, ist die Kontrolle über das eigene Wohl und Wehe sogar ein Hauptfaktor für die Reduzierung des Zolls, den die Herzkrankheit fordert.

Lebensweise und Patientenorientierung

Mein Schwiegervater bestand darauf, dass er lieber aus dem Leben heraus sterben als sterbend leben wolle. Ich habe diese philosophische Einstellung unter meinen Patienten verbreitet. Ein Dasein im Schatten des drohenden Todes entwürdigt und verkürzt das Leben. Mein Ziel war es, die Dauer von Krankenhausaufenthalten zu reduzieren, da diese einen Menschen des Gefühls der Selbstkontrolle berauben. Ich habe mich entschieden gegen das Aufsuchen von Fachärzten ausgesprochen – mich eingeschlossen! Mitunter habe ich einen extremen Standpunkt vertreten. Ich erinnere mich noch immer an das verängstigte Gebaren von G. T., eines athletischen Mannes in seinen Dreißigern. Er hatte zahlreiche Kardiologen auf einer monatlichen Basis aufgesucht. G.T.'s Familie war in der Tat von kardiovaskulärer Krankheit geplagt. In seinem Falle war episodisches Herzklopfen bzw. Herzstolpern die einzige kardiale Klage. Eine sorgfältige Durchuntersuchung ergab, dass ein Herzproblem nicht vorlag. G.T. hatte keine Risikofaktoren einer kardiovaskulären Erkrankung. Er führte ein vernünftiges und gesundes Leben. Als wir die Untersuchung beendet hatten, riet ich nicht zu einer erneuten Visite. Verstört fragte mich G.T.: „Wollen Sie mich als Ihren Patienten hinauswerfen?"

Meine entschiedene, scheinbar gut überlegte Antwort lautete: „Ich will Sie in zehn Jahren wiedersehen." G.T. regte sich auf und fragte, ob seine Situation hoffnungslos und mein Vorschlag, in zehn Jahren wiederzukommen, ein behutsamer Weg sei, ihn loszuwerden.

Ich entgegnete: „Sie haben kein Herzleiden. Sie werden auch in den nächsten zehn Jahren kein Herzproblem haben. Sagen Sie mir, wie könnte ich einen anständigen Lebensunterhalt verdienen, wenn ich ‚Patienten feuerte'?" Das brachte ihn zum Lachen und ich fuhr fort: „Ich möchte Sie ja gern öfter sehen, damit ich meine drei Kinder aufs College schicken kann. Aber da ich weiß, wie gesund Ihr Herz ist, erlaubt es mir mein Gewissen nicht, die Ängste eines gesunden Mannes, der sicher seine Ärzte überleben wird, auszunutzen."

G.T. ging beschwingt von dannen, und ich dachte, dies sei es mit ihm gewesen. Er kehrte jedoch auf den Tag genau ein Jahrzehnt später zurück und verkündete stolz: „Ich habe in den vergangenen zehn Jahren nicht einen einzigen Kardiologen gesehen."

Patientenorientierung erfordert, ihren Lebensstil nicht mit ärztlichen Verboten zu belasten. Diese beziehen sich auf Ernährung, Arbeit, Reise, Arbeitsplatzwechsel oder Pensionierung. Ich rate zum Prinzip der Mäßigung. Die alten Griechen wussten bereits um die Wichtigkeit des „meden agan" (nichts übertreiben) als ein Weg, ein gesundes Leben zu führen. Ein anderes wesentliches Element ist ein intensives Engagement im Gemeinschaftsleben, angefangen mit Familie und Freunden, sich ausdehnend auf eine Verbindung zu den Nachbarn, das Eintreten in Clubs, das Lesen von bedeutender Literatur, das Spielen eines Instruments und das Sich-Einsetzen für das Gemeinwohl. Ein erfülltes Leben ist das beste Rezept für ein langes Leben.

Das Wort „Doktor" kommt vom Lateinischen „docere" (= lehren). Die Rolle eines Doktors ist letztlich die eines Lehrers: die Patienten zu erziehen und ihnen zu einer gesunden Lebensweise zu verhelfen. Die Vorrangstellung des Patienten wird bestärkt, wenn Ärzte ihre uralte Kunst, begleitet von moderner medizinischer Wissenschaft, ausüben.

Anmerkungen und Literatur

1. Kapitel 26 „Die Kunst, alten Patienten zuzuhören".
2. Lown B. *Die verlorene Kunst des Heilens*. Stuttgart: Schattauer 2002 und 2004.
3. Statin-Medikamente haben Berichten zufolge eine ungewöhnlich niedrige Rate an Nebenwirkungen, die zwischen 1 und 2 % rangiert. Diese beinhalten in erster Linie Muskelbeschwerden. Die Daten scheinen stichhaltig zu sein, da sie auf Studien an Zehntausenden von Patienten basieren. In der Lown-Klinik fanden wir jedoch, dass ein Fünftel bis ein Viertel der Patienten, die Statine erhalten, Nebenwirkungen aufweisen. Weshalb dieser zehnfache Unterschied? Ich kann nur Vermutungen anstellen. Die Lown-Kardiologen erheben sorgfältige Anamnesen. Die meisten sogenannten wissenschaftlichen Medikamenten-Studien beruhen auf Daten, die von Technikern, welche Formulare ausfüllen, gesammelt werden. Die weitaus größte Zahl dieser berichteten Studien wird von pharmazeutischen Unternehmen finanziert, die ein nur geringes Interesse an der Entdeckung potenzieller Nebenwirkungen ihrer Medikamente haben.

Unsere subtile Kunst des Zuhörens muss sich über Hunderte von Jahrtausenden des evolutionären Experimentierens entwickelt haben. Das Zuhören ging wahrscheinlich dem Sprechen voraus und hat es geformt. Ein Großteil unseres Körpers nimmt daran teil, wenn wir zuhören und antworten. Dies umfasst ein Schulterzucken, ein Überkreuzen der Beine, ein Runzeln der Augenbrauen oder ein Abweichen des Blicks. Als Weitgereister staune ich über unsere gemeinsame menschliche Natur, die ihre Bestätigung in unserer gemeinsamen Körpersprache findet.

Das Zuhören ist ein zentraler Aspekt des ärztlichen Tuns. Zusammen mit der körperlichen Untersuchung festigt es Beziehungen und erleichtert eine rasche und relativ genaue Diagnosestellung. Diese Interaktionen mit Patienten sind heutzutage brüchig oder existieren sogar überhaupt nicht mehr. In der Tat zeigten verschiedene Studien, dass Ärzte die Patienten bei einer ersten Visite bereits nach nur achtzehn Sekunden unterbrechen. Eine körperliche Untersuchung, wenn sie denn überhaupt durchgeführt wird, beschränkt sich auf den Körperteil, über den ein Patient zunächst klagt. Der Patient als ein menschliches Wesen wird bei der ärztlichen Begegnung völlig außer Acht gelassen.

Intuition scheint nicht gefragt zu sein. Aber steht die Medizin nicht mit an vorderster Stelle von allen menschenfreundlichen Berufen? Weshalb ignorieren Ärzte Patienten als einmalige menschliche Wesen? In den 50 Jahren, in denen ich Medizinstudenten unterrichtete, war ich beeindruckt von ihrem Idealismus und ihrem Verlangen, Gutes zu tun. Weshalb dann dieses Versagen? Es beginnt mit dem Medizinstudium und wird während des Krankenhaus-Trainings intensiviert. Die Ausbildung der Ärzte ist darauf ausgerichtet, sie zu medizinischen Technologen zu machen. Auf ihrer Ausbildungsreise sehen junge Ärzte die Patienten zunehmend als Konglomerat schlecht funktionierender Teile an. Die horrenden Kosten der ärztlichen Ausbildung machen die Hinwendung zur Technologie immer verlockender für junge, stark verschuldete Ärzte. Technische Prozeduren werden reichlich vergütet, wohingegen die Zeit, die mit Patienten verbracht wird, kaum finanzielle Früchte trägt. In einer Marktwirtschaft wie der unsrigen ist die Botschaft laut und deutlich: Die Gesellschaft schätzt das Zuhören nicht.

Früh in meiner ärztlichen Laufbahn habe ich unbeabsichtigt unverzeihlichen Schaden durch mein Nicht-Zuhören zugefügt. Diese Erfahrung hat mein ganzes ärztliches Dasein überschattet.

Alfredo war ein College-Student, als wir uns im Jahr 1950 zum ersten Mal am Peter Bent Brigham Hospital in der kardiologischen Ambulanz begegneten. Er litt an schwerer rheumatischer Herzkrankheit mit Befall dreier seiner vier Herzklappen. Dieses Leiden beeinträchtigte jedoch weder seinen feinen Sinn für Humor noch sein aufrichtiges Wesen. Seine melodiöse, mit einem leichten italienischen Akzent versehene Sprechweise besaß eine Musikalität, die der englischen Sprache fehlt. Alfredo schwankte niemals in seinem Vorhaben, Englischlehrer zu sein. Sein Ehrgeiz wurde belohnt, als man ihn zum Assistenzprofessor der Englischen Literatur an einem kleinen College in Boston machte. Er heiratete eine junge Rechtsanwältin, und bald hatten sie zwei Kinder.

Während der klinischen Visiten, die zweimal im Jahr stattfanden, beobachtete ich mit wachsender Besorgnis eine fortschreitende Vergrößerung seines Herzens mit Symptomen, die zunehmend seine Aktivitäten einschränkten. Wir standen uns nahe und hatten eine enge und vertrauensvolle Beziehung. Während seiner Besuche verbrachten wir mehr

Zeit damit, über Literatur zu diskutieren, als über den Zustand seines Herzens zu sprechen. Alfredo war zu einem lieben und geschätzten Freund geworden.

Als Alfredo erkennbar Symptome zeigte wie Müdigkeit und Atemnot, brachte ich die Möglichkeit einer chirurgischen Reparatur der schlecht funktionierenden Herzklappen zur Sprache. Es überraschte mich nicht, dass er sich bereits über dieses Thema belesen hatte und sich vollauf der sehr hohen chirurgischen Mortalität und der vielen schrecklichen Komplikationen bewusst war. Er zeigte keinerlei Interesse. Er vertraute mir an, dass seine Frau sehr beunruhigt sei, dass ihr Sexleben nicht länger existiere und dass sie ihn zu einer Operation gedrängt habe.

In all diesen Jahren hatte ihn seine Frau nie zu einer ärztlichen Visite begleitet. Eines Tages erschien sie und nahm die Unterhaltung an sich. Sie war kontrollierend und kochte vor Ärger. Sie konfrontierte mich mit einer langen Liste von Versäumnissen. An erster Stelle stand, dass ich Alfredo nicht zu einem Herzchirurgen überwiesen hatte. Alfredo selbst zog sich in einen Kokon des Schweigens zurück. Ich wandte mich dem geduckten Alfredo zu und fragte, ob es das sei, was er wünschte. Dies war nicht meine beste Idee. Ich hätte warten sollen, bis wir allein waren, und hätte aufmerksam zuhören sollen, was er wirklich wollte. Ich wusste, dass – würde er erst einmal einen Herzchirurgen konsultieren – eine Operation unausweichlich war. Er schaute seine Frau an, ohne ein einziges Wort zu sagen, und nickte kaum merklich zustimmend mit dem Kopf.

Die Operation verlief gut, zwei Herzklappen wurden ersetzt. Am dritten Tag ging es bergab mit ihm. Es war klar, dass er im Sterben lag. Während meiner Visiten schaute er mich an, als habe ich ihn verraten. Er bedeutete mir ohne Worte: „Du hast mir nicht zugehört."

26 Die Kunst, alten Patienten zuzuhören

In den Vereinigten Staaten ist die Geriatrie ein vernachlässigter Bereich. Die Gründe lassen sich unschwer finden. Die ärztliche Behandlung der Alten ist intellektuell anstrengend und außerordentlich zeitraubend. Die alten Menschen weisen niemals nur ein einziges Problem auf. Ihre Klagen sind zahlreich, bedingt durch die Miterkrankung verschiedener Organsysteme. Zusätzlich zur Beschäftigung mit einer Vielfalt von Symptomen muss der Arzt auch herausfinden, ob die Leiden eines Patienten auf eine Vielfach-Verordnung von Medikamenten zurückgehen. Als ob dies nicht genug wäre, wird die Erhebung einer sorgfältigen Anamnese durch die Gebrechlichkeit des hohen Alters sehr erschwert. Die Patienten sind vergesslich, werden leicht von den Hauptthemen abgelenkt und schweifen mit ihren Gedanken ab. Darüber hinaus hat ein Arzt zu entschlüsseln, ob die Klagen eine Folge der alltäglichen psychischen Stressbelastungen sind oder ob sie irgendeine somatische Erkrankung ankünden, wobei eine depressive Verstimmung eine ganz gewöhnliche Störung so verstärken kann, dass sie schließlich lebensbedrohlich wird.

Unsere Bevölkerung betrachtet die ganz Alten mit scheelen Augen. Die Zahl der 85-Jährigen und noch Älteren wächst jährlich um etwa 165 %. Die Alten sind für einen Großteil der ständig steigenden Kosten im Gesundheitswesen verantwortlich. Man könnte deshalb annehmen, dass Geriater in großer Zahl angeheuert und sehr gut bezahlt werden. Das Gegenteil ist der Fall. Sie stellen eine gefährdete Spezies dar und werden am schlechtesten von allen ärztlichen Spezialisten honoriert. Der Grund liegt klar auf der Hand: Die marktorientierte Medizin ist darauf ausgerichtet, maximalen Profit für die Investoren zu erzielen. Weitaus größere Summen können durch Eingriffe, Tests und Technologien verdient werden als durch die Beschäftigung mit dem Menschen. Die ökonomischen Machenschaften im Gesundheitswesen gehen deshalb eher in Richtung der Prozeduren. Die höchsten Vergütungen werden Fachärzten zuteil, die im Wesentlichen Technologen sind und sich auf besondere Organsysteme konzentrieren. Über die letzten Jahrzehnte hinweg haben die weitaus profitableren technologischen Prozeduren bei den Patienten die zeitaufwendige Anamnese-Erhebung und das Zuhören ersetzt.

Meine essenzielle These ist, dass die Grundlage eines gut funktionierenden Gesundheitssystems darin besteht, den Patienten zuzuhören. Besonders wichtig ist dies bei der Betreuung alter Patienten. Mein großartiger Lehrer und kardiologischer Mentor in Boston, S. A. Levine, brachte mir bei, dass das Zuhören die allerwichtigste Kunst in der Inneren Medizin darstellt. Es ist die schwierigste aller Fähigkeiten im Repertoire des Arztes. Selbst nach fünf Jahrzehnten als Kliniker habe ich diese schwer fassbare Kunst noch immer nicht so recht gemeistert.

Die Kunst zu kommunizieren

Die Komplexität des Zuhörens kommt durch die erhebliche Unzulänglichkeit der Sprache zustande. Worte sind unvollkommene Kommunikationsinstrumente. Sie sind mit unterschiedlichen Bedeutungen, die von einer Reihe von Faktoren abhängen, befrachtet. Diese umfassen Alter und gesellschaftliche Stellung, Rang, Ausbildung, Rasse, Geschlecht und den ethnischen Hintergrund sowie viele andere Faktoren. In der Tat ist die Sprache sowohl unser Gefängnis als auch unser wichtigster Weg zur Selbstbefreiung. Gefügig und ungenau erfassen die Worte nur selten die tiefere Absicht von dem, was wir so gern mitteilen möchten. Jeder von uns hat schon die Frustration beim Versuch verspürt, ein ungewöhnlich belastendes Ereignis zu kommunizieren. Wir erleben ständig die Kluft zwischen dem, was wir an Bedeutsamem erfahren, und dem Bemühen, dies mit anderen zu teilen. So sehr wir es auch versuchen, es gelingt uns nicht, die Schauer des ästhetischen Entzückens beim ersten Anblick des Doms von Brunelleschi oder der „Primavera" von Botticelli oder beim Anhören einer perfekten Wiedergabe des Forellen-Quintetts von Schubert oder beim Anschauen einer großartigen künstlerischen Leistung zu vermitteln. Wir begreifen bald, dass das emotionale und geistige Innere unseres Wesens sich nicht mit sanft kolorierten Worten erfassen lässt. Das Mensch-Sein ist aber gerade durch das Wirken unserer Sinne gekennzeichnet, das weitgehend durch Stimmungen, Gefühle und Empfindungen geformt wird.

Um die Begrenztheit der Sprache zu umgehen, hat uns die Evolution mit einer zusätzlichen Gabe ausgestattet, mit der wir der Bedeutung von Worten Ausdruck verleihen. Wir alle besitzen ein machtvolles, nicht-verbales Repertoire, das auf Körpersprache und Gesichtsausdruck beruht. Die Kommunikation erhält dadurch fein abgestimmte Klangfarben, die den Worten fehlen. Dieses direkte Nachrichtensystem funktioniert quer durch die Kulturen hindurch und ist selbst schon bei Säuglingen und Kleinkindern vorhanden.

Ein Gespräch beinhaltet außer Worten ein komplexes und sublimes Einstimmen, das sich fortdauernd auf eine Reihe von Signalen einstellen muss. Hierzu können eine winzige Verengung der Augenlider, ein Anstarren oder Wegsehen, ein Herabziehen der Mundwinkel, ein Achselzucken, ein Anspannen oder Öffnen der Hände, ein Füße-Scharren oder das Ausstrecken der Gliedmaßen gehören. Die Fingerzeige sind zahlreich. Der Informationsberater Richard Wurman hat geschrieben: „Wir passen uns an, vereinfachen, wiederholen und bewegen uns zwischen unterschiedlichen Ebenen der Komplexität, die auf einem kontinuierlichen Feedback beruht. Ein leichtes Nicken mit dem Kopf, das Senken oder Heben von Augen, seltsame gutturale Laute wie u-hu-u-hu, Blinzeln, Achselzucken, Drehungen des Kopfes, Verlust des Blickkontakts, Herstellen des Blickkontakts – eine Sinfonie von Signalen findet selbst während des kürzesten Gesprächs statt."

Eine persönliche Reise

Weder die Medizinische Hochschule noch die Assistenzarzt-Ausbildung lehrte mich die Kunst, mit Patienten zu kommunizieren. Samuel A. Levine spürte, dass ich die Vorteile erkannt hatte, die eine sorgfältig erhobene Anamnese und eine gewissenhaft durchgeführte körperliche Untersuchung mit sich bringen. Wie auch immer, meine besten Lehrmeister waren die Patienten selbst. Über viele Jahre hindurch halfen sie mir, diese Fähigkeiten zu entwickeln, die sich wie Muscheln vermehrten, welche am Rumpf eines lange im Wasser ruhenden Schiffes kleben.

Ich begann meine Karriere mit dem dringenden Wunsch, medizinischer Wissenschaftler zu werden. Nach einer zehnjährigen Lehrzeit bei Levine schaltete ich um und wollte stattdessen ein kompetenter praktischer Arzt werden. Mit 50 Jahren war ich überzeugt, dass ich als Kliniker den Gipfel erreicht hatte. Ich war mir sicher, sowohl die ärztliche Kunst als auch die Wissenschaft zu beherrschen. Ein Gutteil dieser Arroganz verschwand, als ich 70 Jahre alt wurde. Ich konnte mir nicht länger vormachen, dass ich mit der Sturzflut wissenschaftlicher Fortschritte noch auf Augenhöhe war. Zunehmend geriet ich ins Hintertreffen mit meiner Kenntnis von neuen Medikamenten und Prozeduren. Und dennoch: Je älter ich wurde, umso stärker hingen die Patienten an mir. Die Überweisungen an mich nahmen zu und kamen zum großen Teil von einer weltweiten Klientel.

Die Patienten, die ich jahrzehntelang betreut hatte, bestanden darauf, dass ich ihnen mehr als je zuvor zur Seite stünde.

Meine Patienten waren gebildet und wussten um die vielen neuen wissenschaftlichen Erkenntnisse und die jüngsten sogenannten Wunderdrogen. Sie schienen kein Verlangen nach scharfsinniger Wissenschaft bei ihrem Doktor zu haben; sie schätzten etwas anderes mehr. Ich bin überzeugt, das Geheimnis beruhte auf meinem Interesse an ihnen als menschliche Wesen und nicht als eine Kollektion schlecht funktionierender Organe.

Im Laufe der Jahre verbesserte sich mein ärztliches Tun. Dabei war das Zuhören ein zentraler Aspekt. Laute können in unsere Ohren gelangen, aber die Übersetzung von Worten und Körpersprache in eine stichhaltige Bedeutung ist nur durch Empathie möglich. Je größer die Empathie, umso mehr teilt der Patient mit und umso besser verstehen wir ihn. Je besser wir ihn verstehen, umso mehr enthüllt der Patient.

Die informative Pause

In Kapitel 24 habe ich bereits betont: „Das Interview eines Patienten ist niemals nur eine stereotype Befragung. Es ist eine dynamische Interaktion. Der Arzt bietet ständig Hypothesen an. Der Patient drückt Abscheu gegen etwas, eine Affinität zu etwas anderem aus oder weicht der Antwort auf eine Frage aus und erweckt damit neue Mutmaßungen, die der Aufklärung bedürfen."

Die folgende Begegnung vor ein paar Jahren illustriert dies:

Der Patient, ein würdevoller Mann in seinen Siebzigern, war erheblich durch wiederkehrende Anfälle einer raschen Herzaktion beeinträchtigt. Diese hatten ihn gezwungen, sich aus seinem Geschäft zurückzuziehen. In den letzten fünf Jahren hatte er zahllose Kardiologen aufgesucht und viele „Ausflüge" zur Notfallstation unternommen. Als ich bei seinem ersten Besuch die Krankengeschichte erhob, antwortete er rasch und präzise. Sein Blick war direkt und unerschütterlich. Ich nahm an, dass er selbstbewusst und erfolgreich sei. Seine reizende, noch jugendlich aussehende Frau, die dicht neben ihm saß, folgte ehrfürchtig jedem Wort ihres Ehemannes. Ich dachte bei mir: Was für eine glückliche Ehe!

Dann eine unschuldige Frage, wie viele Enkelkinder er habe? Er senkte seinen Kopf, mied meine Augen; das Zögern, obgleich nur einen Augenblick, schien lang, hatte er doch die vorherigen Fragen kurz und bündig beantwortet. Ein rotes Licht blinkte in mir. Vielleicht hatte ein Enkelkind ein Verhaltensproblem, war krank oder behindert oder war gestorben. Vielleicht vertrug er sich nicht mit einer Schwiegertochter. Meine Neugier war angestachelt. Der Sache musste unbedingt nachgegangen werden! Seine Frau, die bis zu diesem Augenblick beteiligt und recht gesprächig war und ihrem Mann beigepflichtet oder seine Worte ergänzt hatte, nahm sich jetzt zurück. Die Schultern meines Patienten sanken in einer Haltung der Resignation herab. Ganz bestimmt war ein Enkelkind nach einer tragisch langen Krankheit gestorben, dachte ich.

„Sind Ihre Enkelkinder gesund?"

Die unmittelbare Antwort: „Ja, in der Tat."

„Keine Verhaltensprobleme?"

„Nein, sie benehmen sich gut."

„Leben sie in der Nähe?"

„Ja, sie leben in derselben Stadt."

Es war mir nicht klar, weshalb ich die nächste Frage stellte, aber ich fühlte mich dazu gedrängt: „Sehen Sie sie oft?"

Einem bedrückenden Schweigen folgte die zögerliche Antwort: „Wir haben unsere Enkelkinder seit vielen Jahren nicht mehr gesehen."

Ich brauchte nicht länger nachzufragen, ich musste es nur in mich aufnehmen. In abgehackten Sätzen wurde das Rätsel gelöst. Die Ehefrau weinte still vor sich hin, als ihr Mann berichtete, dass ihr Sohn für einige Jahre im Familienbetrieb mitgearbeitet hatte. Er schien gut integriert zu sein und wurde für seine Tätigkeit auch sehr gut bezahlt. Dann finanzierte ihm das Geschäft den Erwerb eines Master of Business Administration an einer führenden Universität. Nach seiner Rückkehr wollte er alles ändern. Es gab ständig Streit. Als sein Vater sich weigerte, ihn zum Chef der Firma zu befördern, kündigte er abrupt und untersagte seinen Eltern, ihre drei Enkelkinder jemals wieder zu besuchen. Unser darauf folgendes Gespräch offenbarte in schmerzlichen Details, weshalb die Dinge sich so entwickelt hatten, wie es geschehen war.

Als ich vorschlug, ins Untersuchungszimmer zu gehen, fragte er lachend: „Warum mich untersuchen? Sie haben das Problem ja bereits gelöst." Er wunderte sich laut, warum die früheren Kardiologen niemals irgendwelche Fragen nach seinem Familienleben gestellt hatten. Noch mehr war er aber überrascht, dass er selbst niemals die angespannte Beziehung zu seinem Sohn mit dem schlechten Funktionieren seines Herzen in Verbindung gebracht hatte. Die Arrhythmie ließ sich dann leicht behandeln. Im darauf folgenden Jahrzehnt hatte er keine weiteren Rückfälle.

Die Erinnerung an diese Erfahrung überzeugt mich, dass das Dasein keine größere Erfüllung mit sich bringt als die Heilung eines Mitmenschen.

27 Wissenschaft, Technologie und was Patienten wirklich heilt

Melanie: Grandpa, du wirst nicht müde, die Kunst, den Patienten zuzuhören, zu rühmen. Du hast gesagt: „Je mehr Zeit man einem Patienten widmet, umso geringer ist der Schaden, den man dem Patienten zufügt … Wenn Ärzte nicht genug Zeit fürs Zuhören aufwenden, werden sie zu Handlangern für Spezialisten, da der Patient auf eine Ansammlung von schlecht funktionierenden Teilen reduziert wird, wobei jedes Teil von irgendeinem Experten bedient wird." Wer wollte dem widersprechen?

Obgleich das Zuhören eine vitale Fähigkeit für einen Arzt darstellt und sicherlich „belohnend und von therapeutischem Nutzen sowohl für den Arzt als auch für den Patienten ist", bin ich verwirrt. Du bist ein Mann der Wissenschaft! Du hast den Defibrillator und den Kardioverter entwickelt; du hast das Medikament Lidocain für die Kontrolle von Pulsunregelmäßigkeiten eingeführt; und du hast den Boden bereitet für die moderne Behandlung von Koronar-Erkrankungen. Wie kann *jemand wie du* den Einsatz von medizinischer Technologie verurteilen?

Bernard: Natürlich bin ich nicht gegen die Technologie! Es ist absurd, die moderne Technologie oder ihre Pioniere, die Wissenschaft, zu verurteilen. Die Technologie ist ein Werkzeug. Bedauerlicherweise werden die Ärzte aber – statt die Technologie einzig und allein für die Steigerung des Wohlbefindens von Patienten einzusetzen – zunehmend zu Spielbällen dieser ihrer einträglichen Werkzeuge.

Was die Wissenschaft betrifft, so besitzt die Medizin bei Weitem zu wenig davon. Kratz mal an der Oberfläche – ein Arzt weiß nicht, warum ein Plaque in einer Koronararterie aufplatzt und damit einen Herzinfarkt oder schlimmer noch einen plötzlichen Tod provoziert – die häufigste Todesursache in den USA. Wir wissen nicht, weshalb Autismus bei Kindern um mehr als das Zehnfache in dieser Generation zugenommen hat. Wir haben nicht die leiseste Ahnung, warum bestimmte bösartige Erkrankungen häufiger auftreten und andere, wie Magenkarzinome, fast völlig verschwunden sind. Es gibt keinen einzigen Bereich in der Medizin, der nicht nach Informationen lechzt, die nur die Wissenschaft liefern kann.

Menschen, die an einer Krankheit leiden, wird Schaden zugefügt, wenn ihnen eine Therapie vorenthalten bleibt, nur weil die Gesellschaft versagt hat, Prioritäten für die Aneignung essenzieller wissenschaftlicher Kenntnisse zu setzen.

Aber der Mangel an wissenschaftlichen Informationen ist nicht das einzige, noch nicht einmal das dringlichste Problem. Derzeit verfügen wir über genügend Daten, um den übermäßigen Zoll, den die Herzkrankheit fordert, zu reduzieren. Viele der wesentlichen Risikofaktoren wie psychosozialer Stress, hohes Cholesterin, Bluthochdruck, Fettleibigkeit und eine sitzende Lebensweise sind identifiziert worden. Zusätzlich gibt es eine Fülle epidemiologischer Daten, die darauf hinweisen, dass eine Anzahl sozialer Bedingungen zur Herzkrankheit disponieren. Unter diesen rangieren an erster Stelle Armut, Ungleichheit im Einkommen, Rassendiskriminierung, mangelnde Bildung oder inadäquate kommunale soziale Netzwerke. Dieses Wissen ist seit mehreren Jahrzehnten bekannt, wird jedoch von den regierenden Eliten weitgehend ignoriert.

Benjamin Franklin hat uns gelehrt, dass eine Unze der Prävention ein Pfund der Heilung wert ist. Und dennoch erhalten die öffentlichen Gesundheits- und Präventionsprogramme nur eine winzige Unterstützung: weniger als 5 % von unserem Budget für die Gesundheitsfürsorge. Die Bemühungen der Gemeinden um gesunde Lebensweisen sind extrem unterfinanziert. Die größte Investition wird der chronischen Krankheit zuteil, wenn sie als akute Erkrankung in Erscheinung tritt. Die Prävention, die Grundlage eines intakten Gesundheitssystems, spielt – obgleich salbungsvoll gerühmt – im Allgemeinen nur die zweite Geige im lauten Trommelwirbel für eine klinikbezogene Gesundheitsfürsorge. Was für eine verdrehte Welt! Was für eine Verschwendung von ohnehin spärlichen sozialen Mitteln!

28 Medizinische Überbehandlung
als Normalfall

Melanie: Grandpa, wenn man sieht, wie gut du ausschaust, kann ich gar nicht glauben, dass du recht krank und mehrere Male in den vergangenen Monaten im Krankenhaus gewesen bist.

Bernard: Das Aussehen täuscht. Wenn man mit über 90 ernstlich krank ist, richtet man sein Augenmerk nicht auf das Aussehen. Man beginnt, über das Unausweichliche nachzudenken, über das nahende Ende. Hoffentlich gilt: „It ain't necessarily so", wie die Figur des Dealers Sportin' Life in Gershwins Klassiker „Porgy and Bess" schmettert.
Während der letzten Monate ist mir klar geworden, dass wir nur wenig über die Biologie des Alterns und des Todes wissen. Die Altersforschung ist in den USA eine vernachlässigte Disziplin. Und dennoch stellen die über 85-Jährigen das am schnellsten wachsende Segment unserer Bevölkerung dar.

Melanie: Ich bin sicher, wir werden in unseren weiteren Gesprächen noch sehr viel über deine Erfahrungen vernehmen!

Bernard: Nach über einem halben Jahrhundert als praktizierender Kardiologe habe ich mich selbst getäuscht, als ich dachte, ich sei ein außerordentlich kenntnisreicher Kliniker. Meine Erkrankungen und Hospitalisierungen haben mich eines Besseren belehrt. Es war nicht nur eine ernüchternde Erfahrung, sondern auch ein erzieherischer Prozess.

Melanie: Wie das?

Bernard: Kurz gesagt, ich habe gelernt, dass die Überbehandlung heutzutage die Norm, die vorherrschende Kultur ist unter den Ärzten und in den Krankenhäusern.

Melanie: Ojemine, das ist ja eine ziemliche Anklage! Verallgemeinerst du das nicht?

Bernard: Du wirst nicht mit dem kürzlich veröffentlichten Bericht aus dem Institute of Medicine (IOM)[5] vertraut sein. Dessen maßgebliches Gremium von führenden medizinischen und wissenschaftlichen Spezialisten informiert die Regierung über Gesundheitsbelange und erzieht zugleich die Öffentlichkeit im Hinblick auf relevante Gesundheitsthemen.

Dieser Institutsbericht schätzte, dass Überbehandlung und korrupte ärztliche Praktiken die amerikanischen Steuerzahler etwa 750 Milliarden Dollar jährlich kosten bzw. ein Drittel unserer Ausgaben für das Gesundheitssystem ausmachen. Diese enorme Verschwendung öffentlicher Mittel ist nicht etwa das Resultat einer schlechten wissenschaftlichen Ausbildung der Ärzte. Ganz im Gegenteil: Die amerikanischen Ärzte besitzen ein umfangreiches Wissen über die medizinische Wissenschaft. In Technologie-Kompetenz stehen sie den Ärzten in der ganzen Welt in nichts nach. Meiner Ansicht nach reicht die Erklärung viel tiefer; sie ist systembedingt.

Melanie: Grandpa, bevor wir uns damit beschäftigen und erörtern, was du mit systembedingt meinst, denke ich, ich habe ein Beispiel für potenzielle Überbehandlung. Kürzlich suchte eine meiner Freundinnen ihren Arzt wegen grippeähnlicher Symptome auf und wurde allen möglichen Arten von Tests unterzogen – wie für eine seltene Erkrankung! Was denkst du darüber?

Bernard: Ich teile deine Besorgnis. Sollten wir jemals unsere Krise im Gesundheitswesen lösen, so müssen junge Leute wie du sich engagieren.

---

5   Das IOM ist eine unabhängige Organisation, die Entscheidungsträgern und der Öffentlichkeit mit unparteiischem Rat zur Seite steht.

Was deine Freundin betrifft, eine junge Person mit „grippeähnlichen Symptomen", so braucht sie keine ausgedehnte Durchuntersuchung. Alltägliche Erkrankungen erfordern keine endlosen Tests oder teure Technologien. Die Ärzte sind jedoch darauf trainiert, das Ungewöhnliche anzunehmen. Natürlich ist es schwierig, dem einzelnen Arzt vorzuhalten, er vermute da kuriose Dinge. So bringt zum Beispiel das New York Times Magazin esoterische medizinische Fälle mit Testergebnissen und fordert die Leser auf, eine Diagnose zu stellen. Dies ähnelt sehr den klinischen Visiten in einem Krankenhaus.

Melanie: Das ist die ‚Diagnose-Kolumne', in der die Leser aufgefordert werden, „wie ein Arzt zu denken". Wo sonst kann man über so wichtige diagnostische Fragen debattieren wie „Könnte ein schrecklicher Kopfschmerz durch einen Zusammenprall mit einem Zebra verursacht worden sein?" Dies alles klingt wie *Dr. House* im Fernsehen.

Bernard: Dein Sinn für die Swift'sche Satire ist der einzige Weg, auf diese schwachsinnige Medikalisierung der Öffentlichkeit zu reagieren. Jeder wird zum Quacksalber und verlangt sogar die modernsten Technologien, Tests und Medikamente, um verborgene diagnostizierte Skurrilitäten zu behandeln. Wenn ein Arzt sogleich einer ungewöhnlichen Diagnose nachgeht, bleibt Überbehandlung nicht aus. Eine Batterie von endlosen und teuren Tests muss durchgeführt werden, um das Nicht-Existierende auszuschließen.

Melanie: Ich kann ja die Faszination solcher TV-Serien verstehen, aber weshalb sind auch die realen, im Leben stehenden Ärzte so auf das Ungewöhnliche fixiert?

Bernard: Melanie, du nimmst mein altes Gehirn ziemlich in Anspruch. Wir werden ein andermal weiter darüber reden.

Zu Beginn einer jeden Visite fragte ich Herrn T.: „Wie lange noch?" Er zuckte die Achseln, lachte vergnügt in sich hinein und wiederholte: „Jeden Tag jetzt." Diese scherzhaften Worte bezogen sich auf seine Psychoanalyse, die zweimal pro Woche stattfand und nun schon mehr als 20 Jahre dauerte. Eines Tages überraschte Herr T. mich mit den Worten: „Herr Doktor Lown, Sie verstehen mich besser als mein Seelendoktor. Sie kennen mein wahres Ich. Er kennt nur die Vorstellung, die er von mir hat."

Ich rätselte lange über diese Bemerkung. Herr T. hatte etwa zweitausend Stunden mit dem Psychiater verbracht. Ich hingegen sah ihn nur einmal im Jahr seit ungefähr einem Jahrzehnt. Die einstündige Visite umfasste eine körperliche Untersuchung, eine venöse Blutentnahme, die Anfertigung eines Elektrokardiogramms und die Übergabe einer Urinprobe. Das Gespräch zwischen uns konnte nicht länger als eine halbe Stunde in Anspruch nehmen. Vielleicht hatten wir insgesamt etwa fünf Stunden miteinander geredet – ein winziger Anteil davon, was mit einem Psychoanalytiker gesprochen wird.

Mehr als 50 Jahre klinischer Praxis haben mich gelehrt, wie die Kommunikation zwischen Arzt und Patient optimiert werden kann, um einen bedeutsamen und vertrauten Austausch zu erreichen. Meine Konsultationen bestanden aus drei gleichmäßig aufgeteilten Abschnitten:

- die Erhebung einer ausführlichen Anamnese in meiner Praxis

---

6 Diese Episode berichtet Bernard Lown in seinem Geleitwort zu „Auf der Suche nach der verlorenen Kunst des Heilens" von Bernd Hontschik, Wulf Bertram, Werner Geigges. Stuttgart: Schattauer 2013.

- eine bestimmte Zeit im Untersuchungszimmer und
- eine Rückkehr in meine Praxis, um die Befunde zusammenzufassen, eine Diagnose zu stellen und Medikamente zu verschreiben.

Bei einigen Patienten gestaltete sich die erste Visite weitschweifig und offenbarte eine Vielfalt an vagen Beschwerden. Ich fühlte mich uninformiert über den Patienten, war im Unklaren über die Gründe für den Besuch und unsicher, was von mir erwartet wurde. Der Mensch hinter den Klagen blieb verborgen. Der Patient schien meine Frustration zu teilen.

In solchen Augenblicken hielt ich in der Mitte der körperlichen Untersuchung inne und erkundigte mich noch einmal nach dem Umfeld des Patienten, nach Familie. Arbeit, Hobbys und dergleichen. Fast immer wurde das Gespräch lebhaft, als ob ein Hahn aufgedreht worden wäre, um einen freien Fluss an bedeutsamen Enthüllungen zu gestatten. Arzt und Patient waren jetzt auf gleicher Augenhöhe. Der Grund für die Visite machte Sinn. Was war für diese Transformation verantwortlich?

Eine ärztliche Untersuchung ist ein Akt sanktionierter Aggression: das Zurückziehen von Augenlidern, um Beschaffenheit und Färbung der Bindehäute zu inspizieren; das Niederdrücken der Zunge, um einen Blick auf Gaumenmandeln und Zäpfchen zu erhalten; das Bestreichen des Halses, um die Größe der Schilddrüse festzustellen; die Perkussion und Palpation des Brustkorbs, um die Geheimnisse des schlagenden Herzens und der Sauerstoff aufnehmenden Lungen zu enthüllen. All dies ist gefolgt vom Zusammendrücken des Bauchs, um weitere Erkenntnisse zu gewinnen. Dann wird mit dem Berühren, Pressen und Bestreichen fortgefahren, bis die großen Zehen erreicht sind. Die ganze Zeit über tanzen und kreisen die Hände über den Körper eines Fremden hinweg – ohne dessen Protest gegen diesen Angriff, den die Gewohnheit legitimiert hat. Dieses

Ritual ist nicht nur eine anatomische Exploration, sondern auch ein Vertrauen erweckendes Bemühen.

Nach Rückkehr in mein Sprechzimmer für Zusammenfassung, Diagnose und Ratschläge sind wir nicht länger Fremde. Die körperliche Untersuchung hat alles umgewandelt. Sie war eine eher dem Liebesakt ähnliche Begegnung als eine feindliche persönliche Invasion. Der Grund für diese fast magische Transformation ist die Berührung.

Das Handauflegen ist die älteste Kunstfertigkeit des Arztes und Teil seiner frühesten Berufsausübung. Bis zum 20. Jahrhundert gab es relativ wenig anderes, das ein Arzt den meisten Patienten anzubieten hatte. Mit der Zeit wurde ein einfacher Akt des Mitgefühls in eine Kunst umgewandelt. Schließlich wurde die Berührung auch zu einer echten wissenschaftlichen Kunstfertigkeit. Die Hand wurde zu einem geschickten diagnostischen Instrument, das Informationen enthüllte, die anderweitig nicht zu erhalten waren.

Die fortschreitende technologische Revolution hat die körperliche Untersuchung inzwischen entthront, und das Handauflegen wird nicht länger gelehrt oder praktiziert. (1)

Mir wurde die Macht der Berührung erstmals vor über 50 Jahren bewusst. Ich hatte gerade eine Ausbildung in Kardiologie bei Samuel A. Levine am Peter Bent Brigham Hospital in Boston begonnen. Bei dem Patienten, den wir sahen, war eine subakute bakterielle Endokarditis (SBE) diagnostiziert worden, eine Infektion an einer Herzklappe, die durch ein in der Kindheit durchgemachtes rheumatisches Fieber beschädigt worden war. Ein Jahrzehnt früher, vor der Ankunft von Penicillin, verlief die SBE regelmäßig tödlich.

Herr B. war seit einem Monat krank mit Schüttelfrost und Fieber. In seiner Blutkultur hatten sich Streptokokken-Bakterien gefunden. Er war ein jugendlich aussehender Geschäftsmann in seinen späten Vierzigern. In seiner Heimatstadt Auburn, Maine, hatten die Ärzte keine Erfahrung mit der Behandlung der SBE. Deshalb überwiesen sie ihn zu Dr.

Levine, der zu jener Zeit einer der führenden Kardiologen in den Vereinigten Staaten war.

Vor der Konsultation bei Levine schien Herr B. unbeeindruckt von seiner schweren Erkrankung zu sein. Er strahlte die Jovialität eines Verkäufertyps aus. In dem Augenblick, in dem Levine eintrat, wurde er sichtlich unkonzentriert und unruhig. Dies mochte von den Warnungen seiner Ärzte daheim hergerührt haben, dass er selbst in Boston noch schlechte Karten haben könne. Es war offenkundig, dass er dem berühmten Arzt nicht zuhörte. Dr. Levine hatte das wohl realisiert, denn er rückte näher an den Patienten heran, legte seine rechte Hand auf Herrn B.s linke Schulter, ihre Gesichter nur Zentimeter voneinander entfernt. Dann sprach Levine in kurzen, abgehackten Sätzen, die er jeweils mit einem Schulterdruck begleitete:

„Herr B., wir haben das Bakterium identifiziert, das der Grund für Ihre Krankheit ist."

„Herr B., wir verfügen über eine wirksame Medizin, welche die Infektion ganz sicher beseitigt."

„Herr B., ich bin sicher, dass ich Sie heilen kann."

„Herr B., innerhalb von sechs Wochen werden Sie zu Ihrer Arbeit zurückkehren."

„Herr B., Sie werden ein normales Leben führen."

Die Luft knisterte vor Spannung. Zur Schau wurde die hohe Kunst eines vollendeten Zauberers gestellt. Jeder Schulterdruck verwandelte etwas. Beim letzten Drücken schien Herr B. bereit zu sein, einen Trainingsanzug anzuziehen und einen Marathon zu joggen.

Ich betreute Herrn B. mehr als 25 Jahre hindurch. Er sprach oft von dieser Episode. Er erinnerte sich an eine Welle der Energie und eine wachsende Ermutigung bei jedem Druck. Am Ende hatte er nicht mehr den allergeringsten Zweifel, dass er vollständig genesen werde.

Das Berühren hat sowohl als Wort als auch als Handlung eine weit zurückliegende evolutionäre Vergangenheit.

Seit fernen Zeiten sind starke Gefühle in die Sprache eingebettet worden. Viele Worte sind mit emotionaler Bedeutung aufgeladen und vermitteln Informationen über Zwischenmenschliches. Wenn wir die Macht der Worte ausgeschöpft haben, setzen wir sie mit dem Berühren fort. Die Bedeutung des Wortes „Berührung" wird in unserem Vokabular festgehalten: Wie berührend! Bleib in Berührung. Eine Saite berühren. Die verlorene Berührung.[7] Empathie ist letztlich eine persönliche Verbindung zu dem anderen, die durch Berühren, das vom Händeschütteln zum Streicheln bis zur Liebkosung reichen kann, bestätigt wird.

Eine ständige evolutionäre Herausforderung war die Übermittlung der Empathie. Dabei muss versucht werden, durch Verringerung des Abstands zwischen zwei Menschen eine Verbindung herzustellen. Viel wirksamer als die abstrakte Verbindung ist die reelle Verbindung. Ihre vollendete Form ist die Berührung, sei es ein flüchtiges Streicheln der Finger oder ein sublimer Liebesakt. Sie kommt durch das Anschmiegen von Haut an Haut zustande. Wahrscheinlich diente die Berührung als Kommunikationssystem, noch ehe die Sprache sie schließlich ersetzt hat.

Eine kürzlich durchgeführte Studie legt nahe, dass die Berührung ein intelligentes differenziertes Signalsystem darstellt. Die Untersucher vertraten die Hypothese, dass komplexe Emotionen durch Berühren vermittelt werden können. (2) Die Emotionen bestanden aus einem weiten Spektrum, das Ärger, Furcht, Glücksgefühl, Traurigkeit, Abscheu, Liebe, Dankbarkeit und Sympathie einschloss. Die Studienteilnehmer waren 248 Studenten, die entweder Personen, die ihnen unbekannt waren, berühren sollten

---

7   Im Englischen noch deutlicher z. B. in Formulierungen wie „keep in touch", „out of touch with reality", „in constant touch", „to have the right touch", „to be out of touch" u. v. m.

oder von diesen berührt werden mussten. Mit der Berührung sollte eine dieser speziellen acht Emotionen übermittelt werden. Der zu berührenden Person waren die Augen verbunden. Das Geschlecht ihres Gegenübers war ihr unbekannt. Die Person, welche die Berührung auszuführen hatte, konnte eine Anzahl von Optionen auswählen, welcher Körperteil berührt werden sollte, einschließlich Kopf, Gesicht, Arme, Rumpf und Rücken. Sie konnte auch aus einem Repertoire von Berührungsarten auswählen wie Tätscheln, Streicheln, Drücken, flüchtiges Berühren oder unterschiedliche Grade der Druckanwendung. Jede Berührung durfte höchstens fünf Sekunden dauern. Das Ergebnis war überraschend. Der Empfänger identifizierte in 50–78 % der Untersuchungen korrekt die übermittelte Emotion statt der erwarteten 11 %. Das Ergebnis für die Berührung entsprach in etwa dem, was Gesichtsausdruck oder verbale Hinweise beinhalten.

Die Berührung zur Vermittlung von Gefühlen oder Meinungen ist uralter Abstammung. Sie wurde von Anhängern der Nordamerikanischen Pfingstbewegung praktiziert. Das „Handauflegen", um die Kranken zu salben, ist Teil charismatischer christlicher Rituale. Es durchdringt alle Arten von Therapien in China und Ostasien. Es ist integraler Bestandteil der Praktiken von alternativer und komplementärer Medizin, die in der westlichen Welt immer stärker Eingang finden. Ganz allgemein wird die Berührungstherapie in Verbindung mit verschiedenen Entspannungs- und Meditationspraktiken angewandt. Die Zahl der medizinischen Störungen, bei denen diese eingesetzt werden, wächst immer mehr und umfasst chronische Schmerzen, Angstzustände, Kopfschmerzen, Fibromyalgien, Osteoarthritis, carpales Tunnel-Syndrom und Erregungszustände, welche die Alzheimer Erkrankung begleiten. Die Berührungstherapie wird auch genutzt, um den Patienten zu helfen, welche umfangreiche und unangenehme medizinische Behandlungen erhalten. Sie dient sogar dazu, übermäßige Erregungen bei Frühgeborenen zu reduzieren. (3)

Sozialwissenschaftler haben die positiven Auswirkungen der Berührung während einer Reihe verschiedener Interaktionen demonstriert. So sind zum Beispiel Schüler viel eher bereit, sich an Klassenaktivitäten zu beteiligen, wenn die Lehrer die Rückseite ihrer Arme berühren. Die Leistung von Athleten steigert sich durch das Gegeneinanderschlagen der erhobenen Hände oder durch Umarmungen von Teamkollegen. Eine Kellnerin erhält ein größeres Trinkgeld, wenn sie die Arme oder Schultern des Kunden berührt. Die Berührung eines Busfahrers kann mit einer unentgeltlichen Fahrt belohnt werden.

Die Neurobiologie der Berührung wird derzeit enträtselt. Laufende Studien haben drei nervale Reaktionen identifiziert, die für die positiven Auswirkungen einer freundlichen Berührung verantwortlich sein könnten. Diese umfassen die Aktivierung des parasympathischen Nervensystems, die Reduzierung des Cortison-Spiegels im Blut und die Freisetzung von Oxytocin.

Parasympathische Nervenaktivität moderiert das Anfluten von Adrenalin, das bei Bedrohungen vom entgegengerichteten Anteil des autonomen Nervensystems produziert wird – die sogenannte Kampf- oder Fluchtreaktion. Die parasympathische Nervenaktivität benachrichtigt verschiedene Organe über den weit verbreiteten Vagus-Nerv durch Erniedrigung des Blutdrucks und Verminderung der Pulsfrequenz. Handhalten und Umarmen setzen die zirkulierenden Blutspiegel der Nebennieren-Hydrocortison-Sekretionen herab. Das Hormon Adrenalin wird als Reaktion auf Stress freigesetzt, wodurch der Blutzucker erhöht und Fett und Proteine mobilisiert werden. Eine freundliche Berührung, vor allem eine therapeutische Massage, steigert die Blutspiegel des Neuropeptids Oxytocin, das in öffentlichen Vorträgen gerne volkstümlich als

„Kuschel-Hormon" bezeichnet wird, da es Gefühle von Zuwendung, Vertrauen und Zusammengehörigkeit weckt. Diese Kaskade an Reaktionen könnte ihren Ursprung in der orbitalen frontalen Hirnrinde haben, die bei freundlicher Berührung eingeschaltet wird. Dieser Hirnbereich reagiert auch auf süße Geschmackseindrücke und wohlriechende Düfte und wurde als Belohnungszentrum bezeichnet. (4)

Man würde annehmen, dass die während der Evolution erworbenen Reflexe, die das menschliche Verhalten durch Verstärkung von Zusammengehörigkeit und Vertrauen bestimmen, während der medizinischen Ausbildung in den Studienplänen besondere Beachtung erfahren. Als ich dieses Essay vorbereitete, fand ich zwar unendlich viele Forschungsberichte in Zeitschriften für das Pflegepersonal und in jenen der komplementären Medizin, aber fast nichts über die Berührung in der ärztlichen Literatur. Die Berührung als ein diagnostisches und therapeutisches Werkzeug wird nur an 7 % der Medizinischen Hochschulen gelehrt, wobei die meisten Lehrer in diesen wenigen Institutionen keine Ärzte, sondern Sozial- oder Verhaltenswissenschaftler sind. (5) Die Ärzte sind von elektronischen Krankenberichten und verschiedenen bildgebenden Verfahren verführt worden. Der Wissenschaftsdoktor befasst sich viel lieber mit dem iPatienten als mit dem Menschen aus Fleisch und Blut. (6)

Bruce Springsteen sang vom Wunsch, nur gerade „ein klein wenig jener menschlichen Berührung" zu erhalten: „... I just want someone to talk to / and a little of that human touch." Bedauerlicherweise nimmt die ärztliche Berufsgruppe deren Verschwinden kaum wahr und verhält sich gleichgültig den unheilvollen Folgen gegenüber. Als ich vor 68 Jahren Student an der Johns Hopkins Medical School war, galt die körperliche Untersuchung als Hauptstütze der ärztlichen Kunst. Wir erkannten große Kliniker an ihrem vollendeten Geschick, Körnchen an diagnostischer Information am Krankenbett zu gewinnen. Bei einigen meiner eigenen, vor Kurzem stattgefundenen Hospitalisierungen wurde ich von zahlreichen Ärzten angeschaut. Keiner von ihnen nahm sich die Mühe, eine angemessene körperliche Untersuchung durchzuführen.

Unter den älteren Ärzten begegne ich Bestürzung und Verzweiflung. So stellte einer von ihnen fest: „Die übertriebene Abhängigkeit von fortschrittlichen Technologien hat beim Arzt den Gebrauch des Verstands und der fünf Sinne, um eine Diagnose zu stellen, verkrüppelt. Der rasche Wechsel von der Hauptklage eines Patienten zu einer Reihe von Tests und Prozeduren ist faktisch zur Routine geworden. Wenn diese Maßnahme versagt, ordnet der Arzt typischerweise noch mehr Tests an und bemüht sich um zahlreiche Konsultationen." (7) Es ist weithin bekannt, dass Medizinstudenten geneigt sind, die körperliche Untersuchung als geheimnisvolle Kuriosität anzusehen, die für das ärztliche Tun bedeutungslos ist. (6, 8, 9) Die heutige ärztliche Kultur hätte schwerlich einen Sir Arthur Conan Doyle hervorgebracht. Sherlock Holmes, der Detektiv, der mit kleinen Hinweisen die großen Zusammenhänge entschlüsselte, ist der heutigen ärztlichen Kultur fremd.

Meiner Ansicht nach besteht der größte Verlust, der aus der Aufgabe sehr persönlicher Interaktionen mit den Patienten resultiert, im Verlust der menschlichen Bindung, die Zuversicht und Vertrauen erzeugt. Zuhören und Berühren verbindet zwei Menschen und hilft ihnen, ihre unterschiedliche Identität als menschliche Wesen zu definieren. Es ist die einzige Wärme, die im Leben gegen den kalten Wind der Entfremdung und gegen die Vergänglichkeit unseres Daseins erzeugt wird.

„Berühre mich" ist das letzte Gedicht in den Gesammelten Werken von Stanley Kunitz, dem Pulitzer-Preisträger und zweifachen „poeta laureatus" der Vereinigten Staaten. Dieser Auszug erfasst, was ich versuche zu vermitteln:

Ein später Sommer, liebes Herz,
Worte vor vierzig Jahren
Aus der Luft gepflückt,
Als ich verrückt vor Liebe war
Und fast entzwei gerissen,
Wie Blätter ausgestreut in dieser Nacht
Aus Windgeheul und Regen.
Mein Herz ist spät daran
Mein Lied davongeflogen.
Kennst du ihn noch, mein Lieb,
Den Mann, dem du dich schenktest?
Berühre mich und lass mich wissen,
Wer ich bin.

Literatur

1. Lown B. *Die verlorene Kunst des Heilens*. Stuttgart: Schattauer 2002 und 2004.
2. Bakalar N. Five-second touch can convey specific emotions, study finds. NYT August 11, 2009.
3. Peters R. The effectiveness of therapeutic touch: a meta-analytic review. Nurs Sci Q 1999; 12: 52–61.
4. NPR news. "Human Connection Starts with a Friendly Touch" Steve Inskeep, host, September 20, 2010.
5. Older J. Teaching touch in medical schools. JAMA 1983; 251: 931–933.
6. Verghese A, Horowitz R. In praise of the physical examination. Editorial, BMJ 2009; 339: 1385–6.
7. Fred HL. The downside of medical progress: the mourning of a medical dinosaur. Texas Heart Institute Journal 2009; 36: 4–7.
8. Verghese A. Culture shock: patient as icon, icon as patient. NEJM 2008; 359: 2748–2751.
9. Jauhar S. Restoring the physical to the exam. NYT January 29, 2002.

30 Wenn eine Berührung tausend Tests wert ist

Melanie: Grandpa, die Art und Weise, wie du Medizin praktiziert hast, scheint wie aus einem anderen, lange zurückliegenden Leben. Du sagst eine Menge über die Wichtigkeit einer körperlichen Untersuchung für die Diagnose aller Arten von Problemen. Heutzutage wird sie so gut wie gar nicht mehr durchgeführt.

Bernard: Die körperliche Untersuchung ist nicht allein eine anatomische Exploration, sondern auch eine Vertrauen schaffende Bemühung. Sie ist das älteste Werkzeug des Arztes. Außer einer Fülle von Informationen zu liefern, ist sie auch ein Akt, verbindende Nähe herzustellen. Die Hand wird zu einem geschickten diagnostischen Instrument und engt rasch die diagnostischen Optionen ein.

Melanie: Schön und gut, aber heutzutage klingt das komisch. Üblicherweise misst eine Arzthelferin nur meinen Blutdruck, meinen Puls und meine Temperatur und bedeutet mir, auf eine Waage zu steigen, obwohl ich noch meine Schuhe und alle meine Kleider anhabe! Einmal hing mir sogar noch eine Handtasche über der Schulter.

In einer Facharztpraxis kümmerte sich eine Arzthelferin überhaupt nicht um meine vitalen Zeichen. Stattdessen hockte sie vor einem Computer, während sie mir, den Rücken zugewandt, eine Reihe nebensächlicher Fragen stellte. Ich musste Informationen über meine Familienanamnese liefern, die ich bereits tausend Mal zuvor mitgeteilt hatte, nur weil sie meine Krankengeschichte online nicht lokalisieren konnte. Sie fragte doch tatsächlich, ob ich jemals „häuslicher Gewalt ausgesetzt" gewesen sei – und das zwischen Fragen nach Gewichtsveränderungen und Essgewohnheiten –, noch immer mit dem Rücken zu mir gewandt.

Bernard: Die Fähigkeit zur „Berührung" – ganz abgesehen von einer Anamnese-Erhebung – wird keinem der in der Gesundheitsfürsorge Beschäftigten beigebracht. Man würde annehmen, dass die während der Evolution erworbenen Instinkte und Reflexe, welche Verbundenheit und Vertrauen verstärken, während des Medizinstudiums nachdrücklich betont würden. Ich fand zwar eine Fülle von Studienberichten in Zeitschriften für das Pflegepersonal und für jene, die sich in der alternativen Medizin engagieren, jedoch in der Literatur für Ärzte fast nichts über das Berühren.

Melanie: Wenn Ärzte Schwierigkeiten haben, den Patienten zuzuhören und sich Zeit zu nehmen, in die eigentlichen Klagen einzutauchen, wird natürlich auch mit der körperlichen Untersuchung kurzer Prozess gemacht.

Bernard: Bedauerlicherweise nimmt der ärztliche Berufsstand deren Verschwinden kaum wahr und verhält sich den Konsequenzen gegenüber gleichgültig. Es könnte eine medizinische Abhandlung über den diagnostischen Wert eines Händedrucks geschrieben werden. Wie nichts anderes gewährt dieser ganz sicher einen raschen Einblick in die Persönlichkeit des Patienten.

Mein Respekt vor der körperlichen Untersuchung wuchs mit der Erfahrung. Vor etwa 40 Jahren suchte ein kräftiger 30-jähriger Mann meinen Rat wegen Atemnot nach mäßiger körperlicher Anstrengung. Er hatte bereits mehrere Ärzte konsultiert, ohne eine Erklärung erhalten zu haben. Seine körperlichen Befunde waren unauffällig, Elektrokardiogramm und Lungenfunktionsprüfungen waren normal. Während ich sein Herz abhörte, streifte ich über seinen rechten Oberschenkel und fühlte auf einmal zu meiner größten Überraschung das starke Pulsieren einer Arterie. Sofort ließ ich ihn die Hose ausziehen. Dort im Bereich des äußeren rechten Oberschenkels fand sich ein großes Knäuel von Gefäßen (eine arterio-venöse Fistel). Eine riesige Blutmenge wurde von einer Arterie direkt in eine große Vene geleitet. Diese angeborene Anomalie war Vorbote einer Herzinsuffizienz, eine einfache Unterbindung konnte wieder normale Verhältnisse herstellen. Obgleich ich niemals wieder so etwas Dramatisches entdeckt habe, fand ich die sorgfältige Untersuchung unendlich wertvoll.

Melanie: Lässt du alle deine Patienten sich „entkleiden"?

Bernard: Lustig, dass du fragst. Als ich einmal König Hussein in Amman, Jordanien, für eine Konsultation sah, fragte er mich, ob er seine Hose ausziehen solle. Äußerst würdevoll bedeutete ich ihm, dass Seine Majestät die Hose nicht zu entfernen brauche. Ich kann mich noch an ein paar andere Ausnahmen erinnern.

Traurigerweise hat sich während meiner eigenen kürzlich stattgefundenen Klinikaufenthalte kein einziger Arzt bequemt, mich zu untersuchen, obgleich ich bereits entkleidet war. Wenn schon meiner alten Stimme keine Beachtung mehr zuteilwird, vielleicht hören junge Ärzte auf Bruce Springsteen und beschenken ihre Patienten mit „just a little of that human touch / einer kleinen, jener menschlichen Berührung".

Wenn der Erfinder mit seiner eigenen Erfindung behandelt wird

Melanie: Kürzlich hast du das Krankenhaus wegen eines allzu raschen Herzschlags aufgesucht. In der medizinischen Sprache wurdest du „kardiovertiert" – eine Technologie, die du vor mehr als 50 Jahren erfunden hast.

Bernard: Ja, ich wurde zweimal in zeitlich enger Reihenfolge kardiovertiert. Beide Male wegen der gleichen Herzrhythmusstörung – Vorhofflimmern.

Melanie: Was ist Vorhofflimmern? Kannst du den Begriff jemandem erklären, dessen naturwissenschaftliche Ausbildung beim Biologie-Unterricht aufhört?

Bernard: Ich werde eine Mini-Erklärung liefern. Vorhofflimmern ist durch ein rasches und unregelmäßiges Schlagen der Vorhöfe – der oberen Kammern des Herzens – bedingt. Die Vorhöfe können exzessiv bis zu vierhundert Schlägen pro Minute rasen. Glücklicherweise erreicht nur ein Bruchteil dieses rapiden Bombardements die Ventrikel – die unteren Kammern des Herzens. Ein Patient mit Vorhofflimmern kann beunruhigendes und störendes Herzklopfen verspüren, oder er merkt überhaupt nicht, dass sich das Herz schlecht benimmt.

Melanie: Wie häufig ist Vorhofflimmern?

Bernard: Es ist die häufigste Form der zahlreichen Rhythmusstörungen, die das Herz befallen können. Mehr als zwei Millionen Amerikaner sind jährlich davon betroffen. Da die Menschen länger leben, sind die „Alten Knaben" mit dieser Arrhythmie stets in der Überzahl. Gegenwärtig ist das Vorhofflimmern zu einer veritablen medizinischen Industrie und zu einer Goldgrube für die Kardiologen geworden.

Melanie: Was sind die Gefahren des Vorhofflimmerns?

Bernard: Es gibt zwei mögliche Komplikationen: einen Schlaganfall wegen eines abgeschwemmten Blutgerinnsels und eine Herzinsuffizienz bei lang anhaltendem raschen Puls.

Melanie: Und gibt es irgendwelche Heilmittel für diese Komplikationen?

Bernard: Ja, in der Tat. Heute verfügen wir über eine Bandbreite von Medikationen, angefangen von Antikoagulanzien wie Phenprocoumon zur Verhinderung der Gerinnsel-Bildung, über Digitalis-ähnliche Medikamente bis hin zu den Beta-Blockern. Werden diese Medikamente einzeln oder in Kombination verabfolgt, normalisieren sie stets den Puls.

Deine Grandma hat seit 20 Jahren chronisches Vorhofflimmern, und dennoch lebt sie ein erfülltes Leben und sucht nur selten einen Kardiologen auf.

Melanie: Ich bin sicher, es ist hilfreich, dass Grandma deine Philosophie der Vermeidung von Überbehandlung praktiziert – heute ein zentraler Teil des Programms, das vom neuen Lown-Institut propagiert wird.

Bernard: Ja, in zweierlei Hinsicht.

Melanie: Um einmal umzuschalten: Es ist schwierig, sich vorzustellen, wie es für Herzpatienten vor der Einführung der Kardioversion und des modernen Defibrillators war. Wie ist deine Erinnerung an jene Tage?

Bernard: Leider sind die schmerzhaften Erfahrungen stärker im Gedächtnis verankert als die erfreulichen. Ich erinnere mich an viele Nachtwachen bei Patienten, die mit allen Arten von Herzrhythmusstörungen im Sterben lagen. Ich fühlte mich hilflos und frustriert, dass unsere zu jener Zeit verfügbaren Heilmittel das Leiden nur noch verstärkten und mitunter den Tod rascher herbeiführten. Ich war mir sicher, es gab eine Antwort.

Melanie: Die Antwort waren der Gleichstrom-Defibrillator und der Kardioverter, welche du und deine Kollegen in den frühen 1960er-Jahren entwickelt haben. Der Kardioverter war von unschätzbarem Wert für eine Reihe von Herzrhythmusstörungen, das Vorhofflimmern eingeschlossen. Seit meiner frühen Kindheit wurde mir erzählt, dass deine Entdeckungen die Herzbehandlung revolutioniert haben. Du hast sogar neue Worte in die englische Sprache eingeführt: „Kardioversion" und „der Kardioverter".

Bernard: Wie der sprichwörtliche Kieselstein, der übers Wasser geworfen wird, so ist der Wellenkräusel-Effekt dieser frühen Entdeckungen weitreichend und unvorhersehbar gewesen. Natürlich gilt dies für Entdeckungen in allen Bereichen menschlichen Bemühens, nicht nur für die Medizin und die Wissenschaft.

Melanie: Erinnerst du dich an einen der ersten Patienten, die du kardiovertiert hast?

Bernard: Ein Patient, ich will ihn Herrn Murphy nennen, litt seit Langem an Vorhofflimmern, das allen Medikamenten trotzte. Sofort nach der Prozedur sagte ich: „Glückwunsch, Sie sind soeben konvertiert worden." Er schaute entsetzt drein und stammelte: „Doktor Lown, ich bin mein ganzes Leben lang ein guter Katholik gewesen. Ich habe ja nichts dagegen, vertiert oder sogar pervertiert zu werden, aber konvertiert möchte ich nicht werden."

Melanie: Grandpa, was du über das Zuhören sagst, macht zwar in der Theorie Sinn, aber du bist dir möglicherweise gar nicht der schwindelerregenden Geschwindigkeit unseres modernen Zeitalters bewusst. Zu deiner Zeit war es einfacher, eine direkte Beziehung zu den Patienten zu haben. Die Zeiten haben sich jedoch geändert – und sich einen Nachmittag freizumachen, der einem altmodischen Hausbesuch gilt, ist nicht immer realisierbar für Ärzte oder Patienten. Vielleicht wollen die heutigen Patienten ja gar keine Beziehungen zu ihren Ärzten. Manchmal suchen wir nach einer Expertise ganz einfach deshalb, weil wir die Informationen, die wir im Internet finden, verstehen wollen, um unsere Angst zu beschwichtigen und um die richtigen Medikamente zu finden, damit wir mit unserem Alltag fortfahren können.

Bernard: Es kann sich in der Tat um eine „schwindelerregende Geschwindigkeit" handeln, aber sich aufregen, dass ein Arzt zu viel Zeit mit einem Patienten verbringt? Du machst Witze! Hast du jemals irgendjemanden gehört, der sich darüber beklagt? Ganz im Gegenteil: Die Menschen regen sich auf über Ärzte, die kurzen Prozess mit ihrer Konsultationszeit machen, die sich nicht anhören, was sie quält, die sie nach wenigen Sätzen unterbrechen, die auf den Bildschirm des Computers schauen statt sie anzusehen, die Telefonanrufe und Funk beantworten, während die Patienten versuchen, die Aufmerksamkeit des Arztes auf sich zu lenken. Kurzum: Die Menschen sehnen sich nach Vertrauen und Zuwendung.

Melanie: Wie erklärst du die wachsende Popularität von Express-Kliniken in Supermärkten und Drogerien?

Bernard: Was du da andeutest, interpretiere ich auf andere Weise. Das Problem liegt nicht beim Patienten, sondern bei der Gesundheitsindustrie. Wie jede andere Industrie ist sie verpflichtet zu expandieren, um wachsende Profitabilität zu erzeugen. Am besten lässt sich dies erreichen, indem man Angst verbreitet und das Leben von der Wiege bis zum Grab medizinisch kontrolliert. Indem sie sich direkt an den Verbraucher richtet, hat die Werbung von medizinisch-technischen und pharmazeutischen Unternehmen dieses schwärende Problem verschlimmert.

Die kleine neue Sommersprosse auf deiner Haut könnte ja ein malignes Melanom sein; das Brummen in deinem linken Ohr könnte von einer arterio-venösen Fistel herrühren, die dich – falls nicht sofort behandelt – durch einen Schlaganfall zum Krüppel machen kann; der Schmerz in deinem Zeh ist wahrscheinlich eine Arthritis, die unausweichlich auch andere Gelenke befallen wird. Wenn du dich nicht an den Namen deines ehemaligen Mathelehrers an der High School erinnerst, ist das ein frühes Warnzeichen für eine Erkrankung an Alzheimer, Parkinson oder – schlimmer noch – an einem Hirntumor. Die Liste ist endlos. Weitaus schlimmer ist jedoch die Tatsache, dass jeder Aspekt des Gefühlslebens in gleicher Weise „psychiatrisiert" wird. In unserer medikalisierten Kultur gelten Kummer, Verlust, Scham, Introvertiertheit, Schweigsamkeit, überschwängliches Verhalten als medizinische Störungen, denen man mit psychotropen Medikamenten zu Leibe rücken muss. Der Patient verzweifelt, da er keinen Arzt hat, der sich seiner Sorgen annehmen kann – und eine neue „Express-Gesundheitsindustrie" ist geboren.

Melanie: Du hast geschrieben: „In ihrem Kern ist die Medizin ein moralisches Unterfangen, das sich auf wechselseitiges Vertrauen zwischen den Berufsgruppen der Gesundheitsfürsorge und den Patienten stützt." Es soll nicht völlig abgestumpft klingen, aber drehen sich die Arzt-Patient-Begegnungen denn noch immer um jenen Bereich des Vertrauens? Ich vertraue einem Arzt, aber vielleicht nur marginal. Vertrauen ist nicht gerade das Leitprinzip der heutigen Gesellschaft – viel häufiger wird uns Selbstvertrauen beigebracht.

Zum Beispiel lieben die Amerikaner medizinische Informationen. Wir finden alle Arten von Fakten und Informationen im Internet, und oftmals holen wir bei unseren Freunden zweite Meinungen ein. Aber wer weiß, was tatsächlich real oder hilfreich in dieser Hinsicht ist? Vor Kurzem habe ich gelesen, dass ein Drittel aller Verbraucher-Artikel im Internet Schwindel ist. Obgleich diese Feststellung nicht überraschen sollte, fühle ich mich dennoch irgendwie hinters Licht geführt. Ich recherchiere auch im Internet über Produkte, Nahrungsmittel, Kleidung – und ja, auch über medizinische Versorgung.

Bernard: Zuhören fördert Vertrauen und hilft den Patienten, den Arzt an das heranzuführen, was sie wirklich quält. Mit Vertrauen geht einher, sich an die Verordnung eines Arztes und an den Rat eines Arztes zu halten. Dies beinhaltet stets auch Änderungen in der Lebensweise. Es ist schwierig, sie einzuhalten, ohne einen fürsorglichen Arzt im Hintergrund. Ein Patient, dem zugehört wird, empfindet Selbstkontrolle – wahrscheinlich der kritischste psychologische Aspekt im eigenen Wohlbefinden. Und dies ist der wichtigste Faktor für den Heilungsprozess.

Du bist zu Recht empört über die Industrialisierung menschlicher Werte. Du hasst es, ein kleines Rädchen im Getriebe zu sein, und ich verüble es dir kein bisschen. Das ist es ja gerade, weshalb wir uns unterhalten. Die Vergangenheit kann der Zukunft etwas beibringen. Ich habe mein ganzes Erwachsenendasein darum gekämpft, dass der Arztberuf eine Berufung bleibt. Es ist herausfordernd, dass jetzt im Alter von über 90 Jahren der Kampf sogar noch mehr Energien abverlangt. Dies ist der Grund, weshalb ich mich an junge Menschen wende, sie auffordere, Mitstreiter im Widerstand zu sein und die Menschlichkeit in die Medizin und in unsere Kultur zurückzubringen.

33 Iwan Pawlow ist lebendig und munter – jedoch vergessen

Als Kliniker lernt man bald, dass viele Probleme, mit denen man konfrontiert ist, von den Rauheiten und Wirren des Lebens herrühren. Das galt auch für mich, einen Kardiologen mit Patienten aus aller Welt. Psychische Probleme standen für gewöhnlich im Vordergrund – welche medizinischen Gründe auch immer die Patienten nach Boston führten. Mein Ziel war es, die emotionalen Stressfaktoren zu ergründen, welche die geschilderten Symptome verstärkten oder sogar provozierten.

Die Allgemeinheit hat begriffen, dass die Belastungen des Alltags Krankheiten beeinflussen oder sogar verursachen. Wenn zum Beispiel gefragt wird, was die Ursachen für einen Herzinfarkt seien, weist die große Mehrheit auf das stressbeladene Leben hin. Diese Einsicht spiegelt sich auch in unserer Sprache wider, vom „Herzschmerz" als Bezeichnung für emotionale Qual bis zu einem „gebrochenen Herzen" als Ursache für einen plötzlichen Tod. Eine solche Assoziation geht der Moderne lange voraus und war auf brillante Weise bereits in alten griechischen Tragödien dargestellt worden. Sie füllt auch die Shakespeare'schen Dramen bis zum Rande an. Zwei kurze Zeilen in „Macbeth" erfassen das Wesentliche: „Verleih der Trauer Worte: der Kummer, der nicht spricht, nagt leis am Herzen, bis es bricht." (Akt IV, Szene 3)

Der Zusammenhang zwischen einem „überladenen" Herzen und den Symptomen steht nicht immer in zeitlicher Verbindung. Das eine folgt nicht unbedingt dem anderen. Dem Schmerz, dem Schwindel oder anderen Störungen kann irgendein harmloses oder unwichtiges Ereignis vorangegangen sein. Ein Beispiel: Kardiologen sehen oft Patienten mit Angina pectoris. Diese äußert sich in einem

Engegefühl hinter dem Brustbein, das durch körperliche Anstrengung hervorgerufen wird, gewöhnlich bei Hektik und vor allem nach einer Mahlzeit. Sie ist Ausdruck einer Verengung der Herzkranzgefäße. Dadurch wird der Transport von Sauerstoff zum Herzen bei steigender Nachfrage infolge der körperlichen Anstrengung eingeschränkt. Aber gelegentlich wird die Angina pectoris auch durch etwas provoziert, das offenbar nichts mit mangelnder Sauerstoffzufuhr zum Herzen zu tun hat.

Peter K. konsultierte mich vor einigen Jahren wegen anscheinend klassischer Angina. Nur trat diese nicht bei körperlichen Anstrengungen auf. Er war vielmehr recht sportlich und wies keine der klassischen Risikofaktoren der koronaren Herzkrankheit auf. Er entstammte einer langlebigen Familie, die frei von Herzerkrankungen war. Lipide und Zucker im Blut lagen weit unter den bedrohlichen Serumspiegeln. Er litt auch nicht an Bluthochdruck. Er führte eine gute Ehe und ein mustergültiges Familienleben. Wenn er sich auf einem Laufband körperlich belastete, konnte er sich fünfzehn Minuten lang anstrengen, ohne Angina pectoris zu verspüren – eine überaus beachtliche sportliche Leistung. Die Brustbeschwerden traten stets am frühen Morgen auf, wenn er an seinem Schreibtisch arbeitete. Auf die Frage, was sie hervorrufe, gab er eine merkwürdige Antwort: Telefonanrufe. Jeder Telefonanruf. Er lieferte keine Erklärung für diese ungewöhnliche Provokation. Ich merkte jedoch, dass seine Frau sich verspannte und tiefer Kummer ihr Gesicht überzog.

Als Peter K. sich in den Untersuchungsraum begab, bat ich seine Frau, dazubleiben. Ohne mein Zutun enthüllte sie das Geheimnis. Acht Jahre zuvor um acht Uhr dreißig in der Früh war ihre zehnjährige Tochter von einem LKW getötet worden, als sie auf dem Weg zur Schule eine Kreuzung überquerte. Ein Telefonanruf der Polizei informierte ihren Ehemann über die Tragödie.

Es schien erstaunlich, dass die Erinnerung an ein Jahre zurückliegendes Ereignis das Herz stärker belasten konnte als körperliche Anstrengung. Die Tatsache, dass ein Telefonanruf Angina pectoris hervorrufen konnte, erinnerte an die Pionierarbeit des großen russischen Mediziners und Physiologen Iwan Pawlow (1849–1936). Er wies nach, dass einige Umweltereignisse mit nervalen Reaktionen in Verbindung gebracht werden können, welche die inneren Organe wie den Verdauungstrakt oder das Herz regulieren. Eine der bahnbrechenden Beobachtungen von Pawlow involvierte das Anbringen der Speicheldrüse eines Hundes an die Außenseite des Körpers, wodurch Pawlow imstande war, den Speichelfluss als Reaktion auf unterschiedliche Futtergaben bei unterschiedlichen Bedingungen zu messen. Er fand heraus, dass wiederholtes Läuten einer Glocke, wenn Futter angeboten wurde, den gleichen reichlichen Speichelfluss hervorlockte wie beim späteren alleinigen Läuten der Glocke ohne Nahrungsangebot. Er bezeichnete diese angelernte Reaktion als „konditionierten Reflex". Die Auswirkungen des Glockenläutens auf den Speichelfluss ließen – wenn es nicht länger von Futtergaben begleitet war – allmählich nach und hörten schließlich ganz auf.

Pawlow machte noch eine andere Entdeckung: Wenn ein Reiz widerwärtig oder schmerzhaft war, hielt der konditionierte Reflex lange vor und persistierte ohne Verstärkung. Das bedeutet, dass auch ein harmloser Reiz, wenn er in der Erinnerung mit irgendeinem schmerzlichen Ereignis verbunden ist, eine Kaskade von neuro-physiologischen viszeralen Reaktionen in Gang setzen kann, welche die koronare Durchblutung vermindern. Ich habe beobachtet, dass die Pawlow'sche Konditionierung zu Herzklopfen, zu verschiedenen Herzrhythmusstörungen, ja sogar zum plötzlichen Herztod führen kann.

Ich habe bemerkt, dass konditionierte Reflexe sich sehr häufig beim Gebrauch von Medikamenten entwickeln.

Einer meiner Patienten war zur Erleichterung seiner Belastungsangina von Nitroglycerin „abhängig". Als ich fragte, wie viele Pillen er konsumiere, entgegnete er: keine. Es war sonderbar, dass er niemals eine Pille nahm, jedoch nicht ohne sie sein konnte. Er erklärte, dass er lediglich die kleine Flasche mit den Pillen in seiner Hosentasche zu berühren brauchte – und die Brustbeschwerden würden dahinschmelzen.

Ein anderer Patient (vgl. Kap. 12) litt an extrem beeinträchtigender Angina, gegen die, wie er sagte, Nitroglycerin die „Wunderdroge" sei. Als er an einem heißen Sommertag in seiner Badehose am Strand entlangging, trat Angina pectoris auf. Die Schmerzen waren so heftig, dass er nicht weitergehen konnte. Als er, gleichsam paralysiert, in einer anwachsenden Schweißlache dastand, bat er einen Danebenstehenden, die Nitropillen aus seiner Hosentasche etwa zwanzig Meter entfernt zu holen. Der Mann raste dorthin, nahm die kleine Flasche heraus und schwenkte sie durch die Luft, damit der Patient sich äußere, ob er tatsächlich die richtige Arznei gegriffen habe. In dem Augenblick, in dem der Patient das Fläschchen sah, ebbten die Schmerzen ab.

Nach einer Reihe ähnlicher Beobachtungen entwickelte ich für die Erstverschreibung von Nitroglycerin ein Instruktionsritual. Anlass hierfür war zum Teil mein Unvermögen, viele Patienten davon zu überzeugen, dass sie Nitroglycerin ohne Einschränkung einnehmen konnten. Ihr Widerstreben, zu diesen Medikamenten zu greifen, ging darauf zurück, dass einige Patienten dabei pulsierende Kopfschmerzen verspürten.

Wenn ich zum allerersten Mal Nitroglycerin verschrieb, bat ich die Patienten, eine Pille unter die Zunge zu legen. Die Patienten protestierten, sie hätten zurzeit gar keine Beschwerden. Ich wies darauf hin, die Absicht sei es, herauszufinden, ob irgendwelche Nebenwirkungen aufträten. In dem Augenblick, in dem die Pille unter der Zunge lag, startete ich eine Stopp-Uhr und begann zu dozieren, dass das Nitroglycerin, ein mächtiges gefäßerweiterndes Medikament, jetzt den Blutstrom zum Gehirn und zum Herzen steigere. Ich fuhr fort: „Mehr Sauerstoff erreicht Ihr Herz. Sie merken das an der Hitzewallung in Ihrem Kopf. Dies ist eine schöne, warme Empfindung, ein gutes Gefühl, ein sehr angenehmes Pulsieren." Ich fuhr mit diesem Geplapper etwa zwei Minuten lang fort.

Dann fragte ich, was die Patienten empfunden hatten. Die stets gleichlautende Antwort war: „ein warmes, angenehmes Pulsieren". Kein einziger Patient beklagte sich über Kopfschmerzen, und der Gebrauch von Nitroglycerin nahm beträchtlich zu. Die Konsequenzen dieser positiven psychischen Konditionierung gingen weit über die Einnahme von Medikamenten hinaus. Ich lernte, dass Patienten, wenn man ihnen beibringt, ihre beunruhigenden Symptome zu kontrollieren, sehr viel seltener teure, komplikationsbelastete ärztliche Interventionen in Anspruch nehmen. Die Mehrzahl, die lernte, Nitroglycerin ohne Zögern anzuwenden, blieb von Herzchirurgie, Angioplastie oder dem Einsetzen von Stents verschont.

Ohne die Begegnung mit Eugene A. sehr früh in meiner ärztlichen Laufbahn hätte ich diese Einsicht nicht gewonnen. Die Auswirkungen unseres Treffens waren so tiefgreifend, dass ich mich noch immer an jenen Donnerstagnachmittag Mitte März vor mehr als 65 Jahren erinnere, an dem er mich um meinen ärztlichen Rat bat. Er machte mich mit Pawlow und dem konditionierten Reflex bekannt, veränderte meine Art und Weise ärztlichen Handelns und revolutionierte mein Denken über die Medizin. Diese Ausführungen mögen das Bild eines erfahrenen Harvard-Professors, eines gelehrten Weisen oder eines Mannes, der scharfsichtig auf die Zerbrechlichkeit des menschlichen Daseins eingestimmt ist, hervorrufen. Eugene A. war nichts von alledem. Obgleich lebensklug, fehlte es ihm an formaler Bildung. Er war ein vorzeitiger Schulabgänger, der sich selbst als „ungelernten Arbeiter" bezeichnete. Sein medizinischer Zustand war rätselhaft und vielschichtig, obgleich die wichtigsten Tatsachen klar zutage traten.

Eugene A. war gerade 40 Jahre alt, als er mich wegen wiederkehrender Brustschmerzen konsultierte. Mit 21 Jahren hatte man bei ihm Bluthochdruck festgestellt. Mit 32 Jahren erlitt er bei der Arbeit als Fleischverpacker einen Herzinfarkt. Anschließend hatte er häufig Brustbeschwerden, vor denen er jedoch „weglaufen" konnte. Sein Nebenberuf war das Bergsteigen. Zu Beginn einer Kletterei verspürte er ein wundes Gefühl hinter seinem Brustbein, das an Intensität zunahm und in beide Oberarme bis zu den Ellbogen hin ausstrahlte. Zu diesem Zeitpunkt wurde ihm sehr heiß, er hatte einen profusen Schweißausbruch und war genötigt, für einige Minuten innezuhalten. Dann schöpfte er frischen Atem und konnte in gleichbleibendem Tempo für etliche Stunden weiterklettern, ohne erneut Brustschmerzen zu verspüren. Oft war er der erste seiner Gruppe, der den Gipfel des ‚Mount Washington' in New Hampshire erreichte. Er war noch nicht einmal außer Atem – wohingegen alle anderen nach Atem ringen mussten.

Während der Arbeit hatte er keine Brustbeschwerden. Sein Job als Fleischverpacker war körperlich anstrengend, er musste über achtzehn Kilogramm schwere Rindfleischstücke in einen Gefrierraum von minus sieben Grad Celsius karren. Jedoch konnte das Laufen durch Bostons Straßen Brustschmerzen hervorrufen. Wenn er seiner alltäglichen Arbeit nachging oder körperliche Anstrengungen unternahm, stellte er – vor allem im Haus – zu seiner Freude fest, dass seine Schmerzgrenze extrem hoch war. Wegen dieser Eigentümlichkeiten bezweifelten mehrere erfahrene Kardiologen, dass er überhaupt Angina pectoris habe und rieten ihm, psychiatrische Hilfe in Anspruch zu nehmen.

Außer Nitroglycerin konnte kein Medikament die Häufigkeit seiner Angina-pectoris-Anfälle verringern oder ihre Intensität vermindern. Wenn sie stark waren, stopfte er sich manchmal ein Dutzend oder mehr Nitroglycerin-Tabletten unter die Zunge, um rascher Erleichterung zu verspüren. Wenn ich zurückblicke, schaudert es mich, wie wenig wirksame Arzneimittel zu jener Zeit verfügbar waren. Ein weiteres Jahrzehnt musste vergehen, ehe Beta-Blocker eingeführt wurden, kurz darauf gefolgt von Kalzium-Kanalblockern, lang wirkenden Nitraten, koronarer Bypass-Chirurgie, Angioplastie und Einpflanzung von Stents zur Erweiterung teilweise verschlossener Herzkranzgefäße. Sie alle revolutionierten die Behandlung der koronaren Herzkrankheit. Für Eugene A. war es ein Unglück, ein Jahrzehnt zu früh auf die Welt gekommen zu sein.

Seine ganze Familie war mit kardiovaskulären Krankheiten belastet. Eltern, Onkel, Tanten, Geschwister: Alle waren in jungen Jahren einer Herzkranzgefäß-Erkrankung erlegen. Eugene A. war von dem Thema Herzkrankheit besessen, sehr versiert in der kardiovaskulären Terminologie, und er besaß eine wahre Enzyklopädie an geheimnisvollem Medizinwissen. Er war sicher, dass er seinen 42. Geburtstag nicht erleben werde.

Nach Ablauf dieser vielen Jahre ist Eugene A. noch immer eine schattenhafte Gestalt in meinem Leben. Er besaß ein anziehendes, unbekümmertes Wesen bei einer anscheinend lebensfrohen und glücklichen Veranlagung. Vielleicht intensivierte die Nähe des Todes seine Freude an jedem erlebten Augenblick. Er war ein alles verschlingender Leser, ein interessierter, guter Gesprächspartner, ein Autodidakt, der sich in die Wissenschaft vertiefte. Als Resultat waren seine Äußerungen angefüllt mit Anspielungen auf Kosmologie, Biologie, Darwinismus und auch besprenkelt mit zusammengewürfelten Kenntnissen, die vom undiszipliniertem Herumstöbern in der wissenschaftlichen Pop-Kultur herrührten.

Ich erfreute mich an Eugene A.s häufigen Besuchen, bei denen ich verschiedene aktuelle und alte Medikamente ausprobierte. Um Hoffnung zu schüren, präsentierte ich ihm eine lange Liste mit nur jeder denkbaren gefäßerweiternden Arznei, die irgendwann einmal gegen Angina pectoris verschrieben worden war. Allwöchentlich begannen wir mit einem neuen Medikament und prüften dessen Wirksamkeit objektiv mit einem Belastungs-Stresstest. Zu jener Zeit war dies der Zweistufen-Test von Master, bei dem der Patient drei oder sechs Minuten lang zwei Stufen auf- und absteigen musste. Dieser primitive Stresstest war der Vorläufer des strukturierten Laufbandprotokolls, das heutzutage weithin angewendet wird. Diese Untersuchungen verführten mich zu der Annahme, dass ich ihm eine Hilfe war. Ich ermutigte meinen Patienten zu glauben, dass ihm geholfen werden könne. Manchmal wurde er philosophisch: „Wenn es mir nicht hilft, so wird es vielleicht einem anderen helfen."

In der fünften Woche äußerte Eugene A., dass die Tests ihn an seinen „autokranken" Hund erinnerten, der bei jeder Autofahrt erbrechen musste. Bald übergab sich der Hund schon dann, wenn Eugene A. gerade einmal den Zündschlüssel gedreht und den Motor angelassen hatte. So fand er heraus, dass er den Hund zum Auto bringen, ihn an der offenen Vordertür anleinen und dann den Motor starten konnte. Der Hund erbrach sich noch auf dem Gehweg und konnte dann die Autofahrt unternehmen, ohne den Rücksitz zu beschmutzen.

„Was in aller Welt hat das mit Ihnen zu tun?", fragte ich ihn.

„Haben Sie denn in Ihrem Medizinstudium nichts über Pawlow gelernt? Hat Pawlow nichts darüber gesagt?"

Ich, noch perplexer: „Was hat Pawlow gesagt, das sich auf Sie bezieht?"

„Der konditionierte Reflex!", stieß er triumphierend hervor. Dabei unterließ er es vermutlich, „Sie Dummkopf" hinzuzufügen, um die Gefühle seines ungebildeten Doktors nicht zu verletzen.

„Bitte erklären Sie das", bat ich ganz bescheiden.

Eugene A. wies darauf hin, dass es dem Zweistufen-Test an wissenschaftlicher Strenge fehle. Er werde zu unregelmäßigen Zeiten durchgeführt. Manchmal sei es im Labor warm, dann wieder recht kalt. Und jedes Mal, wenn ich den 40. Stufenwechsel bekannt gab, habe er Brustbeschwerden entwickelt, und bei dem 44. Stufenwechsel habe ihn die Intensität der Schmerzen gezwungen, aufzuhören. Dies habe ihn an den konditionierten Reflex erinnert, den Pawlow entdeckt habe – wie das Geräusch des Automotors, das bei seinem Hund Erbrechen hervorrief.

Diese bemerkenswerte Erkenntnis inspirierte mich, den Prüfplan zu ändern. Bei seiner nächsten Visite sagte ich ihm, dass von nun an der Test durchgeführt werde, ohne die zurückgelegten Stufenpassagen laut zu zählen. Er werde jedoch darauf aufmerksam gemacht, wenn er sich dem Ende der Übung nähere. Das laute Zählen werde erst bei der 40. Passage wieder aufgenommen.

So wurde der Test in der üblichen Weise durchgeführt, nur, dass diesmal die Zahl der Passagen nicht bekannt gegeben wurde. Als Eugene A. die 28. Passage erreichte, begann ich zu zählen – und zwar falsch. Ich rief aus: 40, 41, 42 usw. Er schien ob der offenbar rasch erreichten Zahlen verblüfft zu sein. Nach der 29. Passage (falsch gezählt als 41) klagte er über Brustschmerzen, und bei der Zahl 44 (in Wirklichkeit die 32. Passage) waren die Schmerzen so unerträglich geworden, dass er aufhören musste. Die EKG-Veränderungen waren eindrucksvoll und von den bei der tatsächlichen Zahl 44 festgestellten EKG-Abweichungen nicht zu unterscheiden.

In den darauffolgenden sechs Wochen wurden die Tests in der gleichen Weise durchgeführt. Die Anzahl der zurückgelegten Stufen wurde bis zum Ende nicht bekannt gegeben. Manchmal war der Countdown korrekt, manchmal nicht. Während all dieser Tests hatte Eugene A. weder Brustschmerzen noch irgendwelche EKG-Veränderungen, wenn er bei der Passage 32 angehalten wurde. In der Tat waren die deutlich ausgesprochenen Zahlen das Pawlow'sche Signal. Eugene A.s Beobachtung war absolut zutreffend: Er verhielt sich wie sein konditionierter „autokranker" Hund.

Die wöchentlichen Testergebnisse waren durchweg gleichbleibend. Ich jubilierte. Meine freudige Erregung muss derjenigen im Pawlow'schen Labor zu Beginn des 20. Jahrhunderts geglichen haben. Mein großartiger klinischer Mentor am Peter Bent Brigham Hospital, Samuel Levine, war zunächst skeptisch, dann aber beeindruckt von der Konsistenz der Ergebnisse. Wenn die Stufen falsch gezählt wurden, hatte Eugene A. Angina pectoris und EKG-Veränderungen schon nach einer signifikant verkürzten Zeitspanne. Wurde er jedoch genau an diesem Punkt ohne Falschzählung gestoppt, hatte er weder das eine noch das andere. Meines Wissens war Angina pectoris niemals zuvor vorsätzlich konditioniert worden, geschweige denn mit der klaren Angabe einer Zahl.

In der siebenten Woche war der Test abermals mit der Falschzählung 40 ausgeführt worden, als Eugene A. gerade erst 28 Passagen zurückgelegt hatte. Er sah amüsiert drein und kommentierte: „Herr Doktor, entweder können Sie nicht zählen oder Sie nehmen mich auf den Arm – wir sind erst bei 28!" Danach hatte er auch nach 32 Passagen keine Schmerzen und keine EKG-Abweichungen. Die Studie wurde beendet.

Einen Monat später entwickelte Eugene A. eine Herzinsuffizienz, und sein klinischer Zustand verschlechterte sich. Kurz darauf, als er mit einem LKW in Boston unterwegs war, fuhr er an einen Bordstein heran und wurde später tot aufgefunden. Eine Obduktion ergab, dass alle drei großen Koronararterien vollständig verschlossen waren. Sein Herz war ein einziger vernarbter Ball. Zum Zeitpunkt seines Todes stand er ganz kurz vor seinem 42. Geburtstag.

Für mich war dieses Erlebnis lebensverändernd. Eugene A.s Tod bedeutete mehr als der Verlust eines Patienten, er war der endgültige Abschied von einem engen Freund. Er hatte mich auf etwas aufmerksam gemacht, das ich eigentlich hätte kennen sollen, nämlich die Pawlow'sche Psychobiologie. Eugene A. brachte mir bei, dass harmlose Ereignisse sehr ernste Symptome provozieren können. Er lenkte mein Denken auf eine Reihe möglicher Auslöser, die wegen ihrer scheinbaren Bedeutungslosigkeit oft unerkannt bleiben.

Das Nichtwissen um den konditionierenden psychischen Prozess hindert die Ärzte daran, die Signale zu erkennen, welche die beunruhigenden Symptome hervorrufen. In Unkenntnis der auslösenden Faktoren richten die Ärzte ihre Aufmerksamkeit notgedrungen auf die Behandlung der vorhandenen Symptome. In einem Fall wie dem des Peter K. reichen die üblichen Therapiemöglichkeiten von der Verschreibung lang wirkender Nitrate bis hin zu etlichen invasiven Prozeduren. Eine Mehrzahl der Kardiologen würde Zuflucht zur Einpflanzung eines Stents in die verengte Koronararterie nehmen. Die Angina pectoris würde dadurch zwar gelindert werden, aber solch ein Eingriff, obgleich teuer und von möglichen Komplikationen bedroht, würde die Überlebenszeit nicht unbedingt verlängern. Ist erst einmal ein Pawlow-ähnlicher Mechanismus erkannt, ist die De-Konditionierung der richtige Weg zu einer raschen Besserung. Im Falle des Peter K. beinhaltete dies mehrere Gespräche, nach denen er keine Angina pectoris mehr hatte. Eugene A. wurde während eines verkürzten Zweistufen-Tests immun gegenüber Angina pectoris, sobald er die Falschzählung erkannt hatte.

Über das Auslösen einer Angina pectoris auf ein Stichwort hin war zuvor noch nicht berichtet worden. Forschungsorientierte Kardiologen würden wahrscheinlich entgeistert dreinschauen angesichts des Fehlens experimenteller Strenge, des Mangels an beweiskräftigen Daten und der sehr subjektiven Art der Studie. Wie dem auch sei: Neun Mal musste der Patient – wenn die Zahl 44 ausgerufen wurde – wegen stark beeinträchtigender Schmerzen, begleitet von signifikanten EKG-Veränderungen, aufhören. Bei vier Gelegenheiten war seine Reaktion unverändert, obgleich er zwölfmal seltener den Zweistufen-Test passiert hatte. Während zweier Tests, bei denen das Zählen präzise und die Übung bei 32 statt bei 44 gestoppt worden war, traten weder Schmerzen noch EKG-Anomalitäten auf.

Ich habe diese Erfahrung 20 Jahre lang nicht publiziert. Im Zeitalter einer von Zahlen bestimmten Wissenschaft haben klinische Beobachtungen ihren Glanz verloren. Sie werden als subjektiv, anekdotisch, unwiederholbar und damit als unwissenschaftlich angesehen. Und in der Tat wurde mein Artikel von einer Reihe führender medizinischer Zeitschriften abgelehnt. Selbst nach ihrer Veröffentlichung (1) habe ich diese Studie niemals zitiert gesehen.

Die Pawlow'sche Psychologie wird an den Medizinischen Hochschulen nicht gelehrt. Dies ist ein großes Manko, stellt doch die psychische Konditionierung die Basis für vieles angelernte Verhalten dar. Der Prozess der Konditionierung ist sogar allgegenwärtig in der modernen Gesellschaft. Verkaufsstrategien und Öffentlichkeitsarbeit, ganz zu schweigen von der Politik, die uns massenhaft mit Botschaften überschwemmen, sind weitgehend von der Nutzung der konditionierenden Psychologie abhängig. Die Basis aller Werbung ist ein Konditionierungsprozess, der die Reaktion auf ein Produkt manipuliert und es mit zustimmenden Bewertungen in Verbindung bringt. Der Name eines Produkts ruft solange keine Empfindungen hervor, bis er nicht wiederholt optisch und verbal mit etlichen zustimmenden Emotionen wie Jugendlichkeit, Schönheit, Erfolg, Reichtum oder Ähnlichem assoziiert wird. Und dennoch schenken die Ärzte der weiten Verbreitung von psychischer Konditionierung bei ihren Patienten keinerlei Beachtung. O tempora, o mores!

Literatur

1. Lown B. Verbal conditioning of angina pectoris during exercise testing. Am J Cardiology. 1977: 40, 630–634.

Wiederbelebung oder Auferstehung?

In den ersten Januartagen des Jahres 2011 fuhr mich mein Sohn Fred wegen eines rezidivierenden Darmverschlusses zur Notaufnahmestation des Brigham and Women's Hospital. Die Straßen, die von unserem Haus in Vorstadtlage wegführen, sind voller Schlaglöcher. Zum ersten Mal empfand ich bei jedem Loch einen schmerzhaften Stich in meinem aufgetriebenen Leib. Als wir beim Krankenhaus ankamen, war ich nicht gerade in geselliger Stimmung. Neben mir am Empfangsschalter nahm ich ein Gesicht wahr, das mir bekannt vorkam – eine untersetzte, alte, ungekämmte Frau in einem Rollstuhl. Das Graben in meinem zerstreuten Gedächtnis förderte keinen Namen, keine Identität, kein Zeichen der Wiedererkennung zutage.

Die Frau verkündete lauthals: „Dies ist Doktor Lown, der größte Arzt der Welt." Meine qualvoll verdrehten Eingeweide blieben gleichgültig dieser dem Ego schmeichelnden Proklamation gegenüber. Jedoch weckte sie damit eine schlafende Erinnerung. Schließlich erkannte ich die Frau. Sie war Priscilla, die Ehefrau des Geistlichen Keith Johnston, der vor fast 40 Jahren auf meiner Station in eben diesem Hospital mein Patient war. Der Grund für seine damalige stationäre Aufnahme war ein Herzstillstand, von dem er nur mit Mühe wiederbelebt werden konnte. Priscilla erzählte mir, dass ihr Mann jetzt wegen einer massiven Hirnblutung aufgenommen worden sei und man nicht erwarte, dass er überleben werde. Später erfuhr ich, dass er noch in derselben Woche verstorben war.

Im Jahr 1975 war meine Station voll von Patienten, die nach einem Herzstillstand wiederbelebt worden waren. Dies war noch vor den Tagen einpflanzbarer Defibrillatoren. Unser Ziel war herauszufinden, welche anti-arrhythmischen Medikamente einen erneuten Herzstillstand verhindern würden. Der Geistliche Johnston war eine einmalige Erscheinung unter diesen Patienten, wie sich noch zeigen wird.

Der Pastor war ein großer, schlanker, muskulöser, jungenhaft aussehender Mann, der ein Jahrzehnt jünger schien als seine 39 Jahre. Er war in gesegnet gutem Gesundheitszustand und hatte nur selten eine Erkrankung, die einen Arztbesuch erforderlich machte. An dem verhängnisvollen Tag seines Herzstillstands war er früh aus seiner Kirche heimgekehrt und balgte gerade mit seinen beiden Töchtern, 13 und 15 Jahre alt, herum, als er kollabierte, aufhörte zu atmen, mehrere Male krampfte und bläulich-aschfarben wurde. Es war sein Glück, dass seine Frau daheim war. Sie war ausgebildete Krankenschwester, die zwei Wochen zuvor ein Diplom in kardiopulmonaler Wiederbelebung erhalten hatte. Sanitäter erschienen prompt und rasten mit ihm ins lokale Allgemeine Krankenhaus. Die Prognose war düster, da es mehrerer Defibrillierungen bedurfte, um einen beständigen Herzschlag zu erreichen. Nach zwölf Stunden erlangte der Pastor ohne bleibende neurologische Schäden das Bewusstsein wieder. Sein eigentlicher Herzrhythmus wurde jedoch weiterhin von zahlreichen Extrasystolen unterbrochen, die eine mögliche Wiederkehr von Kammerflimmern vorhersagten – chaotische Herzrhythmusstörungen sind das Kennzeichen eines drohenden Herzstillstands. Mehrere Wochen später wurde er in das Peter Bent Brigham Hospital, heute Brigham and Women's Hospital, verlegt.

Als ich Pastor Johnston das erste Mal sah, war ich beeindruckt von seinem jungenhaften Grinsen, offenbar zu jedem Unfug bereit. Ich war verwirrt durch den Widerspruch zwischen seinem Erlebnis der Todesnähe und seiner offenen leichtfertigen Stimmung sowie seinem stets bereiten Lachen. Es wurde bald klar, dass es sich hierbei um eine

Fassade handelte, welche die schreckliche Angst vor nahendem Unheil verbergen sollte. Er versuchte verzweifelt zu verstehen, warum es gerade ihn ereilt habe. Wenn Gott ihn zerschmettern wollte, wer könnte ihn dann noch beschützen? Noch beunruhigender war, weshalb der Herr ihn auf so unverständliche Art und Weise geprüft habe.

In den vorangegangenen 15 Jahren hatte ich intensiv das Syndrom des plötzlichen Herztods untersucht. Er forderte alle 90 Sekunden ein amerikanisches Leben und mehr als 350.000 Opfer jährlich. Meine Station am Brigham Hospital war zu einem internationalen Zentrum für das Studium bösartiger Herzrhythmusstörungen geworden. Pastor Johnston passte nicht ins Bild jener Patienten.

Stets hatten die Betroffenen signifikante, wenn nicht weit fortgeschrittene koronare Herzkrankheiten oder angeborene Herzanomalien. Gewöhnlich befanden sie sich im mittleren Alter oder waren älter. Im Allgemeinen hatten sie Stress bei der Arbeit oder gestörte Familienverhältnisse. Viele waren frustrierte Erfolgsmenschen. Johnston hingegen schien ohne jedes Anzeichen einer Herzkrankheit. Er hatte noch nicht einmal irgendeinen der Risikofaktoren, die dem Auftreten der kardiovaskulären Erkrankung lange vorausgehen. Seine Eltern waren von robuster, guter Gesundheit. Es gab weder Herzkrankheit noch Diabetes mellitus in seiner Familie. Er hatte niemals geraucht; sein Blutdruck war normal. Er joggte bis zu sechzehn Kilometer mehrere Male in der Woche und ritt gern mit seinem Pferd aus. Er behauptete, eine gute Ehe, ein normales Sexleben, wohlerzogene Töchter und wenig Stress in seiner Tätigkeit zu haben. Als Pfarrer einer kleinen Methodisten-Gemeinde war er keiner außergewöhnlichen Arbeitsbelastung ausgesetzt und konnte seinen Tagesablauf selbst bestimmen.

Johnston beschrieb jenen verhängnisvollen Tag, bevor „es geschah", als außergewöhnlich in seiner Gewöhnlichkeit. Lediglich seine frühe Heimkehr aus der Kirche entsprach nicht seiner Gewohnheit. Als ich nachfragte, weshalb er vorzeitig aus der Kirche heimgekehrt sei, wich er aus. Ich fragte nicht weiter, da ihm offenbar immer unbehaglicher zumute wurde. Anscheinend hatte ihn eine seiner Teenage-Töchter bei der Balgerei in den unteren Brustkorb geboxt, ein paar Minuten später hatte er „Auf Wiedersehen!" gesagt und war kollabiert. Für diesen zutiefst religiösen Mann gab es hierfür nur eine Erklärung: dass Gott ihn habe strafen wollen. Aber für welche Sünde? Bevor ich dieser Sünde – eingebildet oder real – detektivisch nachspürte, hatte ich eine ungeheure Menge an Zeit zu investieren, um zu verstehen, was sich zugetragen hatte und was das zugrunde liegende kardiale Krankheitsgeschehen war. Ich war sicher, wir würden es herausfinden. Der Grund für meine allzu große Selbstsicherheit lag auf der Hand: Niemals zuvor hatten wir bei der Identifizierung einer kardialen Ursache versagt.

Seine Frau war die allernächste Zeugin seines Herzstillstands gewesen. Sie war eine große, übergewichtige Frau, die bedächtig und monoton sprach. Sie besaß nichts von der sprudelnden Lebhaftigkeit ihres Ehemannes. Mir war, als würde ich mich nicht mit einem Ehepartner, sondern mit einer protektiven älteren Schwester unterhalten, die sich häufig für ihren umherschweifenden und schelmischen Bruder einsetzen musste. Sie erinnerte sich lebhaft an den verhängnisvollen Moment, obgleich es in einigen, vielleicht wichtigen Details anders klang als in der Erinnerung ihres Ehemannes. Etwa zehn Minuten, nachdem ihn seine Tochter in den Oberbauch geboxt hatte, klingelte ein Nachbar an der Haustür. In diesem Augenblick stieß Johnston „oh, es tut mir leid" hervor und kollabierte mit Schnappatmung und klonischen Zuckungen. Der auffälligste Unterschied in seiner Erinnerung an seine letzten Worte war, dass er behauptete, „Auf Wiedersehen" gesagt zu haben, wohingegen sie darauf beharrte, er habe eine Entschuldigung ausgestoßen.

Priscilla hatte das Gefühl, dass Keith außerordentlich emotional war, dies jedoch unterdrückte. Als ich nachfragte, berichtete sie, dass er einer streitsüchtigen Gemeinde gegenüberstand. Obgleich der Sprengel klein war mit nur 225 Familien, war das Gezänk endlos. Deren intensive Auseinandersetzungen belasteten die Beziehungen untereinander. Darüber hinaus unterstützten die Kirchenoberen sein kirchliches Amt in keiner Weise. Priscillas spürbare Sorge ließ sich nicht beschwichtigen. Ihr Mann sei in einer, wie sie meinte, ausweglosen Situation gefangen. Ein weiterer Herzstillstand sei unausweichlich.

Bei der Untersuchung war ich beeindruckt von Johnstons strahlender Vitalität und scheinbar guter Gesundheit. Die Stoppeln eines unrasierten Barts verliehen seinem jungenhaften Gesicht etwas Ernstes. Es fanden sich keine sichtbaren Zeichen einer Herzkrankheit. Die Blutwerte ergaben keinen Anhalt für eine Zuckerkrankheit. Cholesterin und andere Blutfette waren normal, wie auch das Elektrokardiogramm. Das Herz war klein, die Aorta nicht erweitert. Die peripheren Pulse waren intakt. Die angiografische Darstellung der Herzkranzgefäße ergab weder Verschlüsse noch Einengungen. Johnston war imstande, sich auf einem Laufband nach einem Belastungsprotokoll bis zu siebzehn Minuten zu betätigen ohne Sauerstoffnot des Herzmuskels, wie sie bei Patienten mit koronarer Mangeldurchblutung auftritt. Jedoch wies er zahlreiche, mitunter salvenartige ventrikuläre Rhythmusstörungen auf – ein mögliches Omen für eine bösartige Arrhythmie, die in Kammerflimmern übergehen kann, die Arrhythmie des Herzstillstands.

Wir sahen uns einem Rätsel gegenüber: Wie ließ sich eine lebensbedrohliche Störung des Herzschlags bei jemandem erklären, bei dem keine Herzkrankheit nachweisbar war? Das Fehlen von Anhaltspunkten erschwerte die Durchführung eines medizinischen Programms, das den

Pastor vor dem Wiederauftreten von Kammerflimmern schützen sollte. Die nächste Episode könnte auftreten, wenn niemand in der Nähe ist und könnte sein Todesurteil sein. Außerdem konnten wir seine Ängste nicht beschwichtigen ohne Kenntnis, weshalb er zum Opfer geworden war. Unser Nichtwissen schürte noch seine bereits tief sitzenden Befürchtungen. Ganz unerwartet kam der Pastor selbst zu Hilfe und wies uns in eine ganz neue Richtung.

Am vierten Tag im Krankenhaus um vier Uhr morgens hatte er, während er tief und fest schlief, einen zweiten Herzstillstand. Dies ist die Zeit der Nacht, in der man träumt. Er stritt vehement ab, dass er geträumt habe. Zwei Jahre zuvor hatten wir den Effekt des Schlafs auf die Stabilität des Herzrhythmus untersucht. (1) Wir hatten herausgefunden, dass während des Schlafs – selbst bei Patienten mit koronarer Herzkrankheit – die Pulsfrequenz sich verlangsamte und Rhythmusstörungen nachließen oder ganz verschwanden. Ventrikuläre Extrasystolen, einschließlich jener ausgeprägten, die auf einen möglichen Herzstillstand hindeuten, nahmen um 50 % ab. Was trieb den Herzschlag des Pastors in eine entgegengesetzte Richtung? Vielleicht könnte das, was er träumte, Hinweise auf die Wiederkehr des Herzstillstands geben. Es war nach Art eines Sherlock-Holmes-Krimis der sprichwörtliche Hund, der nicht bellt.

Wir begannen bei ihm unverzüglich mit einer kontinuierlichen intravenösen Lidocain-Infusion. (2) Einige Jahre zuvor hatte ich entdeckt, dass dieses Betäubungsmittel, das damals fast ausschließlich von Zahnärzten verwendet wurde, gegen ventrikuläre Herzrhythmusstörungen, wie die von Pastor Johnston, wirksam war. Wir untersuchten auch eingehend, ob emotionale Faktoren bei ihm eine Rolle gespielt haben könnten. Er wurde einer psychiatrischen Evaluation und einer Vielzahl psychologischer Tests (3) unterzogen. Während des Schlafs hing er an einem Grass

Polygraph Monitor (4), der uns die Nacht hindurch Hirn-aktivitätswellen, Augenbewegungen, Herzrhythmus und Muskeltonus aufzeichnete. Dadurch waren wir imstande, Traumphasen mit Veränderungen im Herzrhythmus zu korrelieren. Ich brachte auch viel Zeit damit zu, die Traum-inhalte in Erfahrung zu bringen.

Johnston war zunächst sehr abgeneigt, einen Psychiater zu sehen. Während vier solcher Interviews, die alle elektro-kardiografisch kontrolliert wurden, nahmen Extra-Herz-schläge – ventrikuläre Extrasystolen – um ein Mehrfaches zu und schlossen rasche Salven als Vorboten einer poten-ziell malignen Tachykardie mit ein. Tatsache war, dass eine einstündige Sitzung bei dem Psychiater mehr Extrasystolen zeitigte als in den vorangegangenen vierundzwanzig Stun-den zusammen.

Der Psychiater beschrieb ihn als einen gequälten Men-schen, der voller Wut gegen das Eingesperrt-Sein in einer kleinen Gemeinde sei, einem winzigen Sprengel ohne Chan-ce auf Beförderung unter einer tyrannischen Kirchenhierar-chie. Zu diesem Gebräu kämen noch oft wiederkehrende, lustvolle erotische Fantasien hinzu, gegen die er ankämpfe. Er rebelliere gegen seine kontrollierende Ehefrau, gleichzei-tig akzeptiere er sie, die ihm keine Seitensprünge erlaube, gern. Die psychologischen Tests untermauerten diese Beur-teilungen und wiesen auf den Kern seines Kampfes hin, nämlich die aggressiven und feindlichen Gedanken unter Kontrolle zu bringen, die er als tödliche Sünde gegenüber einem barmherzigen Gott empfand.

Die Schlafstudien erbrachten weitere Beweise und deu-teten auf die Vorherrschaft emotionaler und psychischer Faktoren hin. Unsere früheren Untersuchungen hatten ge-zeigt, dass Schlaf die Herzrhythmusstörungen bessert. (1) Aber das Umgekehrte war bei Johnston der Fall. Während des REM-Schlafs, die Zeit der nächtlichen Träume, hatte er doppelt so viele Extrasystolen wie während des Wachzustands. Noch viel auffälliger waren jene ominösen Salven. Diese machten 2 % aller Extrasystolen während des Wachseins aus, nahmen jedoch um 32 % während seines REM-Schlafs zu.

Schließlich lieferten unsere ausgedehnten Gespräche die entscheidenden Hinweise darauf, was das Herz des Pastors veranlasst hatte, in den chaotischen Rhythmus zu verfallen, der fast zum Tod geführt hatte. Ich bedrängte ihn sehr preiszugeben, was er in der Nacht des Herzstillstands geträumt habe. Wiederholt wies er meine Frage zurück mit „Ich habe nicht geträumt" oder „Ich erinnere mich nicht, was ich geträumt habe". Alle Ermahnungen, dass seine Ärzte informiert werden müssten, wenn sie ihn vor einem weiteren, potenziell tödlichen Zwischenfall schützen sollten, rührten ihn nicht von der Stelle. Manchmal fühlte ich mich wie ein hartnäckiger Polizei-Detektiv, der einen möglichen Verdächtigen unter Druck setzt, endlich seine Schuld einzugestehen. Alle unsere Argumente, dass wir früher oder später die intravenösen Infusionen von Lidocain absetzen würden, ließen ihn kalt. Allerdings wurde er sehr unruhig, als wir ihn informierten, mit dem Lidocain noch in dieser nämlichen Nacht aufzuhören. Wir beabsichtigten auch, die polygrafische Schlafüberwachung zu wiederholen, um herauszufinden, ob das Träumen mit einem Herzstillstand, sollte er sich ereignen, in Beziehung stünde. Seine einzige Entgegnung lautete schlicht: „Herr Doktor, Sie müssen tun, was Sie für das Beste halten."

Zwei Stunden später wurde ich von einer Krankenschwester der kardiologischen Station benachrichtigt, dass ein sehr beunruhigter Pastor Johnston mich zu sehen wünsche. Er flehte mich an, nicht mit dem Lidocain aufzuhören. Meine Antwort war: „Einverstanden, aber was ist mit morgen Nacht und der nächsten Nacht oder der übernächsten Nacht? Wie lange soll das noch so weitergehen?"

Er schien außerordentlich erregt zu sein und bat mich. die Tür zu schließen. Als ob er sich in einer spiritistischen Sitzung der freien Assoziation befände, starrte er auf einen entfernten Fleck an der Decke und gab dann, ohne mich ein einziges Mal anzusehen, zu, dass er einen „ekelhaften Traum" gehabt habe. Er berichtete in etwa das Folgende: In seinem Traum habe er am Rand einer Klippe geparkt. Bei ihm sei eine Frau aus seiner Gemeinde gewesen, mit der zusammen er an einem Kirchenprojekt arbeite. Der Motor sei gelaufen, als sie begonnen haben, „es zu tun." Plötzlich habe er eine Polizeisirene gehört und in seinem Rückspiegel sich nähernde Scheinwerfer erblickt. In diesem Augenblick sei er aufs Gaspedal getreten, und das Auto sei in die Schlucht gestürzt. Als Nächstes habe er sich von Ärzten und Krankenschwestern umgeben gesehen, die ihn über den zweiten Herzstillstand informiert haben.

Ein langes Schweigen folgte. Ich dankte ihm für sein Vertrauen und versicherte ihm, dass wir wüssten, wie wir ihn gegen eine erneute Episode schützen könnten.

Ich war verblüfft ob der Ähnlichkeit der Ereignisse, die den zweimaligen Herzstillstand ausgelöst hatten, nämlich der im Vordergrund stehende erotische Inhalt und das akustische Signal eines unerwarteten Eindringlings. Ich erinnerte mich an seine ausweichenden Umschreibungen, weshalb er schon zu Mittag – ganz kurz vor seinem Herzstillstand – nach Hause zurückgekehrt sei. Er hatte mir erzählt, dass er mit seinen Teenage-Töchtern herumgeschäkert und sich heftig mit ihnen gebalgt habe. Ich war überrascht, als ich sie traf. Sie waren frühreif entwickelt und ähnelten eher erwachsenen Frauen als Teenagern vor der Pubertät. In jeder Episode gab es einen auslösenden Ton: die Klingel an der Haustür oder die Sirene eines Polizeiwagens. In der ersten Episode war der Eindringling ein Nachbar, in der zweiten war es ein Polizeibeamter. Unmittelbar vor dem ersten Herzstillstand entschuldigte er sich mit: „Es tut mir leid." In der zweiten Episode fügte er sich die schwerste Selbstbestrafung zu: In einem Akt des Selbstmords und des Mords trat er aufs Gaspedal seines Autos und stürzte ins vermeintlich Leere.

Die Behandlung des Pastors konzentrierte sich vor allem auf die Abschwächung der Nervenreizleitung vom Gehirn zum Herzen. (5) Wir verwendeten in erster Linie Medikamente, welche die Reizleitung aus sympathischen Nerven zum Herzen verringerten und diejenigen aus parasympathischen Nerven steigerten. Wir bedienten uns dreier unterschiedlicher Arzneimittel bzw. Substanzen mit dem Ziel, ein Sicherheitsnetz zu errichten, falls ein Medikament nicht ausreichend Schutz gegen eine neue Episode böte. (6)

Johnston lernte, durch Meditation seine ventrikulären Extrasystolen zu eliminieren. Auch wurde ein aktives Fitness-Programm installiert. Er wurde ermutigt, psychiatrische Betreuung in Anspruch zu nehmen. Nachdem alle diese Vorhaben realisiert worden waren, ließen sich Herzarrhythmien nicht länger provozieren – mit welchen Reizen auch immer. Besuche beim Psychiater, REM-Schlaf, anstrengender Sport und provokante Gespräche verhinderten das Auftreten ventrikulärer Arrhythmien.

Als Johnston entlassen werden sollte, bat uns Priscilla, ihn eine Woche länger im Krankenhaus zu behalten. Sie gab keine Erklärung ab und schien sich nicht auf die Heimkehr ihres Mannes zu freuen. Aus heiterem Himmel und ohne meine eigenen Worte zu begreifen, wandte ich mich an den Pastor und erklärte: „Wenn Sie hier rauskommen wollen, müssen Sie sich Ihren Bart abrasieren." Ohne ein einziges Wort des Protests rasierte er sich sofort sein Gesicht fein säuberlich. Seine Frau umarmte mich tränenreich und gab zu verstehen, dass sie nicht länger gegen seine sofortige Entlassung aus dem Hospital sei.

Eine Erklärung gab es recht bald. Offenbar leitete er ein Oster-Passionsspiel, in dem er die Rolle von Jesus übernommen hatte. Es sollte in der kommenden Woche stattfinden. Priscilla war sich sicher, dass, wäre er am Kreuz, seine religiöse Leidenschaft und seine Identifikation mit Christus einen verhängnisvollen Herzstillstand provozieren würden. Sie war sich ebenso sicher, dass – wäre der Bart erst einmal ab – er auf das Spiel verzichten würde.

Als ich den Pastor bei einer Nachuntersuchung drei Monate später wiedersah, galt meine erste Frage dem Passionsspiel. In der Tat hatte es kein Spiel gegeben – wie seine Frau vorhergesagt hatte. Dafür hatte er eine Osterpredigt gehalten. Die Kirche war rappelvoll, und seine Eltern waren zum ersten Mal aus Pennsylvania zu Besuch gekommen. Er berichtete, dass im Vergleich zur Predigt keine einzige seiner sonstigen Handlungen jemals so bedeutsam gewesen sei. Er sei von Gefühlen überwältigt gewesen, seine Beine haben gezittert – und dennoch sei sein Herz während der ganzen Predigt ruhig geblieben.

„So, worum ging es denn bei der Predigt?", fragte ich begierig.

Er entgegnete voller Stolz: „Sie hatte den Titel ‚Plötzlicher Tod – Wiederbelebung oder Auferstehung'?"

Dieser Titel rief eine lange vergessene Erinnerung wach. Im Jahr 1961 war ich in meinem Labor an der Harvard School of Public Health von der Äbtissin besucht worden, die den Pflegediensten an katholischen Krankenhäusern in ganz Südeuropa vorstand mit Hauptquartier im Vatikan. Begleitet wurde sie von einem Mitarbeiter des Außenministeriums und einem italienischen Dolmetscher. Ich hatte gerade den Gleichstrom-Defibrillator und den Kardioverter zur Behandlung von Herzrhythmusstörungen entwickelt. Sie war begierig, etwas über amerikanische medizinische Neuerungen zu erfahren, die in der Zeit nach dem Zweiten Weltkrieg, als alles in Europa stillstand, entwickelt worden waren. Ihr wurde sichtlich unbehaglich zumute, als ich die neue Technologie erklärte. Da ich ein Missverständnis vermutete, bat ich den Dolmetscher, der Äbtissin zu erklären, dass wir mit den neuen Instrumenten keine Auferstehung, sondern lediglich Wiederbelebungen durchführten. Sie brach in schallendes Gelächter aus und lud mich als ihren Gast nach Rom ein.

Es lohnt sich zu berichten, wie es dem Pfarrer Johnston nach seiner Entlassung aus dem Krankenhaus erging. Die Nachwehen eines Herzstillstands sind weder dem Opfer noch seiner Familie wohlgesonnen. Während der ersten drei Jahre umgab eine tief sitzende Angst alle Johnstons. Sehr große Befürchtungen wurden jedes Mal wach, wenn er nur ein geringfügiges Symptom aufwies. Sie alle mieden den Raum, in dem sich der Herzstillstand ereignet hatte. Schließlich sahen sie sich gezwungen, ihr Haus zu verkaufen und in eine andere Gemeinde zu ziehen. Der Schlaf war oft unruhig und leicht zu stören. Seine Frau fuhr fort, mit jähem Erschrecken zu erwachen und näher an ihren Mann heranzurücken, um festzustellen, ob er noch atmete. Gelegentlich geriet sie in Panik und fand sich, wie sie nach seinem Puls tastete. Er fuhr fort, im Schlaf zu ächzen und zu stöhnen. Er sagte ihr, dass dies das Erlebnis eines Kampfes sei, „um menschliche Wesen wieder zusammenzubringen". Er gestand seinen Ärzten, dass er noch immer erregende Träume habe. Er verhielt sich ihrem Auftreten gegenüber jedoch recht philosophisch und war der vernünftigen Ansicht, dass sie sein Gemüt reinigten von „allen üblen Gedanken während des Tages". Nach 26 Jahren ereignisloser Nachkontrollen entließ ich den Pastor in die Betreuung seines Hausarztes, um ihm die lange Reise nach Boston zu ersparen.

Ich war mir sehr wohl bewusst, dass er ein hohes Risiko eines erneuten Zwischenfalls in sich trug. Eine Studie aus Seattle hatte gezeigt, dass Patienten, deren Herzstillstand nicht durch einen Herzinfarkt provoziert worden war – so wie auch im Falle des Pastors –, höchstwahrscheinlich einen Rückfall erleiden würden. Die mittlere Zeitspanne bis zum nächsten Herzstillstand lag bei kaum zwanzig Wochen. (7) Eigentlich verlangen heutige Richtlinien die Einpflanzung eines Defibrillators bei jedem, der zweimal oder mehrmals einen Herzstillstand erlitten hat. Pfarrer Johnston jedoch hatte mit dem von uns entwickelten antiarrhythmischen Medikamentenprogramm weder weitere Herzstillstand-Episoden noch irgendeinen stationären Aufenthalt während der sechsunddreißig nachfolgenden Jahre durchgemacht.

Das „New England Journal of Medicine" publizierte diesen Fallbericht und machte ihn sogar zum Leitartikel. (8) Eine Reihe wichtiger Schlussfolgerungen wurde verkündet. Diese sind der kurzen Erwähnung wert:

1. Flüchtige Risikofaktoren verändern die erregbaren Anteile des Herzens und können einen Herzstillstand auslösen.
2. Eine höhere nervöse Aktivität, die durch stressbeladene psychische Zustandsbilder hervorgerufen wird, gehört zu den wesentlichsten passageren Risikofaktoren.
3. Eine erhöhte nervöse Aktivität kann Kammerflimmern bewirken, die Herzrhythmusstörung des plötzlichen Todes bei Abwesenheit einer erkennbaren Herzkrankheit.
4. Träumen kann Herzstillstand auslösen.
5. Ein wirksames Therapieprogramm kann zusammengestellt werden, um erhöhte nervöse Aktivität als Auslöser des Herzstillstands zu verhindern und die Patienten ihr Leben hindurch zu schützen.

Unser publizierter Bericht hat die Behandlung des Herzstillstands nicht verändert. Keines der Prinzipien, die wir aufgestellt hatten, war übernommen worden. Im Allgemeinen halten Ärzte klinische Daten nur dann für wissenschaftlich, wenn eine reproduzierbare Beziehung in einer sehr großen, statistisch vergleichbaren Bevölkerungsgruppe bestätigt wird. Je größer die Zahl der Vergleichsgruppe, umso größer ist die Aufmerksamkeit, die der Studie gezollt wird. Ein Urteil, das sich auf einen einzigen Fallbericht stützt, gilt als anekdotisch und wird auf vorwissenschaftliche Medizin zurückgeführt. Aber wie der Wissenschaftsphilosoph Karl Popper es verficht: Eine Schlussfolgerung, dass alle Schwäne schwarz seien, ist nicht überzeugend, ungeachtet des Stichprobenumfangs.

Die Beobachtung nur eines einzigen weißen Schwans widerlegt ein solches Argument über die Farbe von Schwänen. Pastor Johnston war jener weiße Schwan, der die Macht psychischer Faktoren für die Provokation eines plötzlichen Todes aufzeigte.

Die Tatsache, dass unserem Bericht im „New England Journal of Medicine" so wenig Aufmerksamkeit entgegengebracht wurde, ist meiner Meinung nach nicht philosophischen Erwägungen über die Zusammensetzung relevanter wissenschaftlicher Daten geschuldet, sondern geht eher auf die psychologische Ausrichtung der Autoren zurück. Die meisten modernen Ärzte sind zu schlecht ausgebildet, um sich mit den psychischen Dimensionen der Leiden ihrer Patienten zu beschäftigen. Ich fand Unterstützung für meine Schlussfolgerung, als ich die umfangreiche Patientenakte für dieses vorliegende Essay durchschaute.

Während der jährlichen Visiten von Pastor Johnston sah sich jeweils ein Postdoc in unserem Trainingsprogramm seine Krankenakte an, interviewte und untersuchte ihn, nahm an meinen Treffen mit dem Patienten teil und schrieb abschließend eine umfangreiche Zusammenfassung seiner oder ihrer Beobachtungen. Alle diese jungen Ärzte hatten ihre Pflichtassistentenzeit und Assistenzarzt-Ausbildung beendet und gehörten zu den Besten und Intelligentesten. Sie bildeten eine eigenhändig zusammengestellte Gruppe und fühlten sich von unserem Programm wegen dessen ganzheitlicher Annäherung an die Patientenbetreuung angezogen. Als ich ihre Berichte von diesen Visiten las, war ich entsetzt. Nur 2 von 16 Ärzten zeigten in ihren Notizen überhaupt Interesse für die emotionalen Faktoren, die zum Herzstillstand von Johnston geführt hatten. Alle anderen Berichte konzentrierten sich im Wesentlichen auf Äußerlichkeiten, die sich darauf bezogen, welche verschiedenen Technologien den Zustand seines Herzens enthüllt hatten. Von den beiden Postdocs, die sich ausführlich mit den emotionalen Trigger-Faktoren beschäftigt hatten, wurde einer der Co-Autor des publizierten Berichts.

Literatur und Anmerkungen

1. Lown B, Tykocinski M, Garfein A, Brooks P: Sleep and ventricular premature beats. Circulation 1973: 48: 691–701.
2. Lown B, Fakhro A, Hood WB, Thorn GW. The coronary Care Unit: New perspective and Directions. JAMA 1967: 199: 188–198.
3. Die psychologischen Tests schlossen den Minnesota Multiphasic Personality Index (MMPI), den Wechsler-Erwachsenen-Intelligenz-Test und den Rorschach-Test ein.
4. Der Grass Polygraph lieferte Aufzeichnungen während eines etwa neunstündigen Schlafs. Er schloss ein Elektro-Enzephalogramm (Hirnwellen), ein Elektro-Oculogramm (Augenbewegungen), ein Elektro-Myogramm (Muskelkontraktionen) und ein Elektrokardiogramm (Herzrhythmus) ein. Dies befähigte uns, den REM-Schlaf, der mit dem Träumen assoziiert ist, und Herzrhythmusstörungen miteinander zu korrelieren.
5. Wir führten eine Reihe neuer Methoden ein, um die Patienten, die von plötzlichem Herztod bedroht waren, vor einem Wiederauftreten ventrikulärer Arrhythmien zu schützen. Diese Methoden beinhalteten die „Trendscription", welche die sehr raschen und strukturellen Beurteilungen großer Mengendaten erlaubte, wodurch wir imstande waren, die Verlaufsformen der Arrhythmien einzuteilen.
6. Akute Medikamenten-Tests gestatteten eine prompte Beurteilung sowohl der Wirksamkeit als auch der Sicherheit einer anti-arrhythmischen Substanz.

7. Der Acetyl-Strophanthin-Toleranztest lieferte unmittelbaren Aufschluss, ob Digitalis-Glykoside einen anti- oder pro-arrhythmischen Effekt hatten.

8. Die drei anti-arrhythmischen Medikamente, die alle ventrikuläre ektopische Aktivität gegenüber jeglicher Provokation vollständig unterdrückten, waren ein Beta-Blocker, das Digitalis-Glykosid Digoxin in einer großen täglichen Dosis sowie das anti-epileptische Mittel Dilantin.

9. Schaeffer WA, Cobb LA: Recurrent ventricular fibrillation and modes of death in survivors of out-of-hospital ventricular fibrillation. New England Journal of Medicine 1975: 293, 259–262.

10. Lown B, Temte JV, Reich P, Gaughan C, Regenstein Q, Hai H: Basis for recurring ventricular fibrillation in the absence of coronary heart disease and its management. New England Journal of Medicine 1976: 294, 62.

Die Ärzte sind stolz darauf, eine empirisch gesicherte Medizin zu praktizieren. Dies ist der einfachste Teil. Schwieriger ist es, eine patientenorientierte Medizin auszuüben. Nichts ist so komplex wie die direkte Behandlung, die zwei zuvor meist fremde Menschen eng miteinander verbindet. Der Beweis für das Wunderbare ist erbracht, wenn eine Patientin einem Arzt gestattet, ihr tief in die Augen zu schauen.

Patricia tat dies schlussendlich, wenn auch erst nach einem Jahrzehnt des Zweikampfs. Sie war nicht anspruchsvoll, sie übte lediglich die mysteriöse Macht der dauernd Machtlosen aus – so wie der stete Tropfen, der den Stein höhlt. Sie provozierte mich häufig und brachte mich damit fast an die Grenze meiner Geduld. Mehrere Male entließ Patricia mich als ihren Arzt, folgte selten meinem Rat und blieb in vielen Sitzungen stumm – und dennoch blühte und gedieh unsere Beziehung fast 30 Jahre hindurch.

Ein- oder zweimal im Jahr kam sie aus Pennsylvania nach Boston angereist – ein Hin- und Rückweg von insgesamt sechzehn Stunden. Während der ersten zehn Jahre sah Patricia mich nicht an, saß da, mit dem Blick seitwärts auf eine mit Diplomen bedeckte Wand gerichtet, und war in ein Selbstgespräch mit einem scheinbar abwesenden Arzt vertieft. Wenn sie untersucht wurde, waren ihre Augen fest geschlossen, als ob ein Blick auf mich sie – wie Lots Frau – in eine Salzsäule verwandeln würde.

Ich erinnere mich an einen drückend heißen Tag im Juli. Die Temperaturen lagen bei zweiunddreißig Grad Celsius. Die Fahrt von Pennsylvania musste sehr ermüdend gewesen sein. Und dennoch sah Patricia frisch und entspannt aus. Bei einer Größe von 175 cm und einem Gewicht von 49 kg war sie schlaksig und flachbrüstig, mit hervorstehenden

Knochen und einem Nofretete-Hals, der einen klassisch ge-
formten Kopf trug, welcher von unordentlichem schwarzen
Haar mit grauen Strähnen bedeckt war. Wie gewöhnlich
wurde der traurige und in die Ferne gerichtete Blick ihrer
grünen Augen durch große Schmink-Tupfer akzentuiert.
Ihre Bewegungen waren lässig und wirkten doch gewollt.
Ich erinnerte mich an ein Bildnis. Es entstammt Romain
Rollands Roman „Jean-Christophe". Der Held ist Anfang
Zwanzig, als er Sabine erspäht, eine Frau in ihren Dreißigern, die sich träge vor ihrem Fenster ankleidet. Sie ist langsam in ihren Bewegungen und verträumt. Es ist ihr gleichgültig, wer ihren reizvollen nackten Körper anstarrt.

Die allererste Konsultation gab den Ton an. Zu jener
Zeit war Patricia Ende Zwanzig und auf der Suche nach
einer zweiten Meinung, ob sie ihre Mitralklappe durch eine
Prothese ersetzen lassen solle. Ich begann meine Aufzeichnungen mit den Worten: „Diese Frau ist zutiefst verstört."
Ihre Hauptklage war ein „Herzplumpsen" – ein unregelmäßiger Herzschlag. Aber weder die Anamnese noch
die körperliche Untersuchung sowie die Laborbefunde
stützten die Diagnose einer Herzerkrankung. Obwohl die
Mitralklappen einen leichten Prolaps aufwiesen, war die
Anomalie trivial und am besten zu vernachlässigen. Weshalb dieses Beharren auf Versehrtheit? Wie kam sie auf eine
so seltsame Idee? Warum war sie überhaupt zu mir gekommen?

Es bedurfte vieler Visiten, um auf diese Fragen eine Antwort zu finden. Im Anschluss an ihre einzige Schwanger-
schaft hatte sie eine postpartale Psychose. Danach litt sie an
schweren wiederkehrenden Depressionen mit Suizidgedan-
ken, die zu vielfachen Aufnahmen in psychiatrischen Institutionen führten. Hier erhielt sie Elektroschocks und ein
ganzes Arsenal an psychotropen Medikamenten. Während
einer solchen Hospitalisierung entdeckte man ein Herzge-
räusch, das zur Diagnose Mitralklappen-Prolaps führte.

(Bei einem Mitralklappen-Prolaps handelt es sich um eine Anomalie des Herzens, bei der die Herzklappen, welche die beiden linken Herzkammern voneinander trennen, sich nicht richtig schließen. Ist der Befund – wie üblicherweise – geringfügig, verursacht er weder Symptome noch beeinträchtigt er die Lebenserwartung.)

Patricia wurde ausgedehnten kardiologischen Untersuchungen, einschließlich Koronar-Angiografie, unterzogen. Abnorme Veränderungen konnten nicht entdeckt werden. Dennoch beharrte sie auf der „kranken" Mitralklappe. Eine morbide Neugier führte sie zu Bibliotheken, in denen sie sich sowohl über ihren Befund als auch über die bekanntesten kardiovaskulären Spezialisten in den Vereinigten Staaten kundig machte. Ihr Streifzug durch die medizinische Literatur füllte ihr verstörtes Gehirn mit einer Reihe von Befürchtungen. Sie lernte, dass Menschen mit Mitralklappen-Prolaps von Arrhythmien heimgesucht werden können, die zu plötzlichem Herztod prädisponieren. Dies ließ eine Alarmglocke schrillen, waren doch drei Familienmitglieder plötzlich verstorben: ihre Mutter mit 55 Jahren, ein Bruder mit 36 und ein anderer mit 32 Jahren.

Die Ärzte nahmen ihre Herzklagen nicht ernst, zerstreuten aber dennoch ihre Befürchtungen nicht. Je größer ihre Angst, desto umfassender wurden die ärztlichen Untersuchungen. Wiederholt wurde sie einer Reihe invasiver Prozeduren unterzogen, einschließlich Herz-Katheterisierung und Koronararterien-Angiografie. Die Normalität der Ergebnisse dieser zahllosen Untersuchungen verminderte ihre Ängste nicht. Im Gegenteil: Sie fachten ihre Furcht erst recht an. Die Redewendungen der Ärzte waren vage und ließen Zweifel in ihr zurück, selbst da, wo sie hätten beruhigend wirken sollen. Sie hegte nur den einzigen Wunsch, so rasch wie möglich die schreckliche Mitralklappe loszuwerden, die sie für lebensbedrohlich hielt. Sie war unermüdlich auf der Suche nach einer ärztlichen Meinung, die ihrem Wunsch entgegenkam, und konsultierte zahlreiche Kardiologen und Herzchirurgen.

Während des ersten Besuchs in meiner Klinik deutete Patricia an, dass sie für einen Mitralklappen-Ersatz bei einem der führenden Herzchirurgen, Dr. C. D. in Texas, vorgesehen sei. Ich war sicher, sie habe das erfunden. Ich sagte ihr, dass kein ehrenwerter Arzt eine gesunde Herzklappe ersetzen und solch eine Entscheidung auf dem Postweg treffen würde. Daraufhin legte Patricia die zwischen ihr und dem Chirurgen geführte Korrespondenz auf meinen Schreibtisch. Ein Brief, der an sie adressiert und von dem berühmten Herzchirurgen unterzeichnet war, besagte in Auszügen Folgendes: „Ihr Fall ist typisch für Patienten mit Mitralklappen-Prolaps. Dies ist ein Zustandsbild, für das ich mich seit einigen Jahren sehr interessiere. Tatsächlich sind wir die einzige Gruppe, welche die chirurgische Korrektur des Mitral-Prolapses mit exzellenter Linderung der Symptome durchführt. Sehr gern würde ich Sie als Patientin in diesem Hospital begrüßen." Sie war für den 9. April 1979 für die Krankenhausaufnahme zur Operation vorgemerkt.

Ich las den Brief wieder und wieder. Er schien weitaus dementer zu sein als es die Rat suchende Patientin je war. Statt vernünftig zu argumentieren, erlitt ich einen Wutanfall. „Was der texanische Chirurg da vorschlägt, ist Wahnsinn. Schlimmer noch, es ist kriminell. Sie werden so etwas nicht tun! Ich werde eine derartige Attacke auf ein menschliches Wesen unter dem Deckmäntelchen ärztlicher Behandlung nicht erlauben! Er hat Sie niemals untersucht. Er hat Sie ja noch nicht einmal gesehen. Wie können Sie einer derartigen Empfehlung trauen? Nur eine verrückte Person würde einen solchen Unsinn glauben – und Sie sind nicht verrückt!" Während der ganzen Visite hatte Patricia ihren Blick abgewandt. Nach meinem Wutanfall schaute sie mich verstohlen an. Dies war ihre Art zuzugeben, dass sie dennoch zuhörte.

Einige Monate später erhielt ich von Patricia einen Brief, in dem sie sich beklagte, dass ich sie auf die gleiche Weise verwirrt habe wie all die anderen Ärzte, die sie zuvor gesehen habe. Sie schrieb: „Ich habe gelesen, dass Sie einer der besten Kardiologen in den USA sind ... Aber ich habe nicht das Gefühl, dass ich meinen Zustand irgendwie besser verstehe als vor meinem Besuch bei Ihnen. So endet es immer, die Dinge bleiben in der Luft hängen." Sie schloss, dass sie nach Texas gehen werde, da Dr. C. D. „der einzige Doktor ist, den ich getroffen habe, der mir Heilung versprochen hat."

Unverzüglich rief ich Patricia an und engagierte mich in einer zwanzigminütigen emotionalen Ansprache mit der flehentlichen Bitte, nichts Derartiges zu tun: „Sie müssen mir versprechen, niemals eine Chirurgie in Betracht zu ziehen, die nicht den geringsten Nutzen hat und Ihnen mit großer Wahrscheinlichkeit Schaden zufügen wird." Kurz darauf erhielt ich ein weiteres Schreiben, in dem sie klagte, sie wünsche sich, ich würde mich auf ihr Herz und nicht auf ihren seelischen Zustand konzentrieren. Sie endete mit der Bemerkung: „Seit ich Sie das erste Mal sah, habe ich nicht einmal mehr nach einem anderen Kardiologen Ausschau gehalten – und für mich ist das ein Rekord."

Bei ihrem nächsten Besuch erfuhr ich, dass sie mit der Behandlung bei ihrem Psychiater aufgehört und die antidepressiven und antipsychotischen Medikamente abgesetzt habe. Jetzt, drei Jahre nach Beginn unserer Beziehung, klagte sie nicht mehr über Herzklopfen und war nicht auf ihr Herz fixiert. Dennoch stellte sie während des darauf folgenden Jahrzehnts gelegentlich die Frage: „Vielleicht sollte ich doch nach Houston gehen?" Dabei hob sie für einen Augenblick das gesenkte Gesicht, als wollte sie prüfen, ob sie mich provoziert habe.

Bei jeder Visite lernte ich ein klein wenig mehr über diese verschlossene und introvertierte Frau. Ihr Leben war einsam, monoton, ein Tag glich dem anderen. Patricia hatte eine Abneigung gegen die meisten Nahrungsmittel. Ihre tägliche Speisekarte enthielt nur eine einzige Mahlzeit, bestehend aus einigen Früchten und vielen Gemüsen. Obgleich dünn wie eine Bohnenstange hielt sie sich für fett. Ihre Tage verbrachte sie damit, Seifenopern und Baseball-Spiele anzuschauen oder „Schund-Romane" zu lesen. Ihr Ehemann war in ihren Augen ein feindseliger, aufdringlicher Fremder, den sie entweder ignorierte oder mit dem sie sich rechthaberisch wegen Kleinigkeiten stritt. Sie konnte sich nicht daran erinnern, wann sie das letzte Mal Sex miteinander gehabt hatten. Patricia fand es gut, dass er LKW-Fahrer war – da war er selten zu Hause. Sie hatte einen Sohn im Teenager-Alter, der emotional gestört war.

Man sollte annehmen, dass Patricia, die so zurückgezogen und in solch einem öden kulturellen Loch lebte und keinen einzigen Freund hatte, beschränkt gewesen wäre. Das Gegenteil war der Fall: Sie wusste um das Weltgeschehen, war über die aktuellen Ereignisse informiert und drückte sich klar und gut aus. Sie hatte sich eine Scheinwelt der Ruhe errichtet und lebte in ihrer eigenen Fantasiewelt. Sie gab zu, dass sie gelegentlich mit sich selbst rede. Dieses Feenland war privat und zerbrechlich. Sie gestattete keine Eindringlinge. Der geringste Kontakt würde das eingebildete Refugium zum Verschwinden bringen, vielleicht für immer. In ihrer Gegenwart verspürte ich eine alles verzehrende Traurigkeit. Sie gestand, dass sie mit dem Gedanken an Selbstmord spiele. Ich erkannte bald, dass diese Regung eher eine intellektuelle Reaktion auf ein leeres Dasein als durch eine psychische Depression bedingt war.

Bei der allerersten Visite entwarf ich ein minimalistisches Programm: Sie solle ihrer mageren Speisekarte Milch und Fisch hinzufügen, regelmäßig Sport treiben und sich bescheidene fünf Pfund an Gewicht zulegen. Ich drängte sie, aus dem Haus zu gehen, einen Teilzeit-Job anzunehmen, eventuell für einen Tapetenwechsel eine Reise zu machen, eine Freundschaft zu pflegen. Ich empfahl auch eine psychiatrische Betreuung; einige ihrer Probleme lagen außerhalb meiner Ausbildung und Kompetenz.

Sie verweigerte die Psychiatrie vehement. Sie habe Albträume allein schon bei dem Gedanken an all die Schäden, welche die Psychiater ihr zugefügt hätten – vor allen Dingen die Elektroschocks. Nie, niemals wieder wolle sie einen sehen. Dann aus heiterem Himmel kam ein gewispertes Flehen: „Wann werde ich wissen, dass ich geheilt bin?"

„Das hängt von Ihnen ab, Patricia, wenn Sie nicht länger die Herzchirurgie haben wollen. Wann wird das sein?"

„Ich weiß es wirklich nicht", entgegnete sie nachdenklich. Dann ganz sachlich: „Vielleicht wäre es am besten, mit allem Schluss zu machen." Verletzt und gekränkt stammelte ich: „Hätten Sie etwas dagegen, wenn ich mit Ihnen in telefonischem Kontakt bliebe?" In den nächsten Monaten rief ich sie regelmäßig an. Niemals wieder sprach sie von Selbstmord.

Sie machte aber keinen Fortschritt im Bekanntschaft-Schließen mit anderen Menschen. Zwar versuchte Patricia, sich mit einer Frau anzufreunden, war aber bald angewidert: „Wie jeder andere auch hört sie nicht zu. Niemand hört gerne zu. Alle reden nur über sich selbst. Ich habe es versucht, aber sie schwatzt gerne pausenlos. Wie meine Schwester, die immer vor Ungeduld fast umkommt, wenn ich etwas sage. Außerdem kann ich denen nicht vertrauen. Niemand behält ein Geheimnis für sich." Es bedurfte mehrerer Jahre, um zu erraten, welche möglichen Geheimnisse zu gefährlich waren, um sie mitzuteilen. Sie bezogen sich auf ihre Hospitalisierungen und die Elektroschocks: „Ich würde lieber sterben, als jemanden wissen zu lassen, dass ich verrückt war." Wenn Patricia über solche Tabu-Themen sprach, geschah dies in einem erregten Redeschwall, der sie so atemlos zurückließ, als habe sie die letzten Meter eines Himalaja-Berggipfels erklommen und die allerletzten Sauerstoffatome verbraucht.

Gelegentlich schickte sie mir Postkarten, meistens mit Fragen oder Klagen über mein unzureichendes ärztliches Tun. Nur selten waren sie informativ und endeten mit einem Kompliment. Auf einer farbenprächtigen Karte von Kaliforniens Küste hieß es: „Sie haben mir empfohlen, an den Strand zu gehen, so bin ich also hier in Kalifornien … Ich sehe Sie, wenn ich bei einundfünfzig Kilogramm angelangt bin."

Gegen Ende 1985, sieben Jahre nach ihrer ersten Visite, erhielt ich ein herzliches Schreiben: „Ich möchte Ihnen zum Nobelpreis gratulieren. Nun weiß ich, warum ich keine Kardiologen mehr aufgesucht habe, nachdem ich Sie getroffen hatte."

Von Zeit zu Zeit geriet sie in einen sehnsüchtigen, verträumten Zustand, wenn sie davon sprach, unabhängig von ihrem Ehemann und endlich frei zu werden. Sie wollte mich glauben machen, er sei ein menschenfressendes Ungeheuer, das sie missbrauchte. Weshalb sonst der unaufhörlich brodelnde Kessel an Feindseligkeiten? Und dennoch nahm er sich fast drei Jahrzehnte lang in jedem Jahr zwei Tage von seiner Arbeit frei, um sie zu den Konsultationen nach Boston und wieder zurück zu fahren. Wir sprachen während der gesamten Zeit, in der Patricia meine Patientin war, nur zweimal miteinander. Einmal erschien er verstohlen in meinem Büro, als sie gerade im Untersuchungszimmer war. Er sprach leise, klang sanft und vermittelte eine tiefe Besorgnis für seine verstörte Frau. „Bitte, erzählen Sie ihr nicht, dass wir miteinander gesprochen haben, das wird sie sehr aufbringen. Wie geht es ihr?" Als ich ihm versicherte, dass es ihr gut gehe, drückte er Dankbarkeit und Erleichterung aus. Dann stürmte er davon. Die zweite Gelegenheit war ein Telefonanruf: „Ich weiß, Herr Doktor, dass Sie sehr beschäftigt sind. Kann ich Ihnen zwei kurze Fragen stellen? Im Bericht der letzten Visite steht, dass Patty eine Mitral-Insuffizienz habe. Ist das dasselbe wie ein Mitral-klappen-Vorfall?" Ich bestätigte ihm, dass es dasselbe ist. „Dann ist meine zweite Frage: Hat Pattys Herz sich während der zehn Jahre Ihrer Behandlung verändert?" Ich bedeutete ihm, dass ihr Zustand unverändert geblieben sei. Mit einem Seufzer der Erleichterung: „Danke, Herr Doktor, entschuldigen Sie die Störung."

Als ich Patricia im Juni 1989 sah, schien sich nichts geändert zu haben. Vielleicht erwartete ich zu viel. Meine Enttäuschung war unübersehbar. Patricia, die wie ein Seismograf jede meiner Stimmungsschwankungen spürte, reagierte mit Feindseligkeit. Dies verstärkte meine Ungeduld. Es war eine Patt-Situation, in der keiner gewinnen konnte. Was ich für winzige Fortschritte hielt, sah sie als große Schritte vorwärts an. Hatte sie doch mehrere Jahre hindurch nicht vom Herzklappen-Ersatz gesprochen; Herzklopfen war nicht länger eine Klage. Sie war auch nicht zu einer Notaufnahme-Station getrabt und war während eines Jahrzehnts kein einziges Mal im Krankenhaus gewesen. Sie hatte zweieinhalb Kilogramm zugenommen, hatte einen Teilzeit-Job und blickte mich sogar gelegentlich an.

Nach der körperlichen Untersuchung und einigen Labortests fasste ich die wesentlichsten Dinge zusammen und schloss mit der zum Ritual gewordenen Feststellung, dass ihr Herz in Ordnung sei. Sie wunderte sich lauthals, weshalb sie dann wiederkommen müsse. Ich wusste nichts anderes zu antworten als: „Natürlich brauchen Sie nicht." Ihr Gesicht glich dem einer Sphinx, bar jeder Emotion. Und dennoch ging Feindseligkeit von ihr aus. Als sie am Gehen war, verspürte ich ein Gefühl beklemmender Unruhe. Ohne nachzudenken sagte ich: „Ich will Sie im Dezember sehen" – ein sechsmonatiges Intervall statt der jährlichen Visite. Sie schien mich nicht gehört zu haben, als sie hinausmarschierte.

Einige Wochen später erhielt ich einen verärgerten Brief, in dem ich der Täuschung, wenn nicht gar der dreisten Lügen bezichtigt wurde. Ein Beispiel: „Wenn es mit meinem Herzen so gut steht, warum bestehen Sie dann darauf, dass ich schon nach sechs Monaten und nicht erst in einem Jahr wiederkomme? Glauben Sie denn, es ist einfach oder billig für mich, von Pennsylvania aus anzureisen?" Ich antwortete ohne Umschweife, dass meine Sorge um ihr psychisches Wohlergehen mich veranlasst habe, einen Besuch schon nach sechs Monaten vorzuschlagen.

Sie erschien zum Dezember-Termin. Zum ersten Mal hatte ich einen Postdoc dabei. Pierre war der geborene Arzt und von großem Feinempfinden und Mitgefühl. Patricia war mürrisch, wortkarg und evasiv während der fast einstündigen Sitzung mit Pierre. Nicht ein einziges Mal schaute sie ihn an.

Pierres Anwesenheit im Zimmer half, die Verbindung zu ihr aufzunehmen. Sie war eher geneigt, das zu glauben, was ich mit einem Kollegen teilte. Und in der Tat konnte ich durch ihn zu ihr sprechen. Ich begann mit einer rhetorischen Frage: „Wie lange haben Sie die Absicht, sich selbst einzusperren?" Dann verstärkte ich die Metapher: „Weshalb bleiben Sie im Käfig eingesperrt?"

Plötzlich schien sie von Interesse gepackt zu sein, obwohl sie kein Wort sprach. Sie schaute mich intensiv mit einem fragenden Gesichtsausdruck an, der durch geöffnete Lippen und geweitete Augen vermittelt wurde.

Ich wandte mich an Pierre: „Im Mittelalter war es die Lepra, im 19. Jahrhundert die Geisteskrankheit, heutzutage ist es AIDS. Alle diese Zustände machten das Opfer zum gesellschaftlichen Aussätzigen. Aber in Patricias Fall ist sie gleichzeitig sowohl Gefängniswärter als auch Gefängnisinsasse. Die Schlüssel zu ihrer Zelle befinden sich in ihren eigenen Händen. Was glauben Sie, weshalb sie drinnen bleibt?"

Patricia antwortete: „Es ist nicht so schlimm. Man gewöhnt sich an alles." Und dann widersprach sie sich selbst. Mit leicht erhobener Stimme fuhr sie fort: „Das stimmt nicht. Ein Vogel gewöhnt sich niemals an einen Käfig. Bei der erstbesten Gelegenheit fliegt er davon. Ein menschliches Wesen träumt von Freiheit. Sehen Sie sich doch die Millionen an, die in Ost-Europa marschieren." Ich war verblüfft ob ihrer überzeugenden Antwort und ihrer Kenntnis der aktuellen Ereignisse.

Pierre fragte: „Was glauben Sie, weshalb sie eine Gefängniszelle der Freiheit vorzieht?"

Patricias Kopf neigte sich leicht nach vorn, begierig wartete sie auf meine Antwort. „Weil sie es nicht ertragen kann, abermals zurückgewiesen zu werden. Will man Freunde haben, muss man intime Dinge mitteilen. Sie ist sich sicher, dass – wenn sie jemandem erzählt, dass sie eine Elektroschock-Therapie erhalten habe – derjenige davongeht und aller Welt berichtet, dass sie verrückt war und es vielleicht noch immer ist. Die Einzelhaft schmerzt weniger als ein weiterer Verrat." Entdeckte ich da Tränen in ihren Augen? Nein, es war nur ein Strahl der späten Nachmittagssonne, der durch eine Jalousie drang und auf ihrem Gesicht schimmerte.

Jetzt war es September 1992, 14 Jahre waren seit ihrer ersten Visite vergangen. Sie war der letzte Patient des Tages. Ich war todmüde. Etwas war anders mit ihr. Sie schaute nicht weg. Sie trug weder Lidschatten noch Rouge, Lippenstift oder Nagellack. Eine attraktive Einfachheit umgab sie. Sie fing an, altersentsprechend, um die Mitte Vierzig herum, auszusehen. Ein weiteres neues Merkmal war: Sie lächelte bereitwillig.

„Weshalb das Lächeln?"

„Sie sagten mir, dass ich ärgerlich ausschaue und drängten mich zu lächeln. Wann immer ich hier bin, lächele ich also."

Dann Schweigen. „Wenn ich kein Wort sage, dann sagen Sie auch kein Wort", bemerkte ich. Keine Antwort, als sie starr geradeaus schaute, als sähe sie durch Mauern hindurch, den Blick auf ein weit entferntes verlorenes Nichts gerichtet.

„Was hält Ihren Blick gefangen?"

„Mein Hund. Ich meine: mein Sohn und mein Hund."

Ihr Sohn ähnelte ihr sehr. Er litt häufig an Panikattacken, gegen die er Alprazolam nahm. Dann stellte ich eine Frage, die mich beunruhigte, als sei ihre Antwort der Lackmus-Test für ihren Fortschritt: „Denken Sie noch immer an eine Herzklappen-Operation?"

Ohne zu zögern: „Selbstverständlich. Ich denke, eines Tages werde ich sie haben."

Ich war schockiert und enttäuscht. Wir hatten seit Jahren nicht mehr davon gesprochen.

„Warum kommen Sie dann her?"

Sie antwortete: „Ich komme, damit Sie mir erzählen, was richtig oder falsch ist."

Ihre Klagen waren über die Jahre weniger geworden. Sie fühlte sich nicht länger von ihrem Ehemann belästigt. Sie bemerkte: „Wir koexistieren."

Ich fragte: „So wie die Sowjets und die Amerikaner es taten, als sie beide bis an die Zähne mit Atomwaffen ausgerüstet waren?"

„Ja, absolut." Sie brach in Lachen über diesen Vergleich aus. „Ich lerne, mich selbst so zu akzeptieren, wie ich bin. Ich gerate nicht länger bei jedem tatsächlichen oder eingebildeten Übel in Wut." Sie sah mich an und schreckte vor meinem Blick nicht zurück. Sie vermittelte ein Gefühl der Entspanntheit, so etwas wie persönliche Zufriedenheit. Sie lief etwa sechseinhalb Kilometer pro Tag und brauchte für etwa eineinhalb Kilometer zwölf Minuten. Niemand konnte mit ihr Schritt halten.

Es war ein drückend heißer Tag im Juli 2005. Während der länger als ein Vierteljahrhundert stattgefundenen Visiten hatten wir jeweils zwei parallele Monologe geführt. Nur selten waren wir in ein bedeutsames Gespräch eingebunden. Heute war es anders. Sie war offen, schaute mich an, ohne einen menschlichen Blick zu scheuen. Als ich sie fragte: „Was quält Sie am meisten?", kam die Antwort wie aus der Pistole geschossen. „Das Leben", verkündete sie, so, als ob das Wort sie ersticke. Das Leben: für einige eine Gnade, für viele – so wie auch für Patricia – ein Fluch, der ertragen und rasch überstanden werden musste. Ein langweiliger, immer gleichbleibender Tag verschmolz mit einem unbedeutenden anderen. Der Rhythmus ihrer Tage war unveränderlich. Sie hörte den Baseball-Nachrichten im Radio zu, unternahm ihre ausgedehnten Fußmärsche, ging Lebensmittel einkaufen, säuberte das Haus.

Ich sagte ihr, dass sie einen klaren Verstand habe, intelligent sei. „Warum lassen Sie ihn verkümmern?"

„Wie kann ich ihn kultivieren?", fragte sie.

„Lesen Sie Bücher statt kitschiger Zeitschriften. Sie werden dadurch echte Freunde gewinnen, deren Nähe zu Ihnen von der Lebhaftigkeit Ihrer Fantasie bestimmt wird. Sie werden Ihnen nicht widersprechen, sie werden Sie nicht demütigen, sie werden nicht tratschen oder Sie verraten."

Patricia berichtete, ihr Priester habe ihr im vergangenen Monat ein Buch über Dorothy Day geliehen, die katholische radikale Aktivistin für die Armen und Obdachlosen. Ich drängte sie, sich auch Tschechows Kurzgeschichten zuzuwenden. Ich beschrieb, wie Tschechow – als ich ein kleiner Junge war – meine Liebe zur Literatur entfacht habe. Patricia konnte es kaum erwarten, nach Hause zu kommen und sich ins Lesen zu stürzen. Ein neues Leben eröffnete sich ihr. Sie war willens und bereit dafür. Doch für wie lange? Gott allein wusste es – jedenfalls war da ein Fünkchen von Aufgeregtheit.

Es war unsere allerletzte Visite, da ich in wenigen Monaten nach 55 Jahren klinischer Tätigkeit in den Ruhestand ging. Als Allererstes fragte ich Patricia, ob sie das Dorothy-Day-Buch gelesen habe. Sie hatte nur einen Blick darauf geworfen, es aber nicht gelesen. Warum nicht? Sie traute der katholischen Kirche nicht länger. Sie glaubte, diese stecke voller Falschheit und Betrügerei.

Mein letzter Einwand: „Es muss doch jemanden geben, dem Sie vertrauen, der Sie nicht herabsetzen oder ausnützen will. Jemanden, der Sie vielleicht gern haben wird. Schließlich besitzen Sie Intelligenz, Charakterstärke und eine Einstellung, die durch die Einsamkeit und das Leiden, das Sie durchgemacht haben, an Schärfe und Ausstrahlung gewonnen hat." An dieser Stelle wurde Patricia recht erregt und begann zu sprechen: Es gehe ihr nicht eigentlich um Worte, sondern um Taten. Die Leute schwatzten drauf los und hielten sich an nichts.

Sie schien wieder bei Punkt Null angelangt zu sein. Dann ein abruptes Gangschalten. „Hat es sich bei dem russischen Schriftsteller, den Sie erwähnt haben, um Tschechow gehandelt? Ich werde ihn mir anschauen." Wir hatten mittlerweile fünf Jahre lang über Bücher gesprochen. Sie merkte mir an, dass ich verwundert war. Sie antwortete: „Ich bin seltsam. Ich habe ein mentales Problem. Mein mentales Problem, schlimm wie es ist, wird schlimmer, wenn ich mir vorstelle, mit anderen zusammenzusein." Sie lehnte sich vorwärts und fragte: „Glauben Sie, ich bin seltsam?"

„Für mich sind Sie nicht seltsam, Sie sind nur anders", entgegnete ich.

Ich fragte, ob sie in den vergangenen drei Jahrzehnten andere Ärzte gesehen habe. „Zuvor sah ich jede Woche einen anderen Arzt." Sie schaute Zeitungen und medizinische Zeitschriften durch, um herauszufinden, wer die besten Herzspezialisten seien. „Niemand war an mir interessiert. Jeder wollte nur Tests mit mir machen. Dann habe ich Ihren Namen entdeckt. Sie verstehen mich. Seither brauche ich keine andere Meinung, obwohl ich Ihnen zu